MILADY
LASER E LUZ

Dados Internacionais de Catalogação na Publicação (CIP)

H645t Hill, Pamela.
Milady Laser e Luz / Pamela Hill, Patricia Owens ; tradução técnica: Júlia Scherer Santos. – São Paulo, SP: Cengage Learning, 2017.
376 p. ; 26 cm.

Inclui apêndice, índice e glossário.
Tradução de: Lasers and light therapy.
ISBN 978-85-221-2576-0

1. Terapia com laser. 2. Terapia com luz. 3. Pele – Cicatrização. 4. Pele – Tratamento. I. Owens, Patricia. II. Santos, Júlia Scherer. III. Título.

CDU-615.849.19
CDD-615.84

Índices para catálogo sistemático:

1. Terapia com laser 615.849.19
1. Terapia com luz 615.849.19

Aviso aos leitores

MILADY
LASER E LUZ

PAMELA HILL
PATRICIA OWENS

TRADUÇÃO TÉCNICA:
Júlia Scherer Santos
Especialista em Cosmetologia e Cosmecêutica aplicada à estética pela Pontifícia Universidade Católica do Paraná (PUCPR). Doutora em Nanotecnologia Farmacêutica pela Universidade Federal do Rio Grande do Sul (UFRGS). Docente da Universidade de Passo Fundo (UPF).

milady® | CENGAGE Learning®
Austrália • Brasil • Japão • Coreia • México • Cingapura • Espanha • Reino Unido • Estados Unidos

Milady Laser e Luz
1ª edição brasileira
Pamela Hill e Patricia Owens

Gerente editorial: Noelma Brocanelli

Editora de desenvolvimento: Salete Del Guerra

Editora de aquisição: Guacira Simonelli

Supervisora de produção gráfica: Fabiana Alencar Albuquerque

Especialista em direitos autorais: Jenis Oh

Título original: Lasers and light therapy.
ISBN 13: 978-1-428-39963-1
ISBN 10: 1-428-39963-1

Tradução técnica: Júlia Scherer Santos

Copidesque: Sandra Scapin

Revisões: Marileide Gomes e Denise Bolanho

Diagramação: Crayon Editorial

Imagem da abertura de capítulos e da capa: Shutterstock/Subbotina Anna

Para informações sobre nossos produtos, entre em contato pelo telefone 0800 11 19 39

Para permissão de uso de material desta obra, envie seu pedido para direitosautorais@cengage.com

ISBN 13 – 978-85-221-2576-0
ISBN 10 – 85-221-2576-7

Cengage Learning
Condomínio E-Business Park
Rua Werner Siemens, 111 – Prédio 11 – Torre A – conjunto 12
Lapa de Baixo – CEP 05069-900 – São Paulo – SP
Tel.: (11) 3665-9900 Fax: (11) 3665-9901
SAC: 0800 11 19 39

Para suas soluções de curso e aprendizado, visite **www.cengage.com.br**.

Impresso no Brasil
Printed in Brazil
1 2 3 18 17 16

Sobre as autoras

Pamela Hill recebeu seu diploma de enfermagem no Presbyterian Hospital e no Colorado Women's College, em Denver, Colorado. Tem atuado como enfermeira há mais de 20 anos, incluindo 15 anos de experiência operacional e liderança em spa médico, cuidados médicos da pele e setores educacionais. Tem sido fundamental no crescimento e desenvolvimento do Facial Aesthetics, Inc. (FAI), um spa médico bem-sucedido no Colorado. Líder hábil, centrada em resultados, com histórico comprovado no desenvolvimento e crescimento de empresas no segmento médico da aparência, ela tem participado ativamente da evolução do modelo de spa médico, bem como da pesquisa e desenvolvimento da linha de produtos Pamela Hill. Também tem demonstrado eficiência no cuidado do paciente, no desenvolvimento de políticas e procedimentos e no ensino clínico, além de ser apaixonada pelo ensino de esteticistas em spa médico. Em 2003, iniciou parceria com a Milady, marca da Cengage Delmar Learning, e dessa relação lançou uma série com diversos livros dedicados ao ensino de esteticistas no meio médico e ao fornecimento de informações essenciais para o sucesso no trabalho.

Patti Owens trabalha com James Brazil, dermatologista, na Olympic Dermatology and Laser Clinic, em Olimpia, Washington, atuando como gerente de programas de laser e estética e de marketing, e também na realização de procedimentos cosméticos e estéticos a laser, sob a direção do dr. Brazil. Ela também está envolvida na coordenação de oficinas de formação médica, na formação de supervisores e em serviços de pesquisa em nível nacional. Atua como pesquisadora clínica no planejamento e abertura de vários estudos do FDA.

Em 1999, Patti Owens abriu uma empresa de consultoria, a Northwest Laser Aesthetic. Ela coordena *workshops* regionais e nacionais sobre laser, e também faz gestão de programas hospitalares e clínicas. Presidente da Nursing & Allied Health, da American Society for Laser Medicine & Surgery (ASLMS), recebeu, em 1999, dessa organização, o prêmio Nurse Excellence. Ela também é consultora de uma variedade de empresas de laser e de organizações nacionais, incluindo Rockwell Laser Industries, Dermatologic Nurses Association, Meeting Designs e Lumenis Laser Company. Atuou no subcomitê de enfermagem, na revisão do Ansi Z136.3, nos anos de 2002 e 2007, e recentemente foi eleita para um mandato de três anos como representante de enfermagem aliada à saúde no conselho da ASLMS.

Patti Owens foi gerente de laser no Providence St. Peter Hospital de novembro de 1985 a março de 2000, e suas responsabilidades incluíam o desenvolvimento de programas e supervisão de 13 sistemas de laser, implementação do papel do laser no perioperatório, desenvolvimento de um laser estético próprio, programa para celular e execução de políticas de segurança, como oficial de segurança do laser.

Patti Owens recebeu seu título de bacharel em Enfermagem pela Universidade do Colorado em 1976 e realizou mestrado em Administração de Saúde, na Universidade Chapman, em 1996.

Prefácio

A cada dia, somos bombardeados com informações sobre lasers e luzes para spa médico, *day spa* e consultório médico. Mas como decifrar as informações? Como saber qual laser ou luz é ideal para a situação desejada? Como diretora de um spa médico, passei boa parte do tempo buscando e comprando equipamentos. Uma vez que o equipamento esteja em nosso estabelecimento, a segurança para o cliente e para o clínico é de extrema importância. Mas como obter conhecimento e encontrar um gestor responsável para o seu negócio que não seja tendencioso? Um bom gestor avalia todas as possibilidades e toma as decisões de acordo com o perigo, agravado pelo risco e pelo custo potencial de uma má decisão.

Este livro é destinado àqueles que estão estudando luzes, lasers e radiofrequência. É um texto adequado para enfermeiros, esteticistas e também para gerentes de negócios e os capítulos são direcionados a assuntos de relevância para o conjunto de habilidades específicas. Dito isso, este texto foi escrito para expandir o conhecimento básico do leitor e conduzi-lo de um nível conceitual para um nível prático.

Pesquisamos e escrevemos este livro a fim de satisfazer a ânsia pelo conhecimento e pela informação, o que é muito importante nesta nova área de alta tecnologia. Os lasers e luzes estão se transformando em alguns dos procedimentos mais populares na indústria de cuidados de pele. Na verdade, algumas pessoas poderão dizer que o cuidado da pele tem sido de alta tecnologia. Dos tratamentos Fraxel™ para os tratamentos com LED, o spa, independentemente de sua especialidade, não está completo até que ofereça algum tipo de serviço com laser e luz. Tais serviços podem fornecer resultados extraordinários em candidatos qualificados.

Este livro traz pesquisa moderna, fatos e opiniões, e transforma-os em um modelo de negócios do início ao fim. Sua intenção fundamental é propiciar resultados ideais tanto ao clínico como ao paciente.

Os capítulos, contendo *informações essenciais* que você deve ter sobre luzes, lasers e radiofrequência, são organizados de forma que um complemente o outro, sequencialmente. Para atingir esse objetivo, o conhecimento geral é expandido com sugestões perspicazes e recomendações que lhe permitem otimizar o seu conhecimento e também alcançar resultados ótimos e replicáveis para garantir o seu sucesso. Cada capítulo traz uma seção de questões e um "10 dicas para empregar na clínica", que o ajudarão a prosseguir além do treinamento e lhe darão um conhecimento que será útil muito além da sala de aula.

Lasers, luzes e radiofrequência são a onda do futuro. Este livro irá ajudá-lo a acompanhar essa onda e a criar tratamentos que seus clientes não apenas desfrutarão, mas também se beneficiarão. É um livro que deve ser adicionado à sua biblioteca.

Nota do editor: Antes de iniciar qualquer tratamento mencionado neste livro, consulte um especialista.

Agradecimentos

PAMELA HILL, enfermeira

Quando aceitei o convite de criar uma série médica estética, meu marido perguntou se eu tinha ficado louca, pois temia que eu passasse o pouco tempo livre que tinha sentada na frente do computador – e ele estava certo. Meu marido não me questiona mais, ele sabe que eu estou trabalhando em um livro. Como não poderia deixar de ser, meus primeiros agradecimentos vão para ele. Sempre ao meu lado, ele tem sido meu melhor crítico, meu farol de luz, meu professor e meu melhor amigo. Sem ele, este livro não existiria.

Em seguida, um agradecimento especial a Patti Owens. Brilhante e talentosa, Patti enfrentou comigo este desafio, colocando de lado suas obrigações pessoais para escrever este livro. Sempre serei grata pela sua ajuda.

Agradecimentos adicionais vão para os funcionários da Milady, que acreditaram na minha mensagem e me apoiaram neste processo.

PATTI OWENS, enfermeira, mestre em administração da saúde

Gostaria de agradecer ao meu marido; sem a sua paciência, o seu apoio cativante e as suas habilidades de edição, este livro não teria se tornado realidade – meu marido e nossos quatro filhos são o fator motivador na minha vida. Agradeço ainda ao dr. James Brazil, meu empregador, mentor e amigo da Olympic Dermatology and Laser Clinic – nos últimos oito anos. Tenho desfrutado de oportunidades de ensino por mais de oito anos como gerente e coordenadora do programa de laser/cosmética. A enfermeira Penney Smalley e as empresas Lumenis LTD e Rockwell Laser Industries também foram fundamentais nas minhas oportunidades de consultoria, contribuindo para meu estilo de ensino e *expertise*.

Acima de tudo, agradeço a Pamela Hill pela oportunidade de unir-me a ela como coautora neste esforço emocionante. A minha esperança é que este livro forneça a base para que esteticistas e clínicos se tornem profissionais mais hábeis, altamente qualificados, exercendo práticas seguras no trabalho com tecnologias de laser e luz.

Agradecimento aos revisores (da edição original)

Autoras e editor agradecem as pessoas que fizeram a revisão deste texto e forneceram um parecer inestimável. Esta tarefa muito importante, embora demorada, é um componente crítico para o sucesso de qualquer livro, e somos gratos pelo tempo dispensado e pelos comentários honestos de:

- Steven Bengelsdorf, médico e membro do Colégio Americano de Cirurgiões, do Franklin Center for Skin & Laser Surgery (Franklin, Tennessee);
- Amy Fields Rumley (Greensboro, Carolina do Norte);
- Austine Mah, presidente da Austine Inc. e chefe de redação do *PCI Journal* (Plano, Texas);
- Irene Koufalis, da European Body Concepts (East Texas, Pensilvânia);
- Ada Polla Tray, MBA, presidente da Alchimie Forever, LLC (Arlington, Virginia).

Sumário

CAPÍTULO 11

CAPÍTULO 12

CAPÍTULO 1

Introdução à terapia com laser e com luz

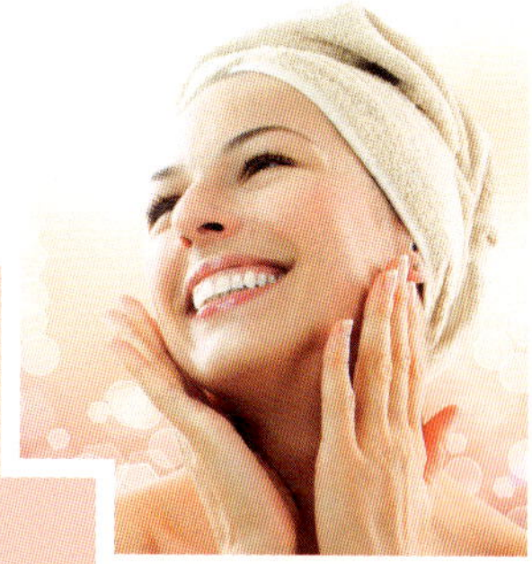

TERMOS-CHAVE

Ablação
Absorção
Amplitude do pulso
Coeficiente de absorção
Comprimento de onda
Cromóforo
Densidade de potência
Diâmetro do feixe laser
Duração do pulso
Eletrodo dispersivo
Espectro eletromagnético da radiação
Fluência (energia radiante)
Fotomodulação
Fótons
Fototermólise seletiva
Hemoglobina
Impedância
Indicação ou aplicação
Infravermelho
Irradiância
Joules
Laser
LED
Luz intensa pulsada (LIP)
Maser
Meio ativo
Melanina
Micro
Modo TEM
Modular
Monocromático
Monopolar
Nanometro
Oxihemoglobina
Policromático
Radiofrequência bipolar
Ressonador óptico
Sistema de liberação
Tempo de relaxamento térmico (TRT)
Terapia fotodinâmica ou fotoquímica
Ultravioleta
Watt

OBJETIVOS DE APRENDIZAGEM

Depois de terminar a leitura deste capítulo, você estará apto a:

1. Descrever como a luz laser é criada.
2. Diferenciar a radiação por emissão estimulada da radiação por emissão espontânea.
3. Descrever as quatro propriedades da luz laser.
4. Rever as quatro características da luz laser.
5. Listar os três principais cromóforos da pele.
6. Descrever um sistema de luz intensa pulsada.
7. Definir os dois tipos de dispositivos de radiofrequência.

INTRODUÇÃO

Os procedimentos para rejuvenescimento facial e corporal são amplamente procurados pelo público a um ritmo impressionante. De acordo com a American Society for Plastic Surgery (ASPS), os procedimentos cosméticos subiram para 11,8 milhões, o que representa uma expansão de 446% entre 1997 e 2005 e um aumento de 7% em relação a 2006.[1] Como um profissional que realiza esses procedimentos, é necessário ter uma compreensão abrangente de física, das interações teciduais, dos sistemas de liberação e da variedade de dispositivos comumente usados no mercado cosmético atual. É obrigatório que você domine as operações do seu dispositivo e os parâmetros específicos de **indicação ou aplicação** para obter resultados seguros, efetivos e reproduzíveis no seu cliente.

HISTÓRIA DA LUZ E DOS DISPOSITIVOS DE ENERGIA

Como você já deve saber, a história das fontes médicas de luz começou com Albert Einstein em 1917, época em que a maioria das teorias modernas da física se originou. Foi nesse período que Einstein publicou seu artigo "Zur Quanten Theorie der Strahlung" (Sobre a teoria quântica da radiação), delineando a teoria da luz laser no jornal alemão *Physikalische Zeit*.[2] Ele foi capaz de descrever matematicamente a emissão espontânea da luz solar e teorizou sobre como uma forma brilhante de energia de luz poderia ser criada de modo artificial. Porém, isso não ocorreu até 1958, quando Theodore Townes e Arthur Schawlow publicaram os primeiros cálculos teóricos para uma fonte de luz visível no Bell Laboratories. O **maser** (amplificação de micro-ondas por emissão estimulada de radiação) foi criado como o primeiro tipo de luz invisível usando gás amônia e radiação de micro-ondas. Em maio de 1960, Theodore Maiman, do Hughes Aircraft Research Laboratories, criou o primeiro laser no espectro vermelho da luz, em 694 nanometros (nm), a partir de um cristal de rubi. Essa forma pura de luz revolucionou o campo médico nas áreas de dermatologia e oftalmologia.

Os lasers rapidamente se deslocaram do domínio da pesquisa para as mãos dos médicos. O laser de vidro dopado com neodímio foi criado em 1961 (veja a Figura 1.1). Em 1962, o laser de argônio, que usava dois comprimentos de onda da luz visível azul-verde, foi criado por oftalmologistas para uso em distúrbios da retina. O neodímio-dopado com ítrio-alumínio-granada (Nd:YAG) foi desenvolvido em 1964 para remoção experimental de tatuagens e lesões vasculares. Em 1965, o primeiro laser de dióxido de carbono foi criado a partir do gás CO_2. Polanyi desenvolveu um braço metálico articulado com espelhos alinhados para direcionar o laser de CO_2

para áreas anatômicas distantes.[3] Em seguida, o dr. Geza Jako, um cirurgião de ouvido, nariz e garganta, utilizou esse dispositivo para lesões nas cordas vocais, com o auxílio de um microscópio. Desde então, a pesquisa e o desenvolvimento com laser iniciaram a explosão tecnológica de dispositivos que nós vemos atualmente, com a existência de mais de 150 diferentes tipos de dispositivos de luz laser e de energia vendidos no mercado de cosméticos.

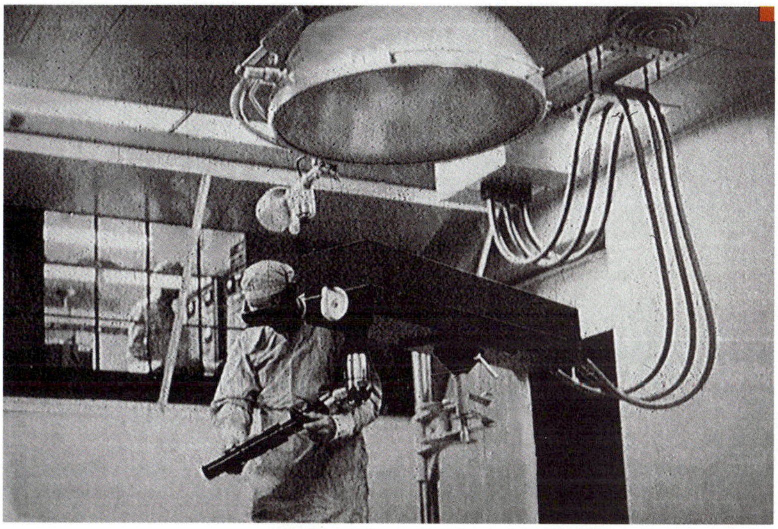

FIGURA 1–1
Um sistema de laser inicial Nd:YAG. Cortesia da Technology Concepts International – Penny Smalley RN.

FÍSICA

No aprendizado sobre lasers, fontes de luz e dispositivos de radiofrequência, o primeiro requisito é dominar o conhecimento técnico básico e a terminologia necessária para entender o campo cosmético atual. Numerosas perguntas podem surgir quando se realiza pela primeira vez um aprofundamento nessa área complicada. O que faz com que uma luz laser seja criada? Quais efeitos biotециduais podem ocorrer? O que é o comprimento de onda da luz? Por que não se pode usar um dispositivo para tratar todos os interesses/preocupações dos clientes? Quais são as vantagens dos dispositivos de laser/luz comparados a um equipamento convencional? Qual a diferença entre um laser e uma luz intensa pulsada (LIP) *versus* um dispositivo de LED? A intenção deste capítulo é estabelecer os fundamentos para o entendimento da ciência e arte dos tratamentos cosméticos com fonte de laser e luz.

Espectro eletromagnético da radiação

Para entender como a luz laser é criada, é preciso iniciar com a base da física. A luz laser é, em essência, uma lâmpada de flash de alta potência que tem sido eficientemente utilizada para fornecer um feixe de luz estreito e unidirecional. O sol emite raios de luz que são compostos por uma variedade de formas invisíveis e visíveis de energia. Essa luz pode ser dividida em energia **ultravioleta** invisível, luz **infravermelha** invisível e luz visível. À medida que a luz solar passa através da atmosfera, a luz ultravioleta é absorvida principalmente pela camada de ozônio, na atmosfera superior. A energia infravermelha invisível em geral é absorvida por moléculas de água e CO_2 na atmosfera, e a luz visível penetra na superfície da Terra. O **espectro eletromagnético da radiação** compõe-se por todas essas formas de energia cujo espectro se estende de ondas de rádio longas até ondas gama ultracurtas (veja a Figura 1.2). As emissões que formam esse espectro viajam à velocidade da luz.

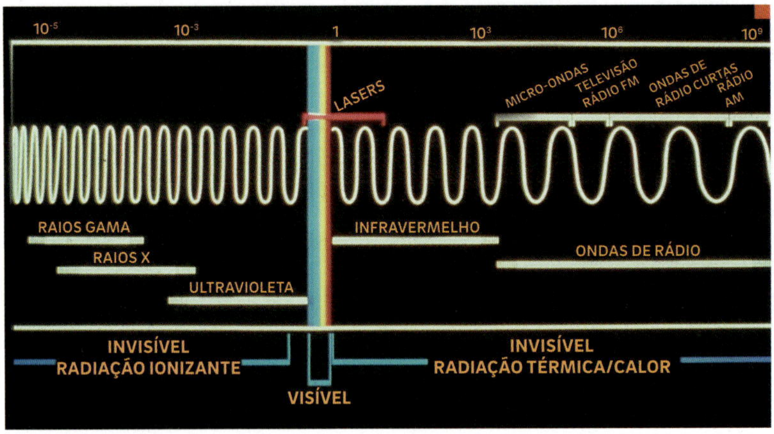

FIGURA 1–2
O espectro eletromagnético da radiação. Cortesia da Cortesia da Technology Concepts International – Penny Smalley RN.

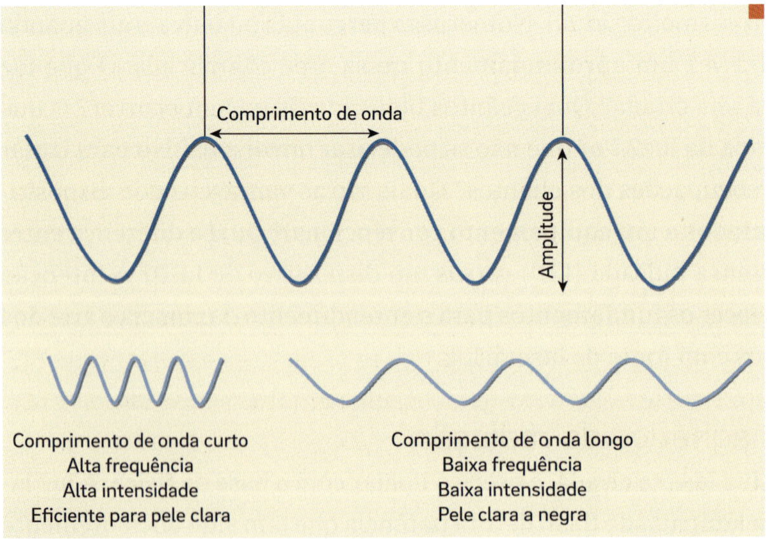

FIGURA 1–3
Um comprimento de onda é a medida da distância entre dois picos em uma onda.

O tipo de energia no espectro eletromagnético da radiação é constituído de partículas distintas chamadas de **fótons**. Os fótons viajam à velocidade da luz na forma de ondas, a 3.10^8 m/s.[4] Cada tipo de energia, seja ela visível ou invisível, gera determinada forma de onda. O **comprimento de onda** se refere à distância física entre o topo de uma onda (amplitude) até o topo da próxima onda (veja a Figura 1.3). Cada comprimento de onda da energia da luz que é gerada é medido em unidades de comprimento chamadas nanometros e micrômetros. Um **nanometro** (nm) é um bilionésimo de um metro, ou 10^{-9}. Um **micrômetro** (ou **micro**; [μm]) é um milionésimo de um metro, ou 10^{-6}. É preciso ter ciência do sistema métrico quando se trabalha com lasers, pois a luz laser é designada pela medida do seu comprimento de onda, o qual pode ser referido tanto em nanometros como em micrômetros. Por exemplo, o comprimento de onda do laser Nd:YAG é descrito como sendo de 1.064 nm ou 1,06 μm.

O olho humano responde principalmente a comprimentos de onda de energia entre 400 nm e 750 nm. A energia nessa faixa é a radiação visível, a qual pode ser simplesmente chamada "luz".[5] As cores se modificam de uma para a outra, como se vê nas propriedades de cor específicas do espectro de luz do arco-íris. Por exemplo, 488 nm é azul, 532 nm é verde, 577 nm é amarelo, 590 nm é laranja e 694 nm é vermelho-escuro (veja a Figura 1.4). Contudo, a maioria dos lasers usados na área de estética é invisível ao olho e se enquadra no espectro infravermelho da luz. O comprimento de onda dos lasers infravermelhos cosméticos pode ser classificado em infravermelho próximo (700 nm a 1200 nm) ou médio (1200 nm a 3000 nm). Embora sejam invisíveis, eles são seguros e muito terapêuticos na indústria cosmética.

Cerca de 9% da energia do sol está na forma de comprimentos de onda ultravioleta (180 nm a 400 nm).[6] A radiação ultravioleta pode ter energia suficiente por fóton para provocar a ionização de moléculas e a emissão de partículas[7], mas a ionização dessas partículas pode ser considerada perigosa para os seres humanos. Riscos potenciais estão associados com exposição intensa à radiação ultravioleta, como no dano do DNA da célula, mutações e possível câncer. Esses tipos de energia não costumam ser empregados na clínica estética e mais frequentemente são vistos na forma de raios X e radiação nuclear. Muitos de seus clientes podem lhe perguntar se a exposição à luz laser será prejudicial ou terá potencial para causar câncer. Você poderá tranquilizá-los relatando que, até o presente momento, não há evidências ou artigos publicados conhecidos que relacionem o diagnóstico de câncer a tratamentos cosméticos com laser. Um estudo recente publicado por H. Chan, MD, no qual 50 tratamentos realizados em camundongos por seis meses com diferentes tipos de laser e sistemas de LIP demonstrou que não houve evidência de câncer de pele nem toxicidade cutânea.[8] Os tipos de laser e fontes de luz a ser usados em sua prática estética enquadram-se nas áreas seguras do espectro eletromagnético da radiação, com riscos de exposição a curto ou longo prazo desconhecidos.

Você sabia? As características do comprimento de onda são específicas do tipo da fonte de luz laser usado. Por exemplo, um laser de diodo usado para remoção de pelos tem um comprimento de onda de 800 nm e penetra somente 2-3 milímetros (mm), enquanto um laser Nd:YAG tem comprimento de onda de 1.064 nm e penetração de 3-5 mm.

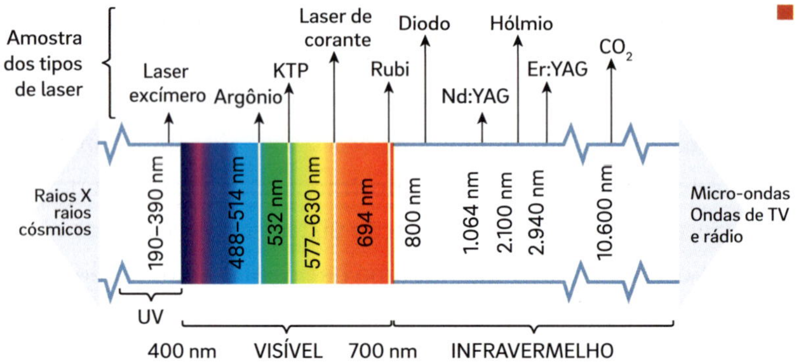

FIGURA 1–4 As porções visíveis e invisíveis do espectro eletromagnético da radiação com os lasers mais comuns identificados.

Criação da luz laser

O modelo atômico de Bohr fornece a base teórica da energia do laser. Um núcleo positivamente carregado consiste em prótons e nêutrons, com elétrons negativamente carregados circulando em uma órbita. Em estado de repouso, os elétrons estão no seu mais baixo nível de energia.[9] Quando uma fonte de energia intensa é aplicada a uma molécula, a energia é absorvida por uma fração de segundo e os elétrons orbitando passam para uma órbita de maior energia. À medida que os elétrons retornam ao estado fundamental, essa energia é liberada como um fóton em um comprimento de onda específico do espectro eletromagnético da radiação. Essa reação é chamada emissão espontânea da luz e ocorre naturalmente, como visto para a luz solar (veja a Figura 1.5A).

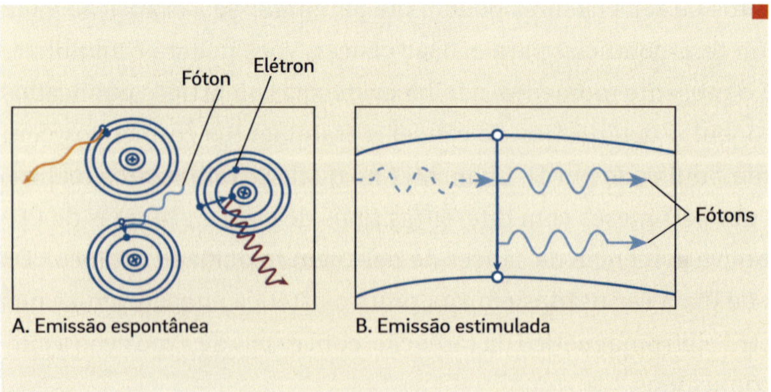

FIGURA 1–5 Emissão espontânea mostrando elétrons excitados liberando fótons de comprimentos de onda aleatórios conforme retornam ao estado de repouso. A emissão estimulada mostra elétrons liberando dois fótons idênticos, um recém-absorvido e o outro do estado excitado. Cortesia de Lumenis® Ltd.

A palavra *laser* é na realidade um acrônimo que significa "amplificação da luz por emissão estimulada da radiação". Einstein propôs a teoria da emissão estimulada da luz, pela qual, em um estado excitado, um fóton de energia seria produzido na presença de outros fótons idênticos. Ele também propôs que dois fótons idênticos seguem a mesma direção.[10] A emissão estimulada ocorre quando um elétron já excitado absorve um fóton recém-criado de igual energia. Ao retornar ao estado de repouso, dois fótons idênticos são então liberados (veja a Figura 1.5B). A formação de um feixe de luz ocorre dentro de um tubo ou na cabeça do laser. Ao ligar sua máquina de laser, uma energia intensa será produzida pela eletricidade de alta tensão ou por estimulação de uma fonte de luz de alta intensidade, como a lâmpada de arco de criptônio. Os elétrons tornam-se estimulados por essa energia intensa e espontaneamente criam fótons idênticos conforme eles colidem com espelhos localizados nos lados opostos do tubo laser. Os fótons emitidos são refletidos para a frente e para trás, e entre os espelhos. Dois fótons colidem com mais dois fótons, resultando em quatro fótons, e uma reação em cadeia ocorre, até que a inversão de população ocorre. A inversão de população é definida como o estado onde mais de 50% dos fótons emitidos são idênticos uns aos outros.[11]

Em geral, sistemas de laser consistem em seis componentes básicos: o meio ativo, o tubo laser ou ressonador, a fonte de energia, o sistema de resfriamento, o software e o microprocessador e o sistema de liberação. Dentro de cada dispositivo de laser há um tubo laser ou **ressonador óptico**. O ressonador óptico pode ser construído de numerosas maneiras. Alguns consomem mais de um terço do tamanho do dispositivo, e outros são tão pequenos que se encaixam dentro da peça de mão. Universalmente, o ressonador óptico é construído com espelhos posicionados em extremidades opostas dentro de um tubo de vidro selado ou uma cavidade metálica refletiva (veja a Figura 1.6).

O ressonador óptico contém algum tipo de **meio ativo**, gás, líquido ou sólido, que é estimulado para criar a luz laser. Meios ativos gasosos comuns em lasers podem con-

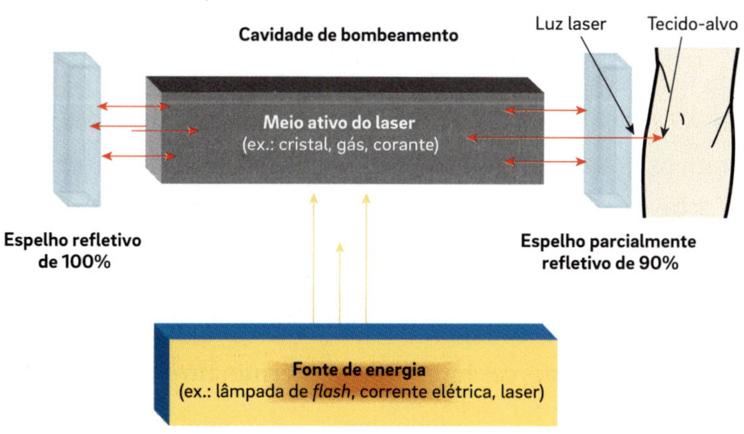

FIGURA 1–6 Ressonador óptico ou tubo laser dentro de um sistema de laser. Dois espelhos são posicionados em ambos os lados do meio do laser; um é 100% refletivo e o outro é cerca de 90% refletivo. Quando o interruptor de mão ou o pedal é acionado, a luz sai da cabeça do laser e é direcionada ao tecido.

ter argônio, dióxido de carbono ou partículas gasosas hélio-neônio. Meios líquidos em tubos laser têm líquido orgânico ou corante. Um meio cristal é usualmente sintético, feito de cristais de partículas ítrio-alumínio granada (YAG) dopados com certos elementos como hólmio, neodímio e túlio ou elétrons de erbium. Diferentes tipos de sistemas de laser são nomeados em referência ao seu meio ativo. Lasers diodo são dispositivos no estado sólido, ou matrizes de diodo, que emitem luz quando uma corrente elétrica é passada por meio de um chip ou semicondutor muito pequeno, contendo microespelhos posicionados em cada extremidade.[12] Esses dispositivos tendem a ser menores, mais leves, mais econômicos e mais duráveis devido à simplicidade e estabilidade dos componentes.

A maioria das fontes de alimentação requer uma válvula antifurto na saída 110 ou 220. É importante verificar os requisitos elétricos antes da instalação do seu laser ou fonte de luz. A tensão errada dentro de um laser é intensa o suficiente para causar eletrocussão se um indivíduo destreinado tentar fazer reparos. A maioria dos produtos médicos com laser tem sistema de refrigeração com água ou ar para remover o calor originado dentro da unidade.

Os microprocessadores e os softwares executam as operações internas do dispositivo, criam a energia laser, armazenam os dados e monitoram o status do sistema e seu desempenho. O **sistema de liberação** do laser é o hardware físico necessário para transferir a energia da cabeça do laser para o local de tratamento.[13] Os sistemas de liberação da luz emitida variam de braços metálicos articulados a fibras de vidro, peças de mão, *scanners* ópticos e endoscópios.

Características da luz laser

A luz laser possui propriedades intrínsecas únicas que a diferenciam da luz branca normal. A luz normal de uma lâmpada gera uma matriz de luz **policromática** ou com múltiplos comprimentos de onda. Quando essa luz é projetada através de um prisma, observa-se a variedade de comprimentos de onda visíveis nas cores de um arco-íris (veja a Figura 1.7A). Se a intensidade for plotada por comprimento de onda, vê-se uma curva de sino, com predominância do amarelo ao laranja do espectro visível da luz.[14] Essa luz branca é difusa na natureza e pode rapidamente se dispersar no espaço em uma distância muito curta. A luz laser é diferente, o que a faz ser facilmente aproveitada para tratamentos estéticos. Se a luz visível de um laser vermelho de 640 nm de comprimento for passada através de um prisma, observaríamos a existência de somente um feixe vermelho distinto (veja a Figura 1.7B). Se a intensidade *versus* o comprimento de onda for plotada, intensidades muito altas, unicamente na cor vermelha, seriam percebidas. Essa luz é brilhante na natureza e pode viajar em longas distâncias com pouca ou nenhuma divergência. Quais características determinam essa resposta?

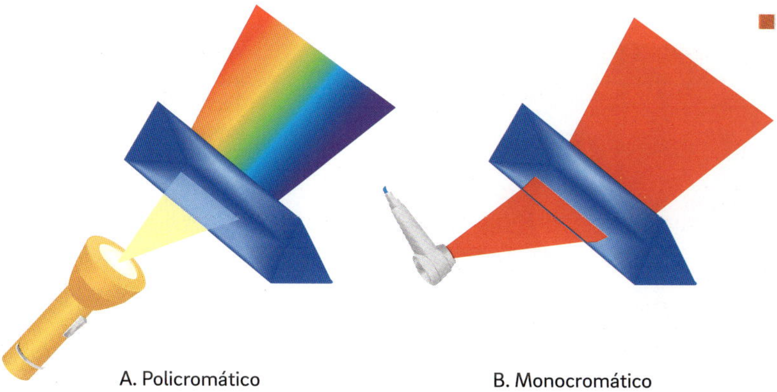

FIGURA 1–7
Luz natural *versus* luz do laser.

Energia coerente

A luz de uma lâmpada normal pode ser vista como uma multiplicidade de frequências, todas fora de fase umas com as outras e todas viajando em diferentes direções. A luz laser é considerada coerente porque os fótons dos lasers viajam tanto temporal como espacialmente. Cada comprimento de onda da luz é composto por fótons que estão viajando no mesmo tempo e espaço como uma única unidade de energia (veja a Figura 1.8). Esse grau de precisão e a habilidade para manipular a luz conferem uma singularidade aos lasers, quando comparados com outras formas de tecnologia.

Energia monocromática

Uma lanterna contém todos os comprimentos de onda coloridos da luz visível, e a combinação de frequências emite a luz branca. A luz do laser difere porque é **monocromática**. Isto é, ela é composta por um único comprimento de onda e uma cor, que será visível ou invisível (veja a Figura 1.7B). O tipo de molécula que é estimulada determina o comprimento de onda que o laser irá emitir. Cada comprimento de onda específico de luz afeta o grau de penetração e a reação tecidual, e isso cria um efeito clínico único.

Energia colimada

Colimação refere-se às propriedades não divergentes da luz laser. Os fótons de uma lanterna ou lâmpada são formados por múltiplos comprimentos de onda da luz visível. A luz rapidamente se dispersa no tempo e espaço. Contudo, os fótons do laser são paralelos uns aos outros e o diâmetro do feixe tem uma divergência mínima. Essa propriedade permite que a luz laser permaneça em fase por longas distâncias. A natureza colimada da energia do laser é essencial para que se possa utilizá-lo em um ponto focado mediante o uso de uma lente. Esse feixe focado de alta energia é necessário para muitos procedimentos cirúrgicos e estéticos (veja a Figura 1.9). A luz laser é usada diversamente em todos os campos: aeroespacial, militar, engenharia, entretenimento e médico, em função de suas propriedades únicas.

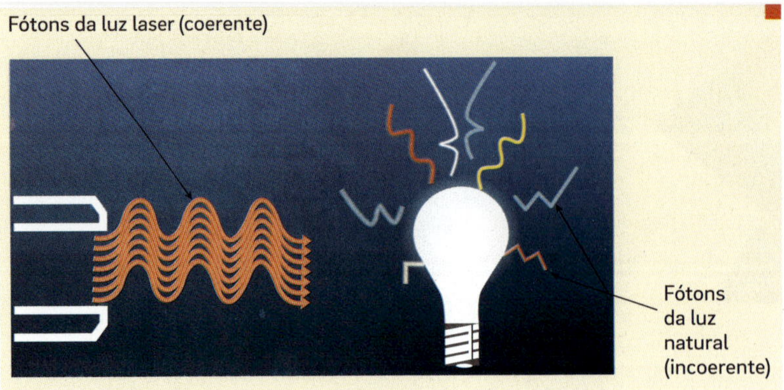

FIGURA 1–8
Luz laser coerente *versus* luz natural incoerente. Cortesia da Technology Concepts International – Penny Smalley RN.

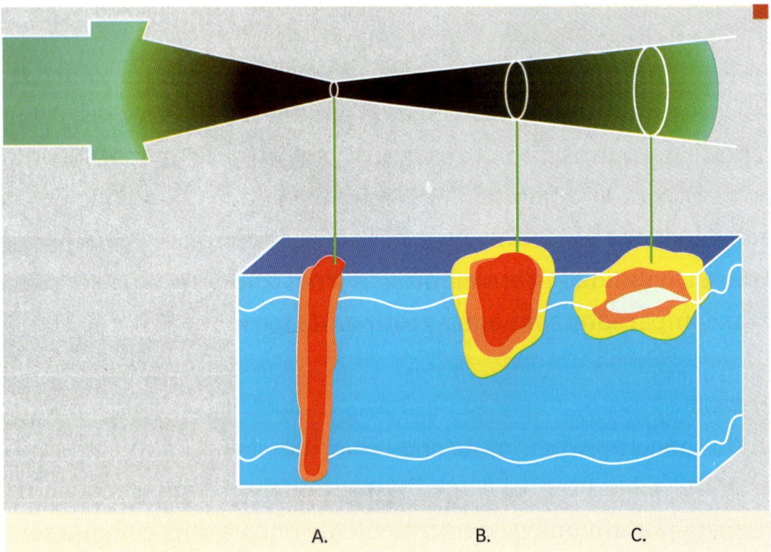

FIGURA 1–9
As lentes podem ser usadas para ajustar a intensidade do feixe do laser, a fim de que ele possa ser usado como (A) dispositivo de corte, (B) dispositivo coagulante, ou (C) dispositivo de aquecimento.

Alta energia óptica

A última característica da luz laser é a sua habilidade de alcançar altos picos de energia no corte, coagulação, ablação e/ou vaporização do tecido. A energia óptica é determinada pela potência do laser, diâmetro do feixe laser (ou também denominado *spot size*), duração e amplitude do pulso. A energia do laser refere-se à habilidade de realizar trabalho. Uma unidade comum de energia que é usada com lasers na área estética é **joules**. *Joules* é o termo que descreve a quantidade de energia entregue ao tecido multiplicada pelo tempo que ele leva para fazer a entrega. **Fluência**, ou **energia radiante**, refere-se à energia do feixe de laser pulsado e é expressa em joules por cm^2 (J/cm^2)[15] (veja a Figura 1.10). A maioria dos lasers estéticos é pulsada para minimizar o dano térmico enquanto destrói o local-alvo. Pode-se também notar que a energia da máquina exibe uma saída expressa em milijoules (mJ), ou 1/1000 de um joule. Portanto, 0,82 J ou 820 mJ se referem à mesma potência de saída liberada no local do tratamento.

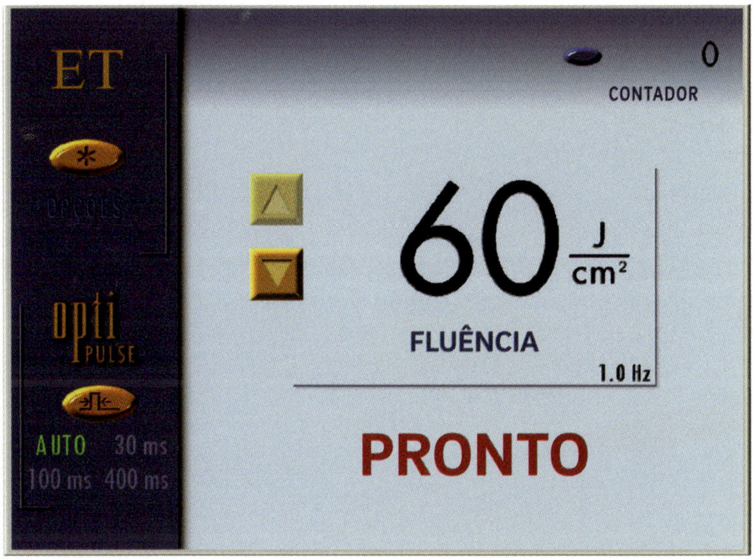

FIGURA 1–10 Máquina de laser mostrando a fluência em J/cm^2.

Potência é a taxa de realização do trabalho, e a unidade de energia é referida como **watt**. **Densidade de potência** é a taxa de energia que está sendo liberada ao tecido por uma fonte de luz laser e é uma unidade comum de medida com lasers de onda contínuos. Com esses lasers, o feixe pode ser constantemente liberado no tecido. *Densidade de potência* é um parâmetro que descreve o quão potente é um feixe de laser na superfície da pele. **A irradiância**, ou densidade de potência, é medida em watts por centímetro quadrado (W/cm^2).[16]

A **duração do pulso** (ou **amplitude do pulso**), medida em nanossegundos, microssegundos ou milissegundos, é o tempo da energia luminosa, ou o tempo em que o laser está sendo emitido na pele. Quanto mais tempo o laser permanece no tecido, maior a penetração e mais efeitos térmicos são produzidos. Alguns lasers são emitidos em modo de onda contínuo, em que a energia é disparada o tempo todo do pé do operador do laser através de um pedal. Outros sistemas de laser podem liberar a energia em pulsos individuais. Os lasers de CO_2 ultrapulsado e superpulsado foram desenvolvidos para emitir picos de energia de alta potência com período de resfriamento entre esses picos para reduzir o dano térmico. Contudo, a maioria dos lasers estéticos é pulsada em milissegundos ou microssegundos. A duração do pulso no modo *Q-switched* (nanossegundos) é comumente usada para produzir picos de alta energia, originando um efeito fotoacústico, ou seja, onda de choque nos tecidos.[17] Em 35 megawatts, a intensa potência do laser *Q-switched* pode causar a ruptura mecânica ou o colapso do alvo.

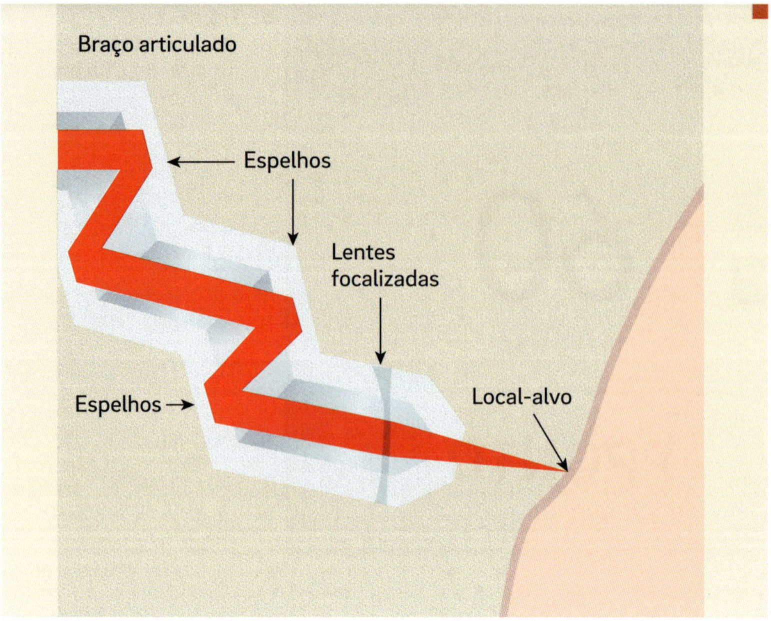

FIGURA 1–11 Ilustração do diâmetro do feixe laser ou *spot size*.

O **diâmetro do feixe laser** também é necessário para obter alta energia óptica. É uma medida mecânica do diâmetro do feixe que está em contato com o tecido (veja a Figura 1.11). Ao modificar as lentes focalizadas, o diâmetro do feixe laser irá diminuir ou aumentar em diâmetro. Quanto maior o tamanho, uma menor fluência afeta o tecido. Ao reduzir o tamanho pela metade, aumentará em quatro vezes a densidade de potência ou fluência. O diâmetro do feixe laser na área estética é usualmente medido em milímetros.[18]

A qualidade do feixe do *spot size* ao entrar em contato com o tecido pode também ser medida. Ela se refere à distribuição da energia do laser ao longo de todo o diâmetro do feixe. O **modo TEM** é uma terminologia comum que indica o quão focalizado o feixe é. Essa medida pode ser representada em uma curva em forma de sino. O modo fundamental TEM_{00} representa o feixe mais poderoso, menor e mais focalizado que pode ser gerado, e que mantém as suas características estando ele em foco ou fora de foco.[19] O laser de CO_2 produz um feixe de luz gaussiano TEM_{00}, que é um laser cortante superior devido à alta densidade de potência gerada por esse modo. A maioria dos lasers estéticos, no entanto, possui um perfil de feixe com formato de cartola que proporciona uma distribuição igual de energia em toda a dimensão do diâmetro do feixe laser (veja a Figura 1.12). Assim, toda vez que ligar o seu dispositivo, você irá afetar todo o alvo a cada pulso e não irá produzir uma saída desigual de calor ou energia.

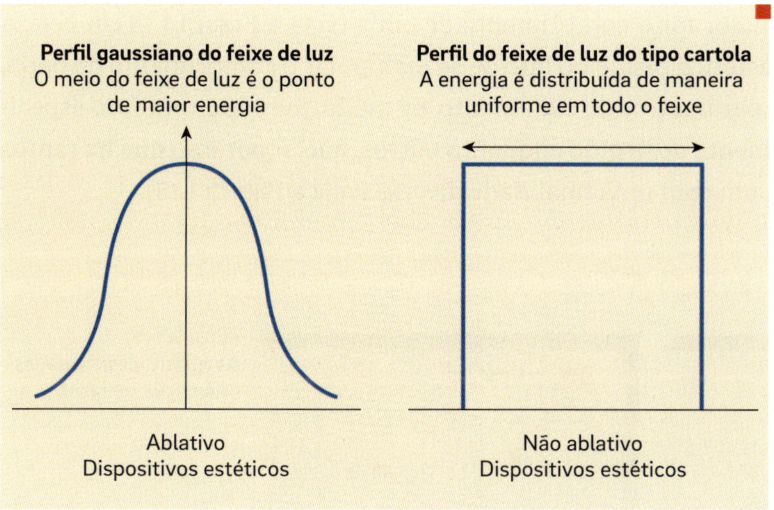

FIGURA 1–12 O perfil do feixe laser no modo TEM.

Você sabia? O espectro de absorção de luz ilustra como a hemoglobina, a melanina e a água são absorvidas em diferentes comprimentos de onda da luz.

Propriedades do laser

A radiação do laser ou da luz deve ser convertida em diferentes formas de energia para produzir resultados clínicos terapêuticos. As propriedades distintas do laser podem causar quatro diferentes efeitos luminosos nos tecidos.

Absorção

Absorção é o processo físico no qual a energia da luz é convertida pelo tecido-alvo em calor, uma resposta acústica, por reação química ou estimulação celular[20] (veja a Figura 1.13A). A absorção ou atração de determinado comprimento de onda por um alvo específico é o que controla a teoria das interações entre laser e tecidos. Quando um comprimento de onda da luz específico penetra no tecido, o processo de absorção na verdade acaba por remover certa quantidade de energia por unidade de tecido.[21] O laser pode ser absorvido pela superfície da epiderme da pele ou por uma substância no tecido chamada de **cromóforo**. O cromóforo é o alvo na epiderme ou derme que absorve a energia térmica do feixe de luz do laser, causando a desejada **ablação** ou destruição da substância. Cromóforos comuns no organismo incluem água, hemoglobina no sangue, colágeno e melanina. Comprimentos de onda específicos são absorvidos por cromóforos específicos. A hemoglobina tende a ter múltiplos picos de absorção no espectro da luz visível verde-amarela, enquanto para a melanina a absorção gradualmente reduz quanto maior for o comprimento de onda (veja a Figura 1.14). A beleza dos sistemas de laser estético reside no fato de se manipular o comprimento de onda, a saída de energia e os parâmetros do tratamento, de modo que um cromóforo específico possa ser seletivamente destruído enquanto outros, não. É por isso que há tantos lasers diferentes, cada um com uma finalidade diversa (veja a Figura 1.15).

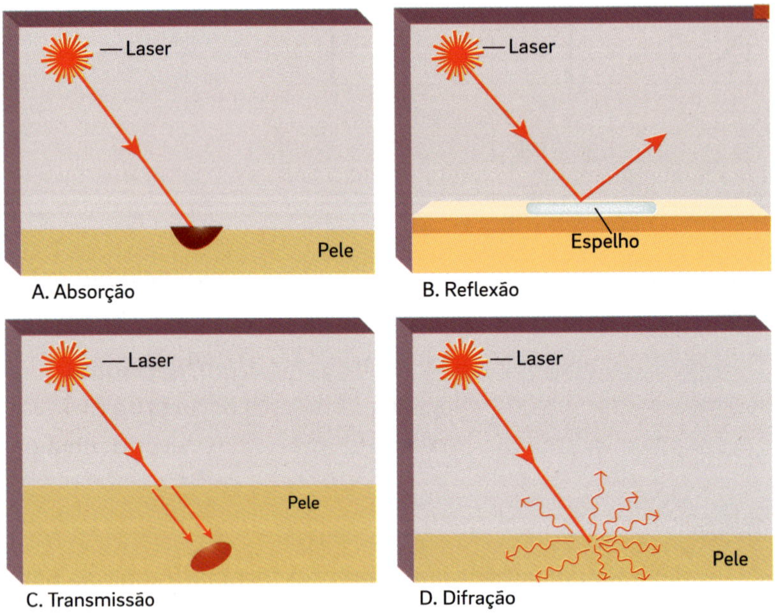

FIGURA 1–13 As quatro propriedades universais do laser.

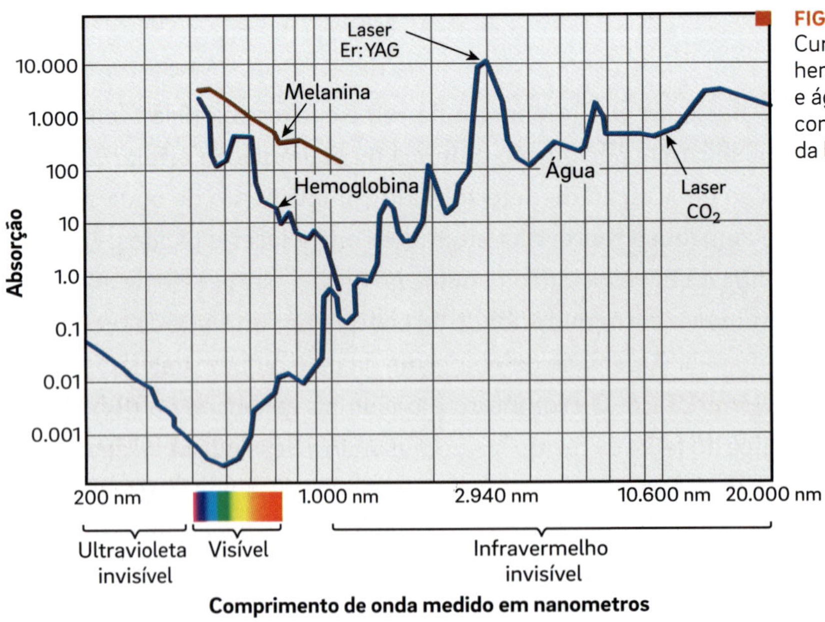

FIGURA 1–14 Curva de absorção da hemoglobina, melanina e água em cada comprimento de onda da luz.

- Lasers de remoção de pelo são absorvidos por pigmentos escuros, ou **melanina**.
- Lasers de ação vascular têm como cromóforos o sangue ou **oxihemoglobina**.
- Lasers que atuam na produção de colágeno novo ou no rejuvenescimento tendem a ser absorvidos pela água ou colágeno.
- Lasers usados para remoção de lesões pigmentadas ou lentigos têm por alvo a melanina da epiderme e derme.
- Lasers para tatuagens têm por alvo corantes específicos ou pigmentos da tatuagem.

FIGURA 1–15
Diferentes lasers cosméticos são absorvidos por diferentes cromóforos.

Reflexão

Cerca de 4% a 6% da luz natural é refletida ao nível do estrato córneo na epiderme.[22] Um feixe de laser também pode refletir fora da pele ou em qualquer superfície brilhante, como espelhos, joias ou qualquer instrumentação (veja a Figura 1.13B). Quanto mais plana ou lisa a superfície, mais intensa a reflexão. Uma vez refletida, as propriedades térmicas do laser podem causar uma queimadura na superfície da pele, ardência ou danos aos olhos.

Transmissão

A quantidade transmitida depende do comprimento de onda da luz. Comprimentos de onda menores (300 nm a 400 nm) têm penetração muito superficial, menos de 0,1 mm na epiderme. Lasers de luz visível e alguns da zona do infravermelho próximo (400 nm a 1.300 nm) podem facilmente passar através da epiderme e da derme e penetrar mais profundamente devido à menor difração (veja a Figura 1.13C). Alguns lasers podem também ser transmitidos através de fluidos claros e até mesmo do vidro.[23]

Difração

Difração do laser refere-se aos processos físicos da pele que fazem com que um feixe de luz seja defletido em algumas direções ou para novas direções (veja a Figura 1.13D). Ela reduz a energia da luz do laser à medida que o feixe de luz é transmitido para a frente, lateralmente e até mesmo para trás. Além disso, essa propriedade do laser é importante em sistemas de lasers cosméticos porque reduz rapidamente os efeitos terapêuticos no tecido. Na pele, a difração deve-se sobretudo às moléculas grandes de colágeno na derme, e ela diminui com comprimentos de onda maiores, fazendo-o ideal como alvo para vasos profundos da derme e folículos capilares. Contudo, para alguns lasers como o Nd:YAG, a penetração tecidual pode causar destruição térmica em grandes profundidades. Porém, pode também ocorrer deflexão em direção aos olhos do cliente e do operador.[24] Quanto maior o grau de deflexão, maior o risco de prejuízo óptico.

Você sabia? A fluência, usada em lasers pulsados, é medida em joules por centímetro quadrado (J/cm^2). A duração do pulso deve ser maior que o tempo de relaxamento térmico na epiderme, mas menor que o tempo de relaxação térmica do cromóforo-alvo.

Fototermólise seletiva

A **fototermólise seletiva** governa a prática atual dos sistemas de laser e luz estéticos. Sua teoria foi publicada em 1983 por R. Anderson, MD, e J. Parrish, os quais descreveram a absorção seletiva de uma luz específica por um cromóforo-alvo.[25] Essa luz (*foto*) libera a *energia térmica* que é projetada para causar destruição seletiva, ou *lise*, do tecido-alvo. *Fototermólise seletiva* refere-se ao uso de um comprimento de onda selecionado do laser, com duração de pulso precisa e com certas configurações de energia que objetivam limitar a destruição dentro do cromóforo da área tratada. Em essência, a intenção é a destruição de um vaso sanguíneo, um folículo piloso ou alguma marca de envelhecimento, com aquecimento mínimo e sem efeitos colaterais para a pele saudável circundante.

Para alcançar a fototermólise seletiva, é necessário ter ciência do **tempo de relaxamento térmico (TRT)** do tecido-alvo. TRT é a quantidade de tempo necessária para o cromóforo perder 50% do calor por difusão.[26] Ao limitar a exposição do laser a um período menor que o TRT, a energia fica localizada dentro do alvo e não produz dano colateral ao tecido circundante. O TRT varia conforme o tamanho e a densidade do alvo. Quanto maior o alvo, maior o TRT. Subsequentemente, o TRT dos cromóforos vai variar, com partículas de tatuagens muito pequenas tendo um TRT de 2 a 3 nanossegundos, e veias grandes da perna com TRT de 300 milissegundos. Portanto, um alvo maior requer maior duração do pulso. Esses alvos absorvem lentamente o calor, ficam danificados e dissipam o calor remanescente na epiderme e derme circundante. O oposto também é verdade. Alvos com TRT menor necessitam de menor duração do pulso para destruir o cromóforo ao mesmo tempo que a epiderme é poupada do dano. Essa teoria é essencial para a produção da resposta terapêutica desejada no alvo com a simultânea proteção da epiderme, sem que ocorram efeitos indesejados de formação de bolhas, hiper ou hipopigmentação, nem cicatrizes.

EFEITOS TECIDUAIS DO LASER

O efeito do feixe do laser no tecido pode produzir um grande número de respostas, dependendo do comprimento de onda específico usado e do tecido que está sendo tratado. A melhor maneira para entender a área dos lasers cosméticos é compreender quais lasers são usados para quais tipos de procedimentos e as razões para esse uso. As interações biológicas entre o tecido e a energia do laser determinam as consequências e os resultados do tratamento.

Você sabia? Quanto maior o comprimento de onda, maior a penetração. É por isso que o comprimento de onda de 532 nm é mais apropriado para vasos superficiais da face, e o comprimento de onda de 1.064 nm é usado principalmente para veias profundas da perna e outras alterações vasculares.

O espectro de absorção dos principais cromóforos da pele domina as interações laser-tecido.[27] A absorção da luz é descrita pela lei de Beer, a qual descreve como um cromóforo ou um meio absorve um comprimento de onda específico da luz. O **coeficiente de absorção** é uma medida logarítmica que descreve como um comprimento de onda em particular será absorvido e em qual profundidade.[28] Ele depende da presença e quantidade de cromóforos na pele. À medida que a luz do laser é transmitida através dos tecidos, ela interage com os cromóforos na pele. Esse coeficiente é determinado pelo quão profundamente a energia do laser vai penetrar antes que somente 10% da energia permaneçam. Comprimentos de onda menores no espectro da luz visível têm um menor coeficiente de absorção. Por exemplo, o laser KTP de 532 nm tem um grau de penetração de 0,9 mm antes que a energia seja extinta. Contudo, comprimentos de onda maiores como o laser Nd:YAG de 1.064 nm têm um coeficiente maior devido à sua menor difração, podendo penetrar até uma profundidade de 4 mm.

Reações teciduais fototérmicas

Com os procedimentos cosméticos, a maioria dos efeitos terapêuticos é vista como reações celulares à energia térmica do laser. Conforme a energia do laser radiante entra em contato com o tecido, a luz é absorvida pelo cromóforo-alvo e transformada em calor. Como a temperatura interna da célula atinge entre 50°C e 100°C, a maioria dos tecidos relacionados sofre lesão irreversível e destruição das proteínas celulares.[29] Em outras palavras, quando exposto a altas energias o conteúdo intracelular entra em ebulição e a membrana celular sofre ruptura, resultando na vaporização. O conteúdo intracelular, as proteínas desnaturadas, as partículas das células sanguíneas, as partículas virais e bacterianas e os gases emitidos na forma de fumaça ou uma pluma (veja a Figura 1.16).

O que permanece é uma área de tecido necrosado circundado por uma zona de tecido danificado reversível que irá se reparar. Os lasers de CO_2 e erbium são exemplos clássicos desse tipo de reação cutânea ablativa usada em procedimentos cirúrgicos e no rejuvenescimento facial por dermatologistas e cirurgiões plásticos.

Resposta às lesões vasculares

Os lasers de aplicação vascular têm como alvo os vasos sanguíneos, mediante uma duração de pulso próxima ao TRT da hemoglobina, o cromóforo-alvo no sangue. Usando a teoria da fototermólise seletiva, a duração do pulso e a fluência são modificadas para tratar diferentes tamanhos dos vasos sanguíneos. Vasos maiores requerem maior duração do pulso em relação aos capilares menores, como na rosácea, que requer duração de pulso menor. Durante o tratamento com o laser, a energia coagula o sangue e o calor é transmitido para danificar a parede do vaso. A resposta clínica desejada é o escurecimento ou a coagulação do vaso, um vasoespasmo no qual o vaso fica branco e então pode desaparecer; ou a vasoconstrição, na qual a parede dos vasos irá colapsar. A ocorrência de manchas ou eritema do componente vascular também é um objetivo desejado. A remoção da lesão vascular é vista lentamente dentro de três a seis semanas seguintes, conforme o coágulo do sangue e os fragmentos da parede do vaso são eliminados pelos macrófagos. Se púrpura ou hematoma forem observados, então o TRT foi excedido e provocou a ruptura da parede do vaso. Deve-se reajustar a amplitude do pulso ou diminuir a fluência para provocar um aquecimento mais uniforme do sangue e da parede do vaso sanguíneo sem provocar a ruptura do vaso.[30] Os lasers mais comuns usados na área cosmética para tratamento de lesões vasculares se estendem de comprimentos de onda de 532 nm a 1.064 nm.

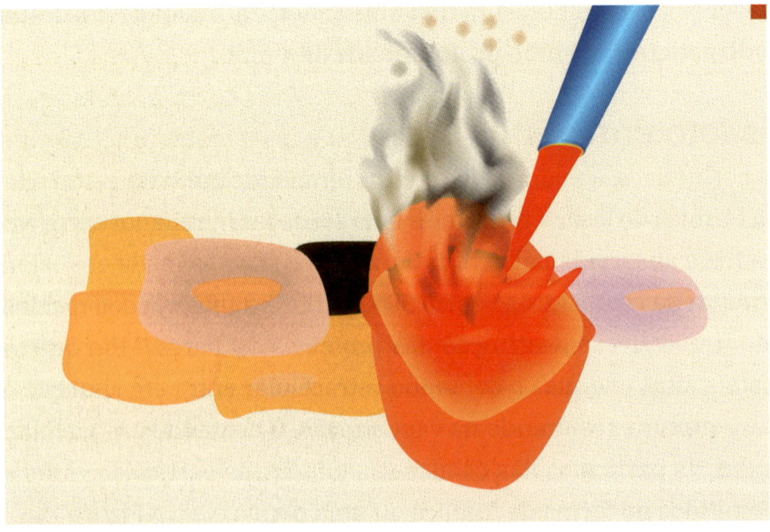

FIGURA 1–16
Célula sendo vaporizada com laser de CO_2 e seu conteúdo sendo emitido no ar.

Cuidado! Sempre que lesões contendo melanina são tratadas, o profissional deve se assegurar de que essas lesões não são cancerosas nem pré-cancerosas.

Resposta a lesões pigmentadas

Dispositivos fototérmicos não ablativos também podem ser usados com muito sucesso para o tratamento de lesões pigmentadas. Quando a melanina é o cromóforo, a absorção é mais elevada em comprimento que se estende do espectro ultravioleta até o infravermelho a 1.200 nm.[31] Comprimentos de onda menores são mais efetivos para lentigos superficiais da epiderme. Já comprimentos de onda maiores apresentam maior penetração e são empregados para o tratamento de lesões dérmicas, como o nevo de Ota. Conforme o feixe de luz do laser entra em contato com a lesão-alvo, a melanina absorve a luz, a qual é então transformada em calor. A energia do laser provoca a ruptura da melanina em pequenas partículas, e as células contendo melanina (melanócitos/queratinócitos) são danificadas. A resposta imediata e desejada que se observa é o eritema em razão de resposta inflamatória ou o escurecimento da lesão em função da acumulação epidérmica de partículas. A absorção térmica resulta na destruição da lesão com clareamento ou desnudamento da epiderme.[32] Usualmente se verifica a formação de crosta ou um escurecimento na lesão pigmentada, a qual se desfaz dentro de 7 a 14 dias. A eliminação da pigmentação é obtida mediante a eliminação das partículas de melanina e detritos celulares pelo sistema imune. O dispositivo a laser a ser escolhido será determinado pela natureza do pigmento, se de origem dérmica ou epidérmica. A habilidade dessa determinação no tratamento de lesões pigmentadas irá ditar o sucesso ou fracasso do seu cliente.

Resposta à estimulação do colágeno

No final dos anos 1980 e 1990, lasers ablativos como CO_2 e erbium foram criados para melhorar rítides leves a moderadas, cicatrizes de acne e pele danificada pelo sol. O primeiro foco era estimular artificialmente a produção de colágeno e a remodelação. Como o cromóforo-alvo é a água, esses lasers são projetados para remover micrômetros de tecidos com uma mínima lesão térmica ao tecido adjacente. Durante a vaporização da epiderme e uma parte da derme, o dano térmico ocorria ao tecido subjacente, provocando contração do colágeno e enrijecimento da pele. Durante os dias e semanas que se seguiam, originava-se a reepitelização nos folículos pilosos e outros tecidos para melhorar o tônus e a textura da pele, cicatrizes de acne e rugas faciais.[33] Os benefícios, porém, não vinham sem um período prolongado de recuperação e efeitos colaterais de hipopigmentação, hiperpigmentação, cicatrizes e infecção.

A tendência atual nos procedimentos estéticos é desenvolver novas tecnologias que são não ablativas em sua natureza mas produzem os benefícios das tecnologias ablativas. A remodelação não ablativa do colágeno tem sido associada com lasers infravermelhos que são seletivamente absorvidos pela água, mas penetram profundamente na derme (1.320 nm, 1.450 nm, 1.540 nm). Com esses diferentes comprimentos de onda, a intenção é provocar lesão da derme enquanto a epiderme é preservada. O dano térmico à derme resulta na estimulação dos fibroblastos e na produção de um novo colágeno. As tecnologias não ablativas objetivam tratar a pele leve a moderadamente fotoenvelhecida com resultados mais moderados que as tecnologias ablativas. Mais recentemente, tem ocorrido uma explosão de novos dispositivos no campo do rejuvenescimento fracionado. A tecnologia fracionada envolve a liberação de colunas de energia térmica com tamanho de pixel que podem penetrar na derme (veja a Figura 1.17). Múltiplas sessões de tratamento são geralmente requeridas e resultam em eritema e edema que podem permanecer por vários dias a semanas. Desde a chegada dessa tecnologia, há agora 18 tipos diferentes de tecnologia fracionada com uma variedade de comprimentos de onda incluindo o laser de CO_2 de 10.600 nm.

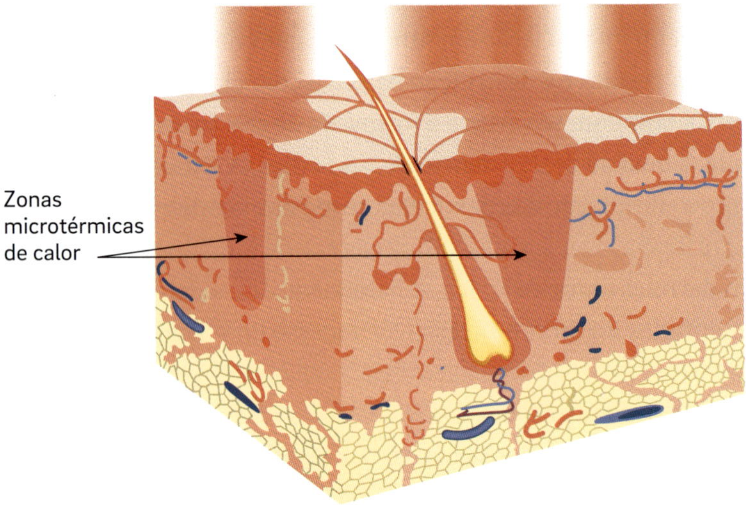

FIGURA 1–17
Tecnologia de laser fracionado criando uma zona microtérmica de calor dentro do tecido.

Resposta tecidual fotomecânica

Lasers pulsados podem ser mecanicamente desenvolvidos para criar ondas de choque ou ondas de pressão de alta amplitude no tecido.[34] Essas ondas de pressão podem resultar em estresse mecânico ou reações fotoacústicas suficientes para romper cálculos na bexiga e no ureter. Lasers como o *Q-switched* demonstrado na Figura 1.18 podem ser também pulsados com um bilionésimo da amplitude ou duração de um segundo pulso, a fim de desfazer um pigmento de uma tatuagem. Com esse pulso extremamente curto, a energia pode ser liberada em alta densidade de potência (megawatts) ao tecido-alvo. Uma onda de choque acústica é liberada no ponto focal do feixe de luz e viaja na velocidade do som. A onda de pressão então se expande em todas as direções e causa quebra mecânica da melanina ou tinta da tatuagem. Esses dispositivos *Q-switched* podem provocar o aumento da temperatura do tecido até 1.000°C em um bilionésimo de segundo, rápido o suficiente para causar o rompimento da tinta da tatuagem ou de grânulos de pigmento. Clinicamente, observa-se um branqueamento do local devido a uma reação no plasma estimulada pelo laser ou uma formação localizada de gás na epiderme e derme.[35] Pode levar de três a seis semanas para a cicatrização e remoção de partículas fragmentadas pelos glóbulos brancos (macrófagos) do sistema imune do organismo.

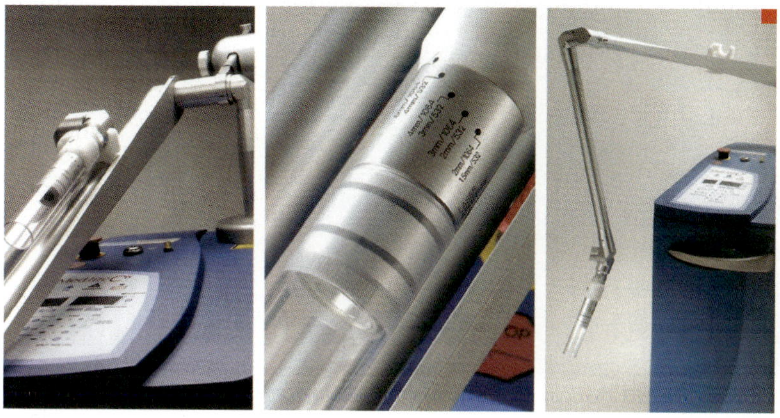

FIGURA 1–18
Laser *Q-switched* YAG comumente usado para remoção de tatuagem. Cortesia da Medlite Hoya Con Bio.

Cuidado! Embora os mesmos comprimentos de onda possam ser usados para produzir uma resposta fototérmica no tecido, esses dispositivos de remoção de tatuagem são sistemas de laser diferentes. Os dispositivos *Q-switched* são especialmente projetados, desenvolvidos e regulados somente para remoção de tatuagens. *Não* se pode usar um laser térmico nem um dispositivo de LIP em uma tatuagem! Isso poderá causar cicatrizes e hipopigmentação, juntamente com subsequente litígio.

Resposta tecidual fotoquímica/fotodinâmica

A **terapia fotodinâmica ou fotoquímica** (TF) utiliza um ou mais comprimentos de onda específicos da luz que são reativos a um composto químico absorvedor de luz ou fotossensível. A reação causa uma resposta bioquímica que resulta em morte celular ou dano devido à conversão do oxigênio (O_2) em oxigênio singleto (O). A pesquisa com TF nos anos 1990 foi realizada como uma técnica para a terapia do câncer, objetivando destruir tumores invasivos. Atualmente, o uso cosmético mais comum dessa tecnologia é a aplicação tópica de ácido aminolevulínico (ALA) à pele de um cliente que está apresentando mudanças cutâneas pré-cancerosas ou alterações cutâneas por fotodano. Após um período de aplicação tópica e incubação, o cliente recebe uma florescência com um comprimento de onda específico de um laser, fonte de luz difusa ou LIP (veja a Figura 1.19). Os resultados têm se mostrado tão efetivos quanto outros métodos convencionais. A TF tem obtido aceitação e popularidade como um método preciso de atingir células cutâneas anormais.[36]

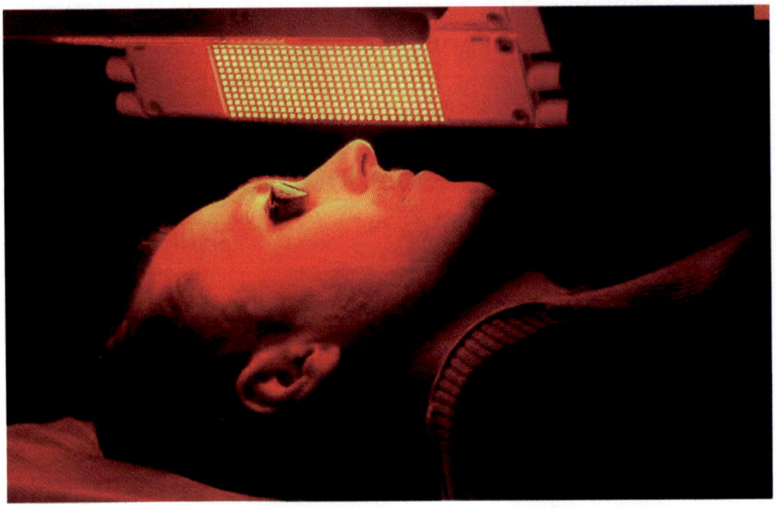

FIGURA 1–19
Terapia fotodinâmica. Aplicação de ALA em um indivíduo sob luz de LED para a terapia da acne. Cortesia da DUSA Pharmaceuticals, Inc.

Resposta ao tecido fotoablativo

A reação fotoablativa causada pelo laser é o processo em que ligações químicas são rompidas quando os tecidos entram em contato com lasers de certos comprimentos de onda. O que se observa é uma ablação sem praticamente nenhum efeito térmico ao tecido-alvo. O laser excímero de comprimento de onda ultravioleta, de 180 nm a 250 nm, pode ser usado para esse propósito, como visto no procedimento com o LASIX, no qual a córnea é remodelada para corrigir desordens de refração.

LUZ INTENSA PULSADA

No meio da década de 1990, a primeira luz do tipo *flashlamp* policromática de alta intensidade foi aprovada pelo FDA* para uso cosmético. Essa luz filtrada foi denominada **Luz Intensa Pulsada (LIP)**. Desde o seu desenvolvimento, os dispositivos de LIP têm sido considerados o padrão ouro para o tratamento da pele fotodanificada.[37] Em função dos avanços tecnológicos, os resultados clínicos estão se tornando cada vez mais equivalentes aos sistemas de lasers cosméticos e estão, atualmente, sendo associados até mesmo com lasers, fontes de luz e dispositivos de radiofrequência.

* O FDA (Food and Drug Administration) é o órgão norte-americano que regula o registro e a comercialização de alimentos, medicamentos e cosméticos. No Brasil, o órgão correspondente é a Agência Nacional de Vigilância Sanitária (Anvisa). (N.T.T.)

Devido à variedade de cromóforos da pele, faz sentido usar uma luz com amplo espectro para tratar as diversas anormalidades observadas na pele fotodanificada. A LIP pode atuar como um laser a partir da perspectiva de fototermólise. Os lasers usualmente tratam um cromóforo com uma luz monocromática, enquanto a LIP pode ser direcionada a múltiplos cromóforos com um espectro de luz visível e infravermelho. Pelo fato de os dispositivos de LIP serem tão versáteis, eles podem ser usados para tratar uma multiplicidade de desordens vasculares, lesões pigmentadas, remoção de pelos e pele fotodanificada.

Cuidado! Os dispositivos de LIP são dispositivos médicos classe 2 e várias lesões podem ser observadas. Uma devida instrução, o treinamento prático e a demonstração de competência são obrigatórios antes do tratamento de pacientes reais.

DISPOSITIVOS DE RADIOFREQUÊNCIA

A energia da radiofrequência (RF) difere da energia da luz ou energia óptica. Ela é baseada em uma energia de ondas alternadas que produzem calor não específico e localizado na epiderme e derme. Estende-se de um comprimento de onda de 1 milímetro a centenas de metros da crista de uma onda para a próxima.

Tipos de dispositivos de radiofrequência monopolar

Os dispositivos de radiofrequência têm sido comumente empregados na área cirúrgica nos últimos 50 anos para cauterizar vasos em sangramento e reduzir a perda de sangue durante uma cirurgia. A produção de energia na radiofrequência segue os princípios da lei de Ohm, na qual a **impedância** (resistência) ao movimento dos elétrons cria um calor relativo à quantidade de energia (corrente) ao longo do tempo (segundos).[38] Os dispositivos mais tradicionais e alguns de uso cosmético atual são sistemas **monopolares** (veja a Figura 1.20). Tais sistemas usam energia elétrica alternada rápida, a qual cria resistência na epiderme e então se converte em calor. De modo diferente dos lasers, que operam na teoria da fototermólise seletiva, os dispositivos de frequência derivam seu efeito clínico do calor gerado em função da resistência natural do tecido.[39] Como esses dispositivos aquecem a área, a corrente viaja pelo caminho de menor resistência e encontra uma forma de sair do organismo. Um **eletrodo dispersivo** (almofada de aterramento) é geralmente colocado nas coxas ou costas do cliente, em um ponto distante da área de tratamento. A corrente elétrica então sai do organismo por essa almofada de aterramento e retorna para a máquina.

O outro tipo de dispositivo de frequência mostrado na Figura 1.20 não requer um eletrodo dispersivo. Se os eletrodos positivo e negativo são colocados em posições opostas na peça de mão, fórceps ou cabeçote de tratamento, então o fluxo da corrente percorre o caminho de menor resistência de um eletrodo para outro. Esse sistema é referido como **energia de radiofrequência bipolar** porque a corrente fica contida dentro de um cabeçote de tratamento e não requer um eletrodo dispersor. A tecnologia da radiofrequência bipolar também está sendo combinada com lasers e fonte de luz para maior penetração no tecido e, assim, em teoria, propiciar um resultado mais efetivo.

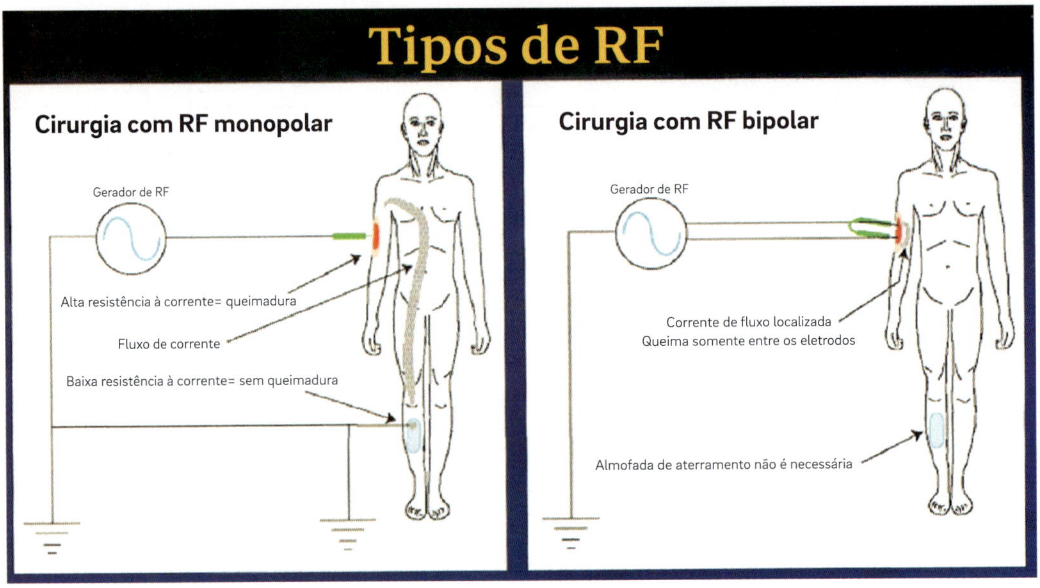

FIGURA 1–20 Efeito do dispositivo de RF (radiofrequência) monopolar *versus* o bipolar. Cortesia da Lumenis® Ltd.

DIODOS EMISSORES DE LUZ (DISPOSITIVOS LED)

Em contraste ao laser térmico, há uma animadora nova tecnologia de estimulação celular não ablativa e não térmica chamada **fotomodulação**. Diferentemente de outros tratamentos baseados em laser/luz que têm a sua ação relacionada ao calor e dano térmico para melhorar a aparência da pele, o **LED** desencadeia uma resposta fotobioquímica. O processo envolve o uso de luz de baixa energia para **modular** ou ativar o metabolismo celular. Os dispositivos LED são projetados para abranger painéis de diodos minúsculos que são pulsados em uma sequência com arranjo específico. A fotomodulação do LED pode suprimir a colagenase, uma enzima que degrada o colágeno e pode acelerar o nosso processo de envelhecimento cutâneo.[40] O LED pode também estimular a mitocôndria a produzir energia para aumentar a cicatrização de feridas e diminuir a resposta inflamatória. Os dispositivos LED estão se tornando cada vez mais aceitos como um tratamento adjunto para melhorar os sinais do envelhecimento e reforçar a produção de colágeno.

CONCLUSÃO

Entender a física básica por detrás dos dispositivos de laser, luz e radiofrequência é essencial para obter competência em qualquer sistema estético. Como um profissional astuto, é preciso entender os conceitos fundamentais de absorção de energia e os efeitos bioteciduais correspondentes. Tal conhecimento vai guiá-lo em cada passo do processo da tomada de decisão: a seleção do cliente adequado, do dispositivo apropriado, dos parâmetros apropriados e das medidas de controle de segurança apropriadas. Esperamos que este capítulo tenha lhe possibilitado apreciar a intensa pesquisa e desenvolvimento que meticulosamente ocorreram ao longo dos anos para desenvolver os atuais dispositivos de laser e luz.

10 DICAS IMPORTANTES

1. *Laser* é um acrônimo que significa: "amplificação da luz por emissão estimulada de radiação".
2. O espectro eletromagnético da radiação é composto por todas as formas de energia cujo comprimento de onda se estende do infravermelho invisível, à luz visível e aos raios gama ultracurtos invisíveis.
3. A luz laser é diferente de outras formas de luz em função da sua característica de coerência, colimação e monocromaticidade.
4. Fluência, ou energia radiante, refere-se à energia do laser pulsado e é expressa em joules/cm^2 (J/cm^2).
5. A absorção da luz do laser é o processo físico no qual a energia da luz é atraída por um cromóforo e convertida em calor.
6. *Fototermólise seletiva* refere-se à luz que libera energia para causar destruição seletiva do alvo.
7. Lasers *Q-switched* podem provocar ondas de choque que ocasionam efeitos fotoacústicos suficientes para fragmentar partículas do corante da tatuagem.
8. A maioria dos lasers cosméticos produz um efeito fototérmico no tecido.
9. Os dispositivos de LIP emitem uma fonte de luz difusa, de banda larga, composta por comprimentos de onda da região visível e infravermelha.
10. Os dispositivos de radiofrequência usam energia na forma de ondas alternadas que produzem calor localizado e não específico na epiderme e derme.

PERGUNTAS DE REVISÃO DO CAPÍTULO

1. Liste as três propriedades dos lasers que não são compartilhadas pela luz intensa pulsada.
2. O que é espectro eletromagnético da radiação?
3. Descreva quatro interações tecido-laser.
4. Aborde o conceito de emissão estimulada de radiação.
5. Descreva o conceito de fototermólise seletiva.
6. Defina o termo *irradiância*.
7. O que é um dispositivo LED?
8. Defina os dois tipos de dispositivo de radiofrequência.

REFERÊNCIAS

1. *Aesthetic Dermatology News*, n. 30, maio/jun. 2008.
2. RESINISCH, L. Laser physics and tissue interactions. *Otolaryngologic Clinics of North America*, v. 29, n. 6, p. 893-913, 1996.
3. GOLDBERG, D.; ROHRER, T.; DOVER, J.; ALAM, M. *Lasers and lights: Vascular, pigmentation, scars, medical applications, 1*. Philadelphia: Mosby Elsevier Health Science, 2005.
4. JGM ASSOCIATES, Inc. *Therapeutic Applications of Advanced Laser Products, 1*, Tutorials. Burlingham, MA: Author, 1993.
5. ROCKWELL, J.; CHAMBERLAIN, J. *RLI: Medical users guide for laser safety*. Cincinnati, OH: Rockwell Laser Industries, 2000.
6. *Ibid.*
7. DENNIS, V.; CROWGEY, S.; GRIMES, B. *Laser series*. 1996. Manuscrito não publicado.
8. CHAN, H.; YANG, C.; LEUNG, J.; WIE, W.; LAI, K. What is safe: An introduction. *ASLMS*, n. 39, p. 8-13, 2007.
9. GOLDBERG, D.; ROHRER, T.; DOVER, J.; ALAM, M. *Lasers and lights: Vascular, pigmentation, scars, medical applications, 1*. Philadelphia: Mosby Elsevier Health Science, 2005. *op. cit.*
10. RESINISCH, L. *op. cit.*
11. TROST, D.; ZACHERL, A.; SMITH, M. F. W. Surgical laser properties and their tissue interaction. In: MANSFIELD, F. W; MCELVEEN, J. T. (eds.). *Neurological Surgery of the Ear*. Philadelphia: Mosby, 1992, p. 131-161.
12. JGM ASSOCIATES, Inc. *op. cit.*
13. TROST, D.; ZACHERL, A.; SMITH, M. F. W. *op. cit.*
14. RESINISCH, L. *op. cit.*
15. ANSI Z136.3. *American National Standard Institute for Safe Use of Lasers in Health Care Facilities*. Orland FL: Laser Institute of America, 2005.
16. SMALLEY, P. J. em simpósio da Technology Concepts International.
17. GOLDBERG, D.; ROHRER, T.; DOVER, J.; ALAM, M. *op. cit.*
18. DENNIS, V.; CROWGEY, S.; GRIMES, B. *op. cit.*
19. TROST, D.; ZACHERL, A.; SMITH, M. F. W. *op. cit.*
20. TROST, D.; ZACHERL, A.; SMITH, M. F. W. *op. cit.*

21. GOLDMAN, M. *Cutaneous and cosmetic laser surgery*. Philadelphia: Mosby Elsevier Health Science, 2006.
22. GOLDBERG, D.; ROHRER, T.; DOVER, J.; ALAM, M. *op. cit.*
23. GOLDBERG, D.; ROHRER, T.; DOVER, J.; ALAM, M. *op. cit.*
24. GOLDBERG, D.; ROHRER, T.; DOVER, J.; ALAM, M. *op. cit.*
25. GOLDMAN, M. *op. cit.*
26. TROST, D.; ZACHERL, A.; SMITH, M. F. W. *op. cit.*
27. GOLDMAN, M. *op. cit.*
28. GOLDMAN, M. *op. cit.*
29. DOVER, J.; LIM, H.; RIGEL, D.; WEISS, R. *Photoaging*. New York: Marcel Decker, Inc, 2004.
30. DOVER, J.; LIM, H.; RIGEL, D.; WEISS, R. *op. cit.*
31. GOLDBERG, D.; ROHRER, T.; DOVER, J.; ALAM, M. *op. cit.*
32. GOLDMAN, M. *op. cit.*
33. GOLDBERG, D.; ROHRER, T.; DOVER, J.; ALAM, M. *op. cit.*
34. JGM ASSOCIATES, Inc. *op. cit.*
35. GOLDMAN, M. *op. cit.*
36. GOLDBERG, D.; ROHRER, T.; DOVER, J.; ALAM, M. *op. cit.*
37. DOVER, J.; LIM, H.; RIGEL, D.; WEISS, R. *Photoaging*. New York: Marcel Decker, Inc, 2004.
38. GOLDBERG, D.; ROHRER, T.; DOVER, J.; ALAM, M. *op. cit.*
39. DOVER, J.; LIM, H.; RIGEL, D.; WEISS, R. *op. cit.*
40. KRONEMYER, B. Gentlewaves obtain first FDA approval for LED wrinkle treatment. *Aesthetics Buyers Guide*, p. 228-229, jan./fev. 2005.

CAPÍTULO 2

Anatomia e fisiologia da pele

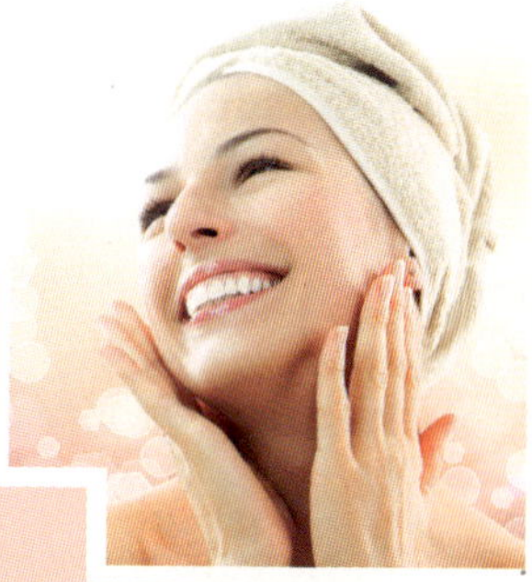

TERMOS-CHAVE

Ácidos graxos
Adipócitos
Albinismo
Atrofia
Camada basal
Células pós-mitóticas
Células-tronco
Ceramidas
Colesterol
Cristas interpapilares
Derme
Derme reticular
Desmossomos
Discromias generalizadas pós-traumáticas
Elastina
Envelhecimento
Epiderme
Estrato basal
Estrato córneo
Estrato espinhoso
Exposição solar acidental
Fator de hidratação natural (NMF)
Fibras reticulares
Filagrina
Glicosaminoglicanos (GAGs)
Grânulos lamelares
Hemocromatose
Hiperpigmentação
Hipoderme
Hipopigmentação
Ictiose lamelar
Junção dermoepidérmica (JDE)
Lesão
Lipídios
Líquen simples crônico
Melanina
Melanócitos
Melasma
Melasma gravídico
Papilas
Perda de água transepidérmica (TEWL)
Queratinização
Queratinócito
Retículos
Senescência
Sistema tegumentar
Tecido avascular
Tecido subcutâneo
Turgor da pele
Vitiligo

OBJETIVOS DE APRENDIZAGEM

Depois de terminar a leitura deste capítulo, você estará apto a:

1. Entender o significado de pele saudável.
2. Diferenciar as camadas da pele e o modo pelo qual elas são afetadas pelo envelhecimento.
3. Descrever as diferenças entre envelhecimento intrínseco e extrínseco.
4. Compreender as condições da pele que são afetadas pela pigmentação.

INTRODUÇÃO

A pele e seus apêndices (unhas, cabelo, terminações nervosas, glândulas sebáceas e sudoríparas) compreendem o **sistema tegumentar**, às vezes referido como um *tegumento* (veja a Figura 2.1). A pele não somente mantém o nosso organismo e os seus vários componentes intactos, mas também, o que é igualmente importante, faz o nosso contato imediato com o ambiente. A nossa pele capta as informações vitais sobre o mundo em que vivemos; portanto, ela garante a nossa sobrevivência.

Você sabia? "Diz-se que um rosto bonito é um passaporte. Mas não, ele é um visto, e se esgota rapidamente."[1]

A pele parece uniforme e simples em sua apresentação e propósito; no entanto, é muito mais complexa e variada do que os nossos olhos conseguem perceber. Dependendo da região do organismo que ela está recobrindo, pode mudar em espessura e sensibilidade. Partes da pele se originam no útero, a partir do tecido cerebral, e permanecem conectadas ao cérebro por meio de nervos que conduzem a sensação de prazer e também a de dor.[2] Embora nem todas as sensações que nós sentimos sejam prazerosas, elas têm sua razão de ser. Afinal, se nós não pudéssemos sentir o ar frio, poderíamos congelar até a morte. Se não pudéssemos sentir um corte, poderíamos sangrar até morrer. As sensações que sentimos são enviadas ao cérebro para processamento e tradução. Assim, a pele como um todo possui a maioria das terminações nervosas que transmitem informações vitais sobre o ambiente ao nosso cérebro. Há relativamente poucas dessas terminações no nosso lado posterior. Contudo, nos lábios, dedos e genitais elas são abundantes.

Você sabia? É importante estar familiarizado com a pele, suas camadas e as células que a compõem. O seu profundo entendimento da estrutura e função da pele o ajudará a ser um melhor profissional. Por sua vez, isso irá fornecer aos seus clientes resultados mais positivos e um atendimento mais seguro.

Como a pele é o órgão mais externo do organismo, ela atua como um identificador único, que nós usamos como uma forma de associar e diferenciar uma pessoa de outra. Sendo as criaturas psicossociais que somos, colocamos grande ênfase na maneira pela qual os outros nos percebem. O modo como nos vestimos e nos embelezamos, a nossa postura transmitem informações sobre o nosso gênero, idade, vigor e, o mais perceptível, a atratividade.

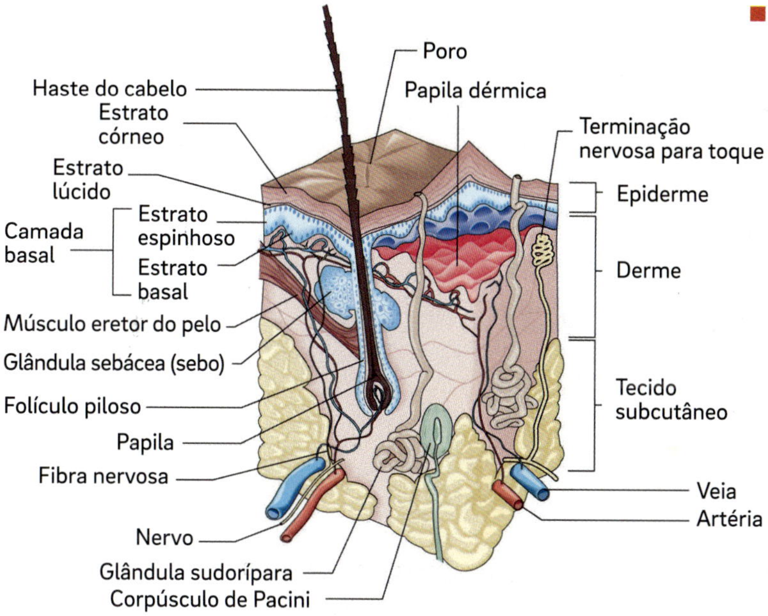

FIGURA 2–1 A completa compreensão das diferentes camadas da pele é parte vital da formação do profissional da área estética.

A pele saudável tem se tornado um sinônimo de juventude e beleza na nossa sociedade. Por essa razão, nós nos esforçamos para preservá-la e mantê-la da melhor maneira que pudermos. Para o desgosto da maioria, formas de deter o envelhecimento não estão disponíveis. A boa notícia, porém, é que nem todo dano é irreversível. O mercado está conduzindo uma demanda por produtos e serviços mais efetivos e úteis, e a ciência está intensificando a busca do alcance desse desafio. O rejuvenescimento a laser e os procedimentos de melhoria de fotografias estão entre esses serviços.

Para aqueles que estão comprometidos com a supressão do dano e com o virar uma nova página, há esperança. Como profissional responsável pelo cuidado da pele, você estará capacitado a oferecer uma série de programas de tratamento eficazes que irão auxiliar a frear o relógio e a reverter danos prévios (veja a Figura 2.2). Para obter sucesso no tratamento, uma compreensão básica da pele e suas funções é o ponto de partida lógico. Veja a Tabela 2.1 para alguns fatos sobre envelhecimento cutâneo.

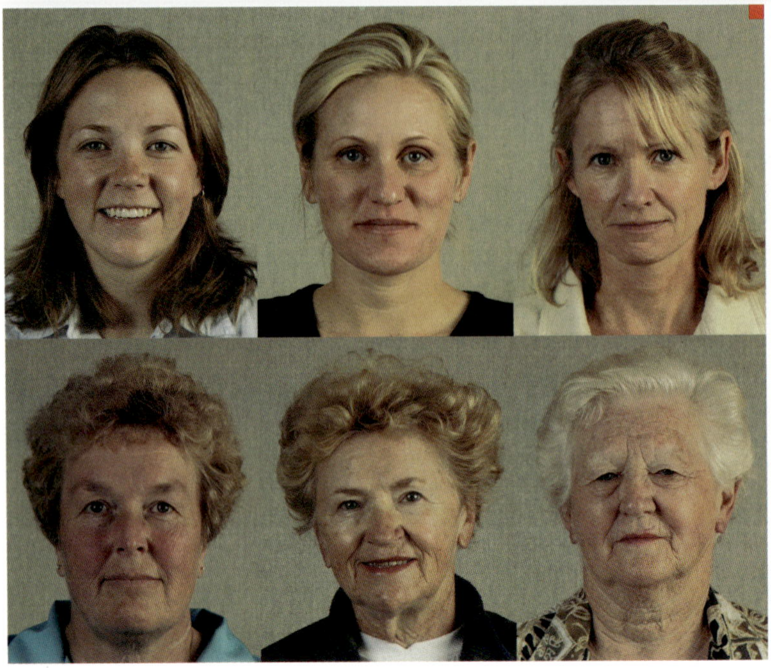

FIGURA 2–2
Envelhecimento ao longo dos anos é previsível e apresenta-se na forma de linhas, rugas e pele frouxa.

Geral	› Mudanças na pele ocorrem inevitavelmente conforme os anos passam. › É a ordem natural da vida em que mudanças, à medida que envelhecemos, têm importância. › A pele não é imune à ação da gravidade. › A produção de colágeno e elastina é reduzida em 65% entre as idades de 20 a 80 anos. › A espessura da pele diminui 6% a cada 10 anos. › 90% dos sinais do envelhecimento são devidos à exposição solar.
Aos 20 anos	› Primeiramente as rugas aparecem em torno dos olhos e lábios.
Aos 30 anos	› A pele se torna menos resistente à proporção que a produção de elastina declina, permitindo que a gravidade comece a agir.
Aos 40 anos	› Conforme a elasticidade diminui, a pele perde a sua memória e se torna menos capaz de retornar à condição inicial após ser esticada. › Movimentos repetitivos como franzir as sobrancelhas, fechar os olhos ou o hábito de fumar passam a constituir as primeiras rugas permanentes.

Aos 50 anos	› O envelhecimento cutâneo torna-se mais aparente e a gravidade passa a ser um fator importante. Ela atua junto com a diminuição do colágeno e da elastina, provocando flacidez da pele e músculos. A gravidade também faz que a ponta do nariz caia e as orelhas fiquem alongadas.
Aos 60 anos	› A atividade hormonal cessou e com isso a pele está frouxa e flácida. Se não foi devidamente protegida, haverá linhas, rugas e manchas escuras.
Aos 70 anos	› Há redução na espessura da pele, tornando-se mais fina, e perda de colágeno e elastina na derme. Mais rugas, linhas e flacidez são observadas.

TABELA 2–1 Fatos sobre envelhecimento cutâneo.[3]

AS CAMADAS DA PELE

A pele é composta por duas camadas principais. A primeira é a camada mais externa, a **epiderme**, a qual, em função da sua exposição ao meio externo, é resistente. Constantemente sofrendo o processo de renovação celular,[4] ela não contém vasos sanguíneos nem nervos e é vital na prevenção da perda de umidade do organismo. Já a camada mais interna da pele (**derme**) e o **tecido subcutâneo** (que significa o que está abaixo da pele) são responsáveis por conferir resistência e elasticidade à pele. As duas camadas da pele apresentam subcamadas, cujas células desempenham funções específicas.

Se você olhar para uma pequena parte da pele em um microscópio, ela vai parecer como se alguns objetos, como os folículos pilosos, se projetassem da derme para a epiderme. Não é isso o que acontece, mas sim a epiderme é que *reveste* esses objetos e os projeta na derme.

Vamos então detalhar a pele.

A camada mais externa da pele é a epiderme. Ela nos protege do ambiente externo, do dano potencial, das bactérias, da poluição e de quase tudo o que puder entrar em nosso organismo por via cutânea. A camada mais interna da pele, chamada de derme, é o suporte, fornecendo à epiderme resistência e estabilidade.

Abaixo da derme está o tecido subcutâneo, chamado de **hipoderme**, que atua como uma barreira térmica e proteção mecânica, apresentando espessura que varia de pessoa para pessoa e em diferentes locais do organismo.

> Como é comum com outras técnicas de rejuvenescimento, como *peeling* e microdermoabrasão, os tratamentos a laser provocam a remoção da epiderme e de parte da derme, o que acaba ocasionando um processo normal e saudável de cicatrização de feridas que se traduz em uma pele mais saudável e firme. Embora possa ocorrer retração do colágeno induzida pelo calor durante os procedimentos de rejuvenescimento com laser, o envelhecimento continua a ocorrer e efeitos a longo prazo raramente são observados em um período de cinco anos.

A epiderme e o envelhecimento

Epiderme é a camada superior, a pele exterior, a pele que vemos. Ela é um **tecido avascular** (ou seja, sem vasos sanguíneos), impermeável à água, fisicamente resistente e seca na superfície, para impedir o crescimento de microrganismos.

Dentro da epiderme estão minúsculos bolsões que abrigam as glândulas sudoríparas e as glândulas pilossebáceas.[5] Comparada à derme, a epiderme é em geral muito fina, apresentando cerca de 0,12 mm, mas a sua espessura varia bastante no corpo.[6] É mais espessa na palma das mãos e na sola do pés, e mais fina nas pálpebras.

Ao contrário de outros componentes celulares, como os nervos, as células da epiderme têm uma vida cíclica: nascem, morrem e são substituídas por novas células. Assim, essa camada está se substituindo continuamente. Quando danificada ou com alguma doença, a sua velocidade de substituição acelera, como uma resposta à lesão ou patologia, o que é importante para nós, profissionais da área estética. Em suma, ela é nossa defesa autorreplicante contra o meio ambiente. A epiderme é ainda dividida em cinco subcamadas (veja a Figura 2.3 e a Tabela 2.2), as quais são caracterizadas por *etapas* de enrijecimento, maturação e morte durante o processo de migração do seu principal tipo de célula, **o queratinócito**.[7]

A cada mês essas células migram da camada inferior da epiderme, chamada **camada basal**, movimentando-se para cima até chegarem ao **estrato córneo**, a camada mais externa. As células iniciam tal processo como células saudáveis, com núcleos em pleno funcionamento, mas à medida que vão se aproximando do estrato córneo elas murcham e ficam achatadas.[11]

Camada	Função
Estrato córneo	Camada mais externa da pele, caracterizada pela morte e descamação dos queratinócitos mortos.
Estrato lúcido	Esta banda fina e clara (*lúcido* significa *claro* ou *brilhoso*) de células empacotadas está mais proeminente em áreas onde a pele é mais espessa, podendo estar ausente em outras áreas.[8]
Estrato granuloso	Tal como as outras subcamadas da epiderme, esta sinaliza uma transição das células dentro dela.[9] É nela que os queratinócitos perdem o núcleo e as organelas, tornando-se planos antes de se mover para cima em direção ao estrato córneo. Os grânulos obtidos já indicam a sentença de morte da célula. À medida que eles aumentam de tamanho, o núcleo – o gerador de energia da célula – se desintegra e morre.[10]
Estrato espinhoso	*Estrato espinhoso* significa a *camada espinhosa*. As células desta subcamada estão entrelaçadas com desmossomos. Os grânulos lamelares também são encontrados nela. Esses grânulos controlam os lipídios que migram para o estrato córneo e tornam-se um componente da hidratação da pele.
Estrato basal	A camada basal. Faz a ligação da epiderme à derme. Contém células germinativas, que são células de regeneração, para todas as subcamadas da epiderme.

TABELA 2–2 As camadas da epiderme e suas funções.

O estrato córneo é a camada superior ou superficial da epiderme. Sua espessura varia: é fina na parte superior do braço e espessa na sola dos pés, na palma das mãos e áreas de fricção crônica. É nessa camada que as células completam a sua jornada, para logo sofrerem transição para a morte, momento em que serão descartadas.

Embora seja mais seco do que as camadas inferiores da pele, o estrato córneo contém um composto chamado **fator de hidratação natural** ou **NMF**. O NMF ajuda a manter a pele macia e hidratada mesmo em climas secos.[12] Ele é composto por aminoácidos e **filagrina**, substâncias químicas solúveis em água que são capazes de absorver grande quantidade de água. A presença do NMF no estrato córneo é fundamental para uma pele macia e flexível. Apesar de estar presente apenas na camada superior da pele, a sua existência deve-se a componentes que provêm das camadas mais internas.[13]

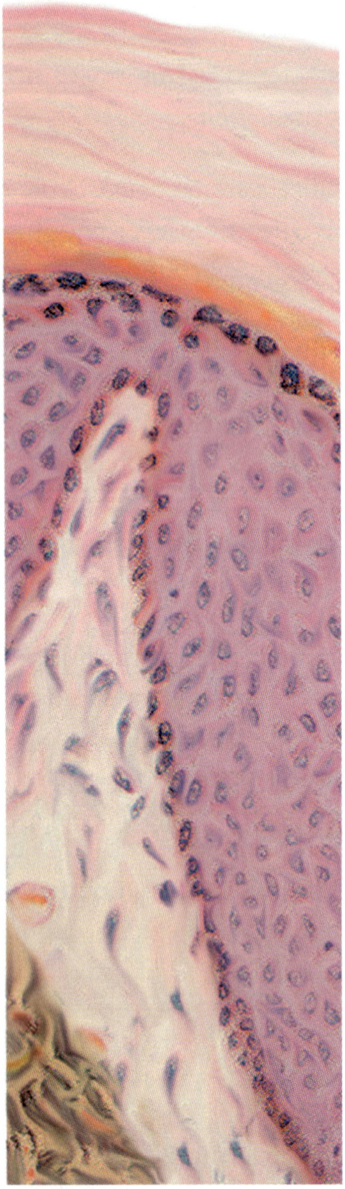

FIGURA 2–3
A epiderme tem cinco subcamadas: estrato córneo, estrato lúcido, estrato granuloso, estrato germinativo (estrato espinhoso) e camada basal (estrato basal)*.

* Acima, o estrato germinativo é também denominado de estrato espinhoso. Porém, estrato germinativo é outra denominação para a camada ou estrato basal. (N.T.T.)

Estrato espinhoso significa a *camada espinhosa*. As células dessa subcamada estão interligadas com estruturas minúsculas chamadas **desmossomos**. Sob o microscópio, essas estruturas assemelham-se a cabelo penteado com um batedor de claras, razão pela qual tal parte muitas vezes é chamada de camada de células espinhosas. Os desmossomos permitem que materiais se movam em volta deles e no espaço intracelular (o espaço entre as células). Os **grânulos lamelares** também são encontrados nessa camada. Eles controlam os lipídios que migram para o estrato córneo.

Em sua primeira parte da jornada, os queratinócitos deixam a camada basal e mostram os primeiros sinais de **queratinização**. Aqui também são encontrados grânulos lamelares, organelas que liberam lipídios ao estrato córneo e contêm **lipídios** e outros componentes, como o **colesterol**, **ácidos graxos**, **ceramidas** e enzimas necessárias para a obtenção de hidratação dentro da pele.

A base da epiderme é apropriadamente chamada de camada basal, ou **estrato basal**. Ela faz a ancoragem da epiderme à derme. Essa camada contém células germinativas, que são células de regeneração para todas as subcamadas da epiderme. É nela que as **células-tronco** produzem dois tipos de células: as basais e os queratinócitos. As primeiras permanecem na camada basal, criando a base sólida da pele, e os queratinócitos iniciam a sua trajetória de movimento até ao estrato córneo.

Desde que não estejamos submersos, nossos corpos constantemente perdem água por evaporação através da nossa pele. Esse processo é chamado **perda de água transepidérmica** ou **TEWL**[14] e passa totalmente despercebido por nós. Na epiderme normal, o conteúdo de água diminui na superfície da pele. A água constitui apenas 10% a 15% do peso do estrato córneo e 70% a 75% do peso das camadas abaixo desse estrato. Quando muita água evapora, não só a nossa pele, mas o nosso corpo sofre os efeitos nocivos da falta de água. A prevenção da perda excessiva de água é importante tanto para a própria pele como para todo o corpo.

A epiderme está relacionada à maneira pela qual a nossa pele apresenta os sinais do envelhecimento. Pessoas mais saudáveis e felizes são às vezes chamadas de radiantes, qualidade que de fato se refere tanto a uma pele saudável e funcionando quanto à sua disposição. Conforme envelhecemos, essa radiância começa a desaparecer. Uma pele translúcida dá lugar a uma pele opaca, acinzentada que pode mais facilmente revelar os efeitos da exposição ambiental prolongada. Os pigmentos contidos nos **melanócitos** diminuem em quantidade, mas aumentam em tamanho, o que permite o desenvolvimento de manchas marrons em áreas expostas ao sol.[15] Como se isso já não fosse suficientemente ruim, a migração dos queratinócitos em direção ao estrato córneo também fica mais lenta. Em consequência, as células maduras que contêm o estrato córneo devem aguardar a sua substituição por um período de tempo bem maior. Quanto mais velhos ficamos, maior é o tempo de vida das células da pele. Como resultado, a nossa pele parece, exteriormente, ainda mais sem brilho e sem cor. Essas células velhas e necrosadas devem ser removidas para que células com aparência mais jovem e saudável possam chegar à superfície do estrato córneo. Conseguir realizar essa remoção é o que possibilita o sucesso de um tratamento, incluindo aqueles realizados com laser.

A camada basal abriga diferentes tipos de células basais, incluindo células-tronco, células de amplificação e **células pós-mitóticas**. Uma parte do estrato basal cria uma forma de manter a sua própria estabilidade, e outra parte inicia a migração e maturação celular em direção às camadas mais superficiais. As células da camada basal formam a base da epiderme, ficando a derme localizada abaixo dessa camada e o estrato espinhoso, acima. É a camada basal que origina o processo de obtenção das células epidérmicas.

A derme e o envelhecimento

Abaixo da epiderme reside a derme (veja a Figura 2.4 e a Tabela 2.3). A derme fornece a função vital de fixar a pele no nosso organismo e fornecer textura. Vários procedimentos de rejuvenescimento com laser muitas vezes se estendem até ela.

A derme é constituída de três tipos de fibras que são responsáveis por conferir resistência e elasticidade. Essas fibras **reticulares** de colágeno e de **elastina** formam uma rede que fornece estabilidade à pele. O colágeno tipo I percorre toda a derme e tem por função prover resistência à tração, proporcionando à pele a sua aparência jovem, com firmeza e plenitude.[16] A força combinada desse tecido ancora a epiderme acima da derme e o tecido subcutâneo abaixo.

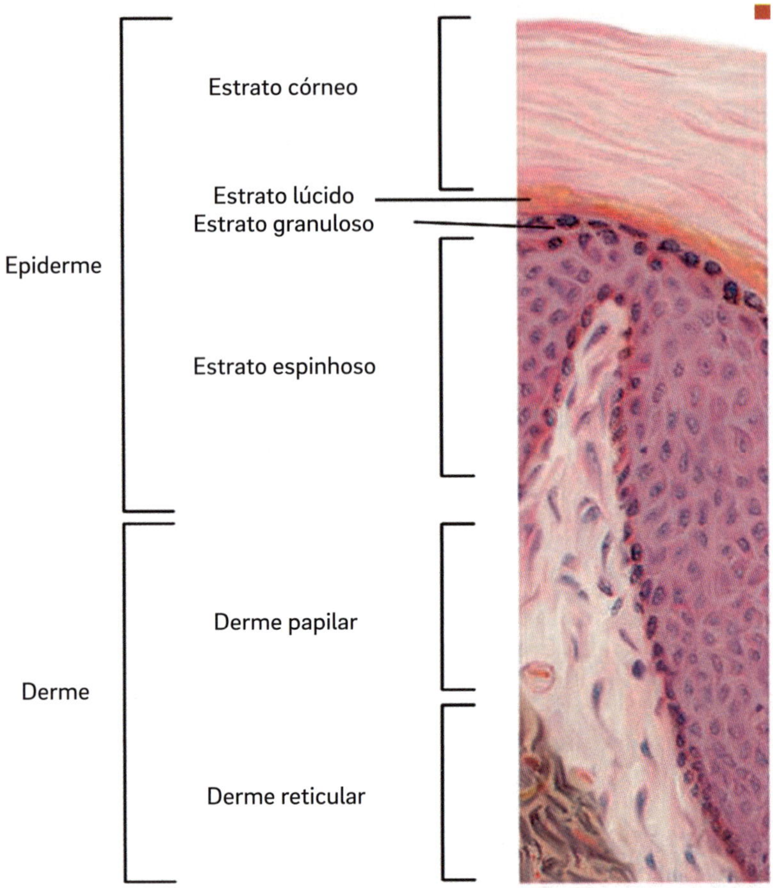

FIGURA 2-4 A derme tem duas camadas: (1) derme papilar e (2) derme reticular.

Camada	Função
Derme papilar	A derme papilar, a camada mais superficial da derme, é a primeira camada da pele que contém capilares sanguíneos, vasos, nervos e vasos linfáticos. Essa subcamada também abriga os glicosaminoglicanos (GAGs).
Derme reticular	A derme reticular está localizada abaixo da derme papilar e repousa sobre a camada espessa de lipídios conhecida como tecido subcutâneo. É nela que está a verdadeira ancoragem da pele.

TABELA 2-3 Camadas da derme e suas funções.

Você sabia? Na sua região superficial, a derme sustenta a epiderme por meio da **junção dermoepidérmica (JDE)**. No seu lado distal, está unida ao tecido subcutâneo.

Os apêndices da epiderme, como glândulas sudoríparas e folículos pilosos, estão embebidos na derme, a qual também serve como extremidade final para vasos sanguíneos e nervos.[17]

A derme apresenta cerca de 2 mm de espessura, podendo essa medida ter variações. Ela está subdividida em derme papilar e derme reticular,[18] subdivisão que se baseia em diferenças na textura do colágeno.[19] A derme papilar, a camada mais superficial da derme, é a primeira camada de pele que contém capilares sanguíneos, nervos e vasos linfáticos.

Você sabia? O colágeno na derme papilar está finamente texturizado.[20] Ele contém projeções, chamadas **papilas**, que unem a derme à epiderme.[21] Nós estamos acostumados a usar essas estruturas com padrão único e individual em impressões plantares e digitais.[22]

Como a derme papilar contém vasos sanguíneos e são eles que provocam mudanças de temperatura em função de sua constrição ou dilatação, é essa camada que é responsável pela termorregulação do organismo. Além de sua propriedade de "aprisionamento", ela ainda tem outra função importante na regulação da aparência da superfície da pele, e para isso tem na sua composição os **glicosaminoglicanos** (**GAGs**). Os GAGs são formados por uma variedade de polissacarídeos complexos. Atraídos de modo intenso pela água, os GAGs são capazes de ligar até 1.000 vezes o seu peso em água.[23] Essa propriedade de atração faz deles um dos mais importantes componentes do nosso estudo da pele. Muitos estudos histológicos da pele mostram a redução do número de GAGs com o envelhecimento.[24]

A **derme reticular** está localizada abaixo da derme papilar e repousa sobre uma camada espessa de lipídios conhecida como tecido subcutâneo. Ela é a verdadeira âncora da pele.

Dentro da derme reticular estão estruturas chamadas **cristas interpapilares**, as quais se estendem para dentro da epiderme (e estruturas similares estendem-se para dentro da derme) a fim de manter unidas a epiderme e a derme, para então criar a nossa pele. Redes de capilares atravessam essas cristas fornecendo nutrientes à epiderme. A dilatação desses vasos causa a "ruptura de capilares". As pessoas com pele muito clara podem ruborizar, causando a dilatação dos capilares dessas cristas.

Embora situada abaixo da epiderme, a derme também sofre mudanças catastróficas com a passagem do tempo. O colágeno e a elastina ficam enfraquecidos e a pele começa a perder resistência e **turgor**. Por sua vez, as linhas de expressão ficam mais profundas. A junção dermoepidérmica fica achatada e começa o processo de atrofia. Ao mesmo tempo, a quantidade de vasos sanguíneos se reduz. Essa redução na vascularização faz com que o cabelo, as unhas e outros apêndices fiquem acinzentados e opacos. Além disso, esses apêndices também podem ficar enfraquecidos com o processo do envelhecimento. Enquanto a pele jovem é translúcida e pode reter a umidade facilmente, a pele mais velha já não pode reter a umidade como antes. Como resultado, torna-se mais seca e mais escamosa.[27] Em consequência do processo de envelhecimento dérmico e da degradação dessa camada, a pele tem as suas habilidades de cicatrização prejudicadas. Tudo isso soa bastante desanimador, mas, enquanto não podemos voltar no tempo, podemos estimular a derme a continuar a produzir colágeno e estimular o aumento da vascularização. Algumas das melhorias na camada dérmica virão com o exercício, e outras virão com tratamentos de pele. Vamos ler para saber mais.

Você sabia? O colágeno na derme reticular (*reticular* significa "como uma rede") é maior e apresenta uma textura mais grosseira[25]. Usando como exemplo uma pele de vaca após o curtimento, é a derme desse animal que irá produzir o couro.[26]

Você sabia? A derme reticular abriga os apêndices da pele, nervos e vasos sanguíneos. Ela também está repleta de colágeno, vasos sanguíneos e terminações nervosas.

Hipoderme ou tecido subcutâneo

Abaixo da derme reticular está a hipoderme, ou tecido subcutâneo (veja a Figura 2.5), composta por células contendo lipídio chamadas **adipócitos**. É a camada de amortecimento da pele, ajudando a proteger os órgãos internos de golpes. Também atua como um isolante, conservando o calor do organismo.[28]

A fixação do tecido subcutâneo à derme reticular não é rígida. Pelo contrário, é flexível, permitindo à pele um grau de movimento sobre os músculos e estruturas ósseas. O tecido subcutâneo é formado por fibras do tecido conjuntivo intercaladas com camadas de lipídio, a fim de manter a sua sustentação. Quando bolsas de lipídios se acumulam entre as bandas de tecido conjuntivo além da capacidade desse tecido de manter a regularidade da pele, nós vemos a celulite ou uma pele com aspecto de casca de laranja. Como as mulheres em geral têm a pele mais fina e um tecido conjuntivo menos rígido do que os homens, a celulite costuma ser mais aparente em pessoas desse sexo. Além disso, é mais provável que apareçam em certas áreas do corpo, tais como os quadris, coxas e nádegas.

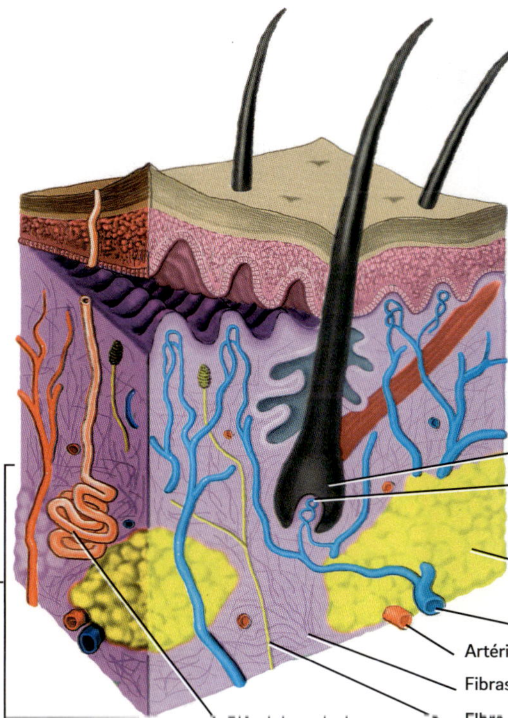

FIGURA 2–5
Abaixo da derme reticular está a hipoderme, ou tecido subcutâneo.

ENVELHECIMENTO CUTÂNEO

Quando crianças, nós temos o nosso tegumento macio, flexível e com cicatrização rápida e garantida. Nós brincamos na rua, em qualquer local que tenha água, andamos por colinas, vales e planícies. E durante esse tempo a nossa pele está absorvendo os efeitos desse "trauma". Nem todos os efeitos são ruins, mas são certamente cumulativos, e cada "exposição", mesmo em pequena proporção, tem as suas consequências (veja a Figura 2.6).

Na realidade não podemos evitar completamente o sol. A maior parte da nossa exposição é a chamada **exposição solar acidental**, ou uma exposição não intencional. No passado, as pessoas de riqueza, boa educação e lazer valorizavam uma pele pálida, sem bronzeado. Foi no final do século XX que o bronzeado assumiu uma conotação sexy de vigor e bem-estar. Isso está relacionado ao tempo dispensado ao lazer em praias, campos de golfe e quadras de tênis. Com certos limites, a exposição ao sol não é ruim, nós precisamos do sol. Embora possamos obter alguma vitamina D a partir de fontes vegetais e animais, a exposição solar da pele é responsável por 90% da vitamina D da que nosso organismo precisa.[29] Ela atua em conjunto com o cálcio, de modo que nenhum dos dois funciona bem sem a presença do outro. Essa vitamina fornece aos nossos ossos resistência à tração,[30] e é por isso que nós enriquecemos o leite com vitamina D.

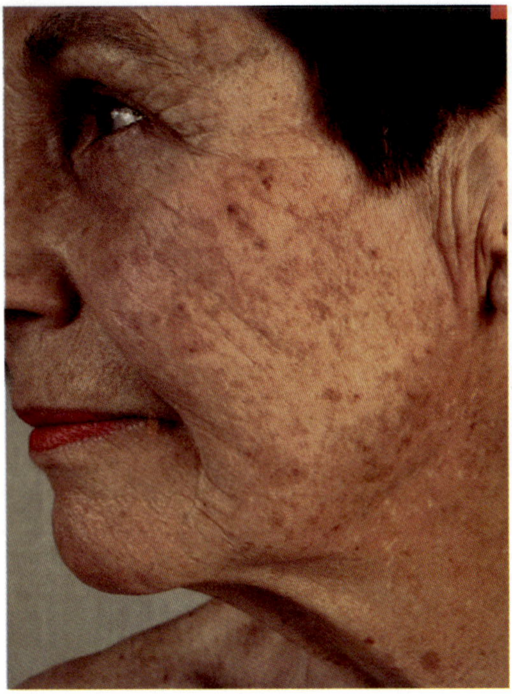

FIGURA 2–6
A exposição solar e o dano subsequente que ocorre após os 18 anos de idade são as principais causas de câncer de pele e aceleração do envelhecimento.

Sem dúvida, contudo, muitas pessoas se expõem muito mais ao sol do que é necessário para a saúde óssea. Pessoas que trabalham em ambientes externos são aconselhadas a evitar os efeitos do clima, mesmo com aplicações generosas de protetor solar. Embora nunca sejamos tocados fisicamente pelo sol, somos bombardeados com moléculas minúsculas (radiação) que fazem o seu dano. Enquanto vivermos, não podemos evitar por completo os danos à pele, e ela vai envelhecer.

O envelhecimento é um processo ao mesmo tempo complexo e simples. Em termos simples, é a degradação da derme e epiderme ao longo do tempo que deixa a pele fina, com falta de elasticidade e com manchas pigmentadas. A redução do turgor da pele então ocorre.[31] A perda de adesão entre as camadas da epiderme, bem como entre a epiderme e a derme, cria uma maior tendência para o desenvolvimento de lesões e efeitos mais visíveis da gravidade (rugas e dobras de pele). A diminuição da filagrina e do NMF deixa a pele seca e escamosa. A cicatrização de feridas fica mais lenta com o decréscimo nas células de Langerhans.[32]

Para melhor entender o processo do envelhecimento, vamos empregar os termos *intrínseco* e *extrínseco*. O envelhecimento intrínseco ocorre por ação da genética e gravidade – e é inevitável. O envelhecimento extrínseco é a porção do envelhecimento pela qual nós somos responsáveis. É o envelhecimento atribuído a fatores externos como sol, poluição e tabagismo.

Envelhecimento intrínseco

O **envelhecimento** é um processo de mudança gradual e espontânea, resultando na maturação ao longo da infância, puberdade e início da idade adulta, e depois em declínio na idade intermediária e na idade tardia.[33] A **senescência**, por outro lado, é o "processo pelo qual a divisão celular, o crescimento e a função se perdem ao longo do tempo, levando a uma incompatibilidade com a vida".[34] A noção de envelhecimento *bem-sucedido* implica envelhecer sem a presença de doenças debilitantes que podem ocasionar a morte. O envelhecimento intrínseco é o processo natural de envelhecimento que está relacionado com o nosso código genético. Algumas pessoas envelhecem de forma diferente de outras, isso nós sabemos. Alguns envelhecem rapidamente com doenças: como a diabetes ou doença cardíaca. Já outros permanecem saudáveis e mais jovens do que sua idade cronológica. A geração de *Baby Boomers**, em particular, insiste em ter uma vida mais longa e saudável. A longevidade e a taxa de envelhecimento intrínseco têm relação não somente com o quão saudáveis nós somos, mas com nossa aparência. Porém, uma vez que a genética desempenha um papel notável no processo de envelhecimento, partes dos seus efeitos individuais estão fora de nosso controle (veja a Figura 2.7). Quanto mais vivermos, maior a probabilidade

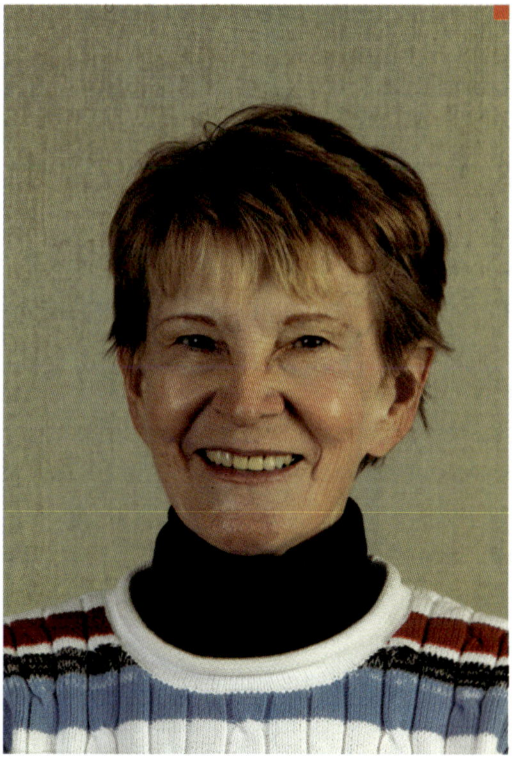

FIGURA 2–7 Aquelas pessoas que tiveram uma exposição limitada ao sol irão apresentar efeitos decorrentes principalmente do envelhecimento intrínseco. Esta mulher está na faixa dos 70 anos.

* Os *Baby Boomers* são as pessoas que nasceram logo após o fim da Segunda Guerra Mundial. (N.T.T.)

de termos de enfrentar o nosso pai ou mãe no espelho um dia. O envelhecimento intrínseco ocorre ao longo do tempo e independe da nossa resistência em tentar evitá-lo. Clientes com problemas como linhas de expressão profundas do sorriso ou, mais tipicamente, linhas de expressão verticais acima do lábio superior vão relatar que sua mãe ou seu pai apresentaram o mesmo fenômeno de envelhecimento. Algumas das marcas do envelhecimento são lesões pigmentadas, pele seca e fina. No entanto, a pele geralmente não se torna tão fina até a oitava decada.[35] Embora a maior parte do envelhecimento intrínseco esteja fora de nosso controle, isso não significa que devemos desistir e considerar que se trata de uma causa perdida. Técnicas de cuidados da pele avançadas, entre elas tratamentos com luz e laser e regimes sofisticados de cuidados domiciliares, podem diminuir o aparecimento do inevitável.

Envelhecimento extrínseco

A degradação do colágeno é o resultado da exposição a perigos ambientais como vento, mudanças bruscas de temperatura, sol, tabagismo e poluição. Essa exposição origina radicais livres que aceleram o processo de envelhecimento e aumentam o potencial de desenvolvimento de câncer de pele. O processo de envelhecimento extrínseco é diferente histológica e fisiologicamente do envelhecimento intrínseco.[36] Mas, como profissionais da área, nós costumamos não diferenciar o processo do envelhecimento em nossos pacientes. A aparência do envelhecimento extrínseco, contudo, é facilmente identificada e está presente em todos os seres humanos, tendo em vista que é cumulativa e começa na infância. A evidência é em geral mais intensa acima dos 60 anos, sendo observada a ocorrência de rugas, pigmentação, telangiectasias e textura áspera. Os extremos, é claro, são lesões cutâneas cancerosas e pré-cancerosas.

Para o esteticista ou outro profissional da área, o envelhecimento extrínseco pode parecer o tipo de envelhecimento do qual nós temos completo controle. Por exemplo, podemos proteger a nossa pele do envelhecimento extrínseco usando protetor solar ou evitando extremos de calor e frio. Simplesmente por estar em um ambiente externo, sem proteção, o envelhecimento cutâneo já é provocado. É mais fácil, porém, colocar a culpa no sol por todos os sintomas observados. Apesar de uma grande porcentagem do envelhecimento extrínseco estar relacionada ao sol, outras agressões também desempenham papel nesse processo. Esses exemplos incluem o tabagismo, temperaturas extremas, especialmente o frio, e viver em ambientes poluídos (veja a Figura 2.8). Não é surpreendente que as áreas do corpo protegidas da luz solar (pele abdominal ou do seio) apresentem menor grau de envelhecimento e **atrofia** do que a pele exposta. Esse fenômeno é uma ferramenta educativa útil ao explicar aos pacientes os efeitos do sol e do ambiente.

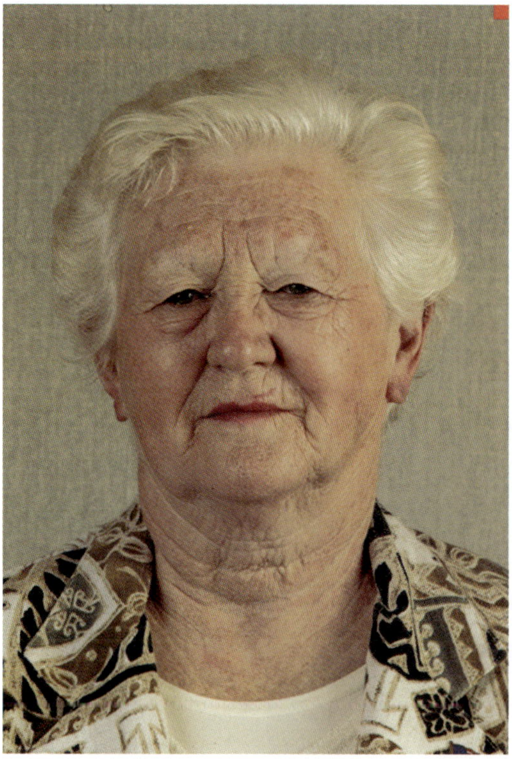

FIGURA 2–8
O bronzeado de ontem irá se apresentar como o envelhecimento extrínseco do futuro. Esta mulher também está na faixa dos 70 anos.

Você sabia? Um método simples e efetivo de evitar o envelhecimento extrínseco é evitar o tabagismo. Acredita-se também que o tabagismo passivo contribui para o envelhecimento extrínseco.

Você sabia? Com o tempo, a pele que está constantemente exposta ou que sofreu exposição extrema ao meio ambiente pode desenvolver câncer de pele.

Os tratamentos a laser são muito eficazes no tratamento de danos solares e do envelhecimento extrínseco em geral. Entretanto, a tarefa mais importante é a conscientização do cliente (veja a Figura 2.9). Todos os clientes devem ser lembrados de possíveis lesões na pele que podem ocorrer com exposição extrema ou prolongada ao sol, vento, temperaturas extremas e poluição.

Desordens pigmentares

Como já sabemos, a pigmentação da pele está diretamente relacionada com a produção da melanina nos melanócitos. A produção pode aumentar ou diminuir além do normal, provocando uma modificação na coloração da pele. A superprodução de melanina, ou hiperpigmentação, está relacionada a vários fenômenos, tais como hiperpigmentação pós-inflamatória, dano solar, gestação, uso de alguns fármacos ou doenças dermatológicas. O problema da hipopigmentação é frequentemente associado com a doença conhecida como **vitiligo**, mas também pode ocorrer em consequência de algum dano. Consulte a Tabela 2.4 para um resumo dos vários distúrbios de pigmentação da pele observados em um spa médico.

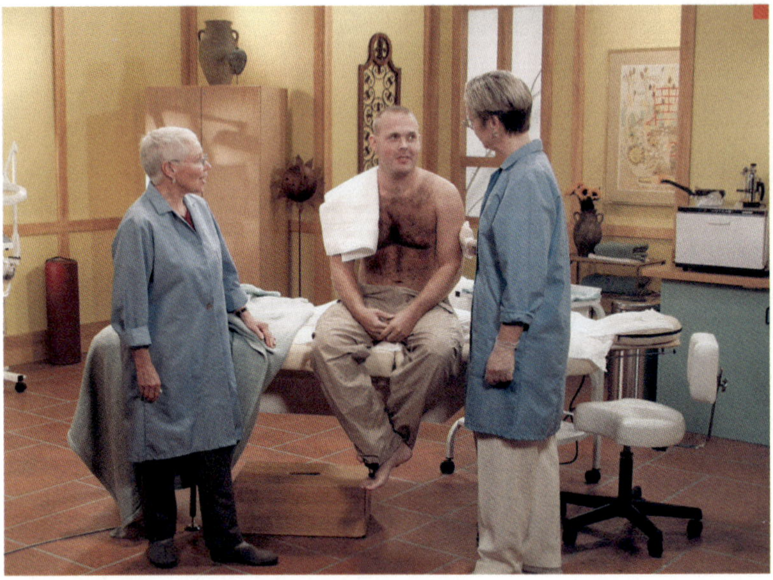

FIGURA 2–9
A tarefa mais importante do esteticista, ou outro profissional da área estética, é a instrução do cliente.

Hiperpigmentação

A hiperpigmentação se dá por aumento na deposição de melanina, fazendo que a pele fique com manchas escuras. Corresponde a um dos problemas mais comuns vistos em spas médicos. Tal pigmentação irregular deve-se a exposição solar, gravidez, medicamentos, pílulas contraceptivas e doenças dermatológicas. Pode ser bastante frustrante e muitas vezes é difícil de ser tratada.

A hiperpigmentação também pode ser resultado de qualquer terapia com laser ou terapia de luz intensa pulsada (**FotoFacial®**) – ou qualquer procedimento no qual a pele é tratada em demasia ou danificada. O dano provoca uma reação chamada HPI, a hiperpigmentação pós-inflamatória. Essa condição é especialmente comum em peles dos tipos IV, V e VI. Portanto, para esses tipos de pele as terapias a laser são contraindicadas.

Melasma

Melasma é uma superprodução de melanina, um problema normalmente encontrado em mulheres (veja a Figura 2.10). Ele costuma estar associado com a gestação ou o uso de pílulas contraceptivas, embora 10% dos afetados sejam homens.[37] Apesar de muitos es-

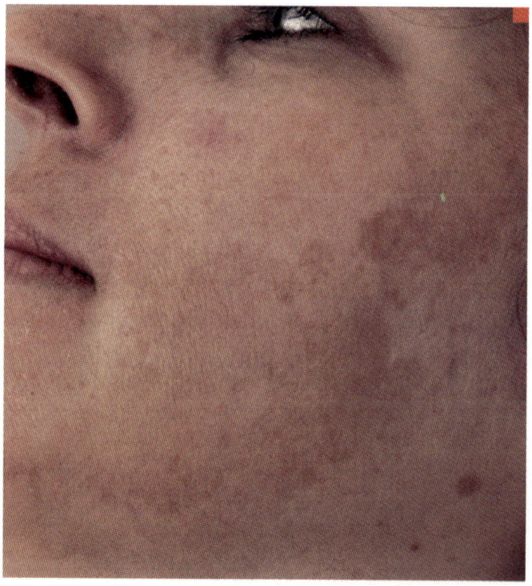

FIGURA 2–10
O melasma se apresenta como pontos ou áreas escuras no rosto e no pescoço.

pecularem sobre a causa fisiológica que provoca essa superprodução, a causa real ainda é desconhecida. Nós temos conhecimento de que muitas mulheres são afetadas na gravidez ou quando utilizam pílulas contraceptivas, o que permite deduzir que há uma relação hormonal com a melanina, mas isso ainda não está demonstrado. Uma pele desprotegida também contribui para o quadro, assim como a superirritação da pele (tipos IV, V e VI de Fitzpatrick) e danos celulares causados por atos como espremer cistos de acne.

Células/doença	Função/resultado
Melanina	Pigmento que protege a pele da radiação ultravioleta.
Melanócitos	Tipo de célula que produz o pigmento melanina.
Albinismo	Discromia hereditária da pele caracterizada pela falta de pigmento. As pessoas com albinismo normalmente têm pele clara, cabelo branco ou amarelo-pálido e olhos azuis ou cinza-claros.
Hipopigmentação	Forma de discromia da pele que resulta da falta de produção de melanina.
Hiperpigmentação	Forma de discromia da pele que resulta de uma superprodução e superdeposição de melanina.
Líquen simples crônico	Doença de pele caracterizada por coceira intensa que causa manchas escuras e espessas na pele.

Vitiligo	Desordem de pele caracterizada por manchas despigmentadas brancas.
Ictiose lamelar (doença da escama de peixe)	Desordem hereditária da pele que se caracteriza por manchas escurecidas, escamosas e secas.
Melasma gravídico (máscara da gravidez ou cloasma)	Desordem que lembra uma máscara e cobre as bochechas e o dorso do nariz. Causada por excesso de produção de melanina.
Hemocromatose (hemossiderose)	Forma de discromia caracterizada por acúmulo de pigmentos não encontrados normalmente que causam escurecimento.
Tínea versicolor	Discromia adquirida de pele que resulta em perda de pigmento em áreas da pele.
Discromias generalizadas pós-traumáticas	Perda de pigmento no local ou próximo ao local da **agressão**. Por exemplo, uma queimadura ou infecção.

TABELA 2–4 Desordens pigmentares da pele no ambiente do spa médico.

CONCLUSÃO

Na superfície, a pele parece uma estrutura simples, cujo único objetivo é o de proteger nossos órgãos internos de danos. Mas, como você pôde ver, ela é extraordinariamente complexa. Há diferentes tipos de células, cada uma atuando para mantê-la saudável e livre de infecções e doenças. Sem dúvida, você vai voltar a este capítulo e continuar a expandir o seu conhecimento sobre a pele enquanto desenvolve uma carreira em terapias com laser e luz.

10 DICAS IMPORTANTES

1. A pele e seus apêndices (unhas, cabelo, terminações nervosas, glândulas sudoríparas, glândulas sebáceas) compreendem o sistema tegumentar.
2. Como profissional da área, é importante estar familiarizado com a pele, as suas camadas e as células que a compõem. O seu conhecimento aprofundado irá

auxiliá-lo a ser um melhor esteticista. Em troca, você poderá oferecer aos seus clientes tratamentos com resultados melhores e mais seguros.

3. A pele é composta por duas camadas principais: a camada superior (epiderme) e a inferior (derme).
4. Em comum com outras técnicas de rejuvenescimento, como peeling ou microdermoabrasão, os tratamentos com laser provocam a remoção da epiderme e de parte da derme. Como consequência, ocorre o processo normal e saudável de cicatrização, que se traduz em uma pele mais saudável, mais firme e menos flácida.
5. A epiderme é dividida em cinco camadas, as quais são caracterizadas por estágios de enrijecimento, maturação e morte durante o processo de migração do seu principal tipo celular, o queratinócito.
6. A derme apresenta espessura variada, geralmente em torno de 2 mm. Ela é subdividida em derme papilar e derme reticular.
7. Abaixo da derme reticular está a hipoderme, ou tecido subcutâneo. Ele é constituído de células contendo lipídio chamadas adipócitos. Essa camada atua como o amortecimento da pele.
8. O envelhecimento intrínseco ocorre por ação da genética e da gravidade – é inevitável. O envelhecimento extrínseco é a parte do envelhecimento pela qual somos responsáveis. É o envelhecimento atribuído a fatores externos como o sol, poluição e tabagismo.
9. Com o tempo, a pele que é constantemente exposta ou que sofreu uma exposição extrema ao ambiente pode desenvolver câncer de pele.
10. A superprodução de melanina, ou hiperpigmentação, está relacionada a diversos fenômenos, por exemplo hiperpigmentação pós-inflamatória, dano solar, gestação, utilização de certos tipos de fármacos e doenças dermatológicas.

PERGUNTAS DE REVISÃO DO CAPÍTULO

1. Nomeie os dois principais processos do envelhecimento.
2. Quais são as duas principais camadas da pele?
3. Como a pele é afetada pelo sol?
4. Nomeie os tipos de câncer de pele induzidos pelo sol.
5. O que são GAGs?
6. O que é NMF?
7. Porque a TEWL é importante?

REFERÊNCIAS

1. BURCHILL, J. *In Collins Quotation Finder*. Glasgow, Scotland: Harper Collins UK, 2001, p. 69.
2. GRAY, J. *The world of skin care*. (1997) P & G Skin Care and Research Center. Disponível em: http://www.pg.com. Acesso em: 2008.

3. ARBONNE INTERNATIONAL. *The wiser way: Facts about the aging process*. Disponível em: http://www.thewiserway.com. Acesso em: 8 jun. 2004.
4. GRAY, J. *op. cit.*
5. KING, D. *Introduction to skin histology.* (2003). Disponível em: http://www.Siumed.edu. Acesso em: 2009.
6. SPENCE, A. P. *Basic human anatomy*, 3. ed. San Francisco: Benjamin Cummings, 1990.
7. KING, D. *op. cit.*
8. KING, D. *op. cit.*
9. KING, D. *op. cit.*
10. SPENCE, A. P. *op. cit.*
11. LOWE, M. D.; SELLAR, P. *Skin secrets: The medical facts versus the beauty fiction.* Nova York: Collins & Brown, 1999.
12. BAUMANN, L. *Cosmetic dermatology practices and principles.* Nova York: McGraw-Hill, 2002.
13. KING, D. *op. cit.*
14. BAUMANN, L. *op. cit.*
15. GRAY, J. *op. cit.*
16. BAUMANN, L. *op. cit.*
17. KING, D. *op. cit.*
18. SPENCE, A. P. *op. cit.*
19. KING, D. *op. cit.*
20. KING, D. *op. cit.*
21. NEMOURS FOUNDATION. (2004) *Skin, hair, and nails*. Disponível em: http://kidshealth.org/en/parents/skin-hair-nails.html. Acesso em: 2009.
22. SPENCE, A. P. *op. cit.*
23. OBAGI, Z. *Skin health restoration and rejuvenation*. Nova York: Springer-Verlag, 2000.
24. BAUMANN, L. *op. cit.*
25. KING, D. *op. cit.*
26. SPENCE, A. P. *Basic human anatomy*, 3. ed. San Francisco: Benjamin Cummings, 1990.
27. GRAY, J. *op. cit.*
28. NEMOURS FOUNDATION. *op. cit.*
29. FALKENBACH, A. Muscle strength and vitamin D (letter). *Arch Physical and Medical Rehabilitation*, v. 81, n. 241, 2000.
30. RAO, D. S. Perspective on assessment of vitamin D nutrition. *Journal of Clinical Densitometry*, v. 2, n. 4, p. 457-64, 1999.
31. OBAGI, Z. *Skin health restoration and rejuvenation*. Nova York: Springer-Verlag, 2000.
32. BISACCIA, E.; SCARBOROUGH, D. *The Columbia manual of dermatologic cosmetic surgery*. Nova York: McGraw-Hill, 2002.
33. MERCK PHARMACEUTICALS COMPANY. Section 1: The basics of geriatric care. *The Merck manual of geriatrics*. (2004) Disponível em: http://www.merck.com. Acesso em: 2008.
34. MERCK PHARMACEUTICALS COMPANY. *op. cit.*
35. S.S. & GILCHREST, B. *Skin aging and photoaging*. Disponível em: www.skinandaging.com. Acesso em: fev. 2002.
36. MERCK PHARMACEUTICALS COMPANY. *op. cit.*
37. AMERICAN ACADEMY OF DERMATOLOGY. *Rosacea: Public resources*. (2004). Disponível em: https://www.aad.org/public/diseases/acne-and-rosacea/rosacea. Acesso em: 30 maio 2016.

CAPÍTULO 3

Cicatrização da pele a partir de uma lesão provocada por laser

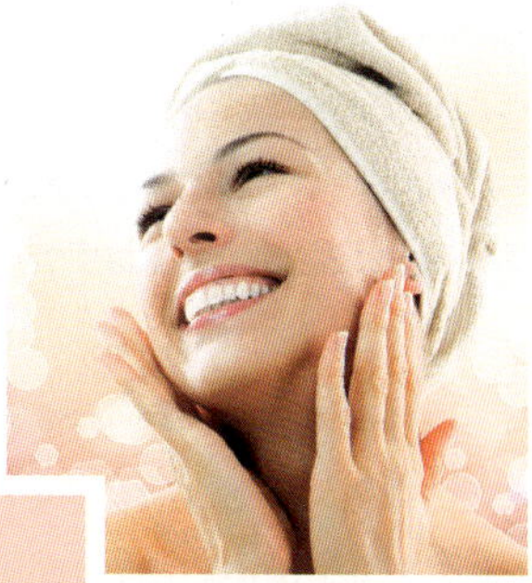

TERMOS-CHAVE

Agressão
Agudo
Apêndices
Células de Langerhans
Cicatriz
Cicatrizes atróficas
Cicatrização de feridas
Cornificação
Crônico
Diabetes
Eosinófilos
Epitélio
Epitelização
Fase de remodelação
Fase inflamatória
Fase proliferativa
Ferida
Feridas de espessura total
Glândula sebácea
Granulócito
Isquemia
Leucócito
Linfócito
Macrófagos
Músculo piloeretor
Necrose
Neutrófilo
Proteína
Queloide
Queratina
Reepitelização
Unidade pilossebácea
Vasoconstrição

OBJETIVOS DE APRENDIZAGEM

Depois de terminar a leitura deste capítulo, você estará apto a:

1. Identificar os vários tipos de feridas.
2. Explicar os diferentes estágios associados com o processo de cicatrização.
3. Listar os medicamentos que interferem na cicatrização.
4. Abordar a relação entre cicatrização e tabagismo.
5. Debater a ocorrência de cicatrizes em pacientes de cirurgia plástica.

INTRODUÇÃO

A forma como a pele cura a si mesma é uma maravilha multifatorial, multicelular e de múltiplos níveis que facilmente passa despercebida. Raramente pensamos sobre isso, mas a cicatrização de feridas é um assunto complexo, com detalhes que somente um cientista ou um patologista consegue entender. Contudo, quando começamos a cuidar do paciente de cirurgia plástica, é importante entender como a pele faz o processo do próprio reparo, e também compreender o que é uma pele saudável. Para começar, o profissional deve possuir um conhecimento profundo dos diferentes tipos de feridas, cirúrgicas ou não, e dos processos a que elas são submetidas para reparar-se.

Fundamentalmente, uma **ferida** é "uma ruptura da estrutura anatômica normal que resulta de processos patológicos com início interno ou externo ao órgão envolvido".[1] **Cicatrização de feridas** é "a restauração da continuidade do tecido após a lesão".[2] Ao ser afetado por uma lesão ou **agressão**, o tecido (mais frequentemente a pele) se torna incompatível com o tecido não lesionado na proximidade. Por exemplo, em um *lifting* facial ocorrem incisões cirúrgicas ao longo da orelha e do couro cabeludo. Essas áreas recebem um corte que é, basicamente, uma ferida. Ficam então danificadas e, portanto, incompatíveis com o tecido circundante normal, inalterado. Neste capítulo, vamos abordar as fases pelas quais estas e a maioria das feridas passam para se reconstituir, tornando-se novamente compatíveis.

A cicatrização de feridas, independentemente da lesão, é constituída de três etapas ou fases fisiológicas: (1) inflamatória; (2) proliferativa; e (3) remodelação ou maturação (veja a Tabela 3.1). Embora cada fase tenha eventos celulares distintos, muitas vezes elas atuam simultaneamente e, em algumas das vezes, sobrepõem-se. Uma boa analogia seria considerar a cicatrização de feridas como uma sinfonia formada por vários movimentos. Enquanto cada movimento tem um tema próprio, há sobreposições e retornos a temas anteriores ao longo do musical. Assim como podemos descrever uma sinfonia de movimentos separados,[3] podemos descrever as fases de cicatrização de feridas como funções separadas, trabalhando em conjunto em direção a um objetivo: a continuidade do tecido.

Fase	Ação
Fase inflamatória	As células do sangue e dos tecidos secretam substâncias para criar um processo inflamatório que ajuda a superar os patógenos.
Fase proliferativa	Formação de crosta e **cicatrizes** são produzidas para proteger e induzir a cicatrização; as células remanescentes da pele se dividem e produzem novas células.

Fase de remodelação	A cicatriz formada durante a cicatrização é desfeita; uma nova pele começa a se associar ao tecido.

TABELA 3–1 As fases da cicatrização de feridas.[4]

Quando os tratamentos com luz e laser são empregados sobre a pele, tem início uma lesão controlada. Como em muitos tratamentos estéticos e cosméticos, o processo de cicatrização é o que contribui para o resultado ótimo. Mais do que com outros tratamentos, a cicatrização adequada é vital para o resultado das terapias com laser e luz. A boa notícia é que as terapias com laser e luz promovem a cicatrização saudável no nível molecular!

A AGRESSÃO

No exemplo anterior, nós mencionamos uma incisão por *lifting* facial, um dos muitos tipos de incisão cirúrgica que ocorrem em uma cirurgia plástica. Mas há vários tipos de cicatrizes além daquelas cirúrgicas, sendo cada uma caracterizada pelo tipo de dano que se desenvolve em consequência da agressão (veja a Tabela 3.2). Essas diferentes lesões também apresentam graus variados de severidade, e variações nas fases específicas pelas quais o tecido irá passar para que possa se reparar. Da mesma forma, múltiplos danos sofridos durante um evento irão afetar outro evento.

Com as terapias de luz e laser, a fase de agressão é uma queimadura controlada. Ainda que seja somente uma queimadura superficial, a agressão destina-se a remover a pele mais velha e imperfeita no nível mais superior, com a esperança de que outra mais nova apareça.

Tipo de ferida	Descrição	Exemplo
Ferida contusa (ou subcutânea)	Lesão ao tecido abaixo da pele; a pele está intacta	Equimose, osso quebrado
Ferida por punctura	Lesão causada por um objeto afiado ou pontiagudo, geralmente um colapso interno; ferida profunda do tecido (possivelmente penetra tecidos de outros órgãos)	Ferida de faca ou de bala (arma)

Laceração	Ferida com bordas irregulares; pode ser de diferentes profundidades	Joelho esfolado
Incisão	Corte ocasionado por um instrumento afiado e limpo	Ferida cirúrgica
Queimadura	Lesão tecidual devido a calor excessivo ou ácidos; o dano varia dependendo da agressão	Térmica, química

TABELA 3–2 Tipos de feridas.

Fase inflamatória

Dentro de algumas horas após o dano à pele, a primeira fase de cicatrização de feridas, a **fase inflamatória**, mostrada na Figura 3.1, já se iniciou, independentemente do tipo de ferida. Durante a inflamação inicial, as feridas apresentam cor vermelha, estão quentes ao toque e inchadas, e o paciente sente dor. O fluxo sanguíneo e o de fluidos aumentam no local, e tanto células sanguíneas como células cutâneas são rapidamente recrutadas nessa primeira defesa (veja a Tabela 3.3). A inflamação tem por intuito procurar e destruir patógenos oportunistas que podem encontrar um lapso de vulnerabilidade no mecanismo de defesa do organismo. A área é cercada por substâncias que inativam bactérias, ativam fatores de crescimento e participam de outra forma no processo de cicatrização de feridas.

Se a lesão penetra na epiderme, o dano aos vasos sanguíneos ativa substâncias que controlam o sangramento.[5] O sangue coagula e plaquetas agregam-se para formar um coágulo onde células inflamatórias e fibroblastos se acumulam.[6]

Os glóbulos brancos, chamados leucócitos, estão especificamente envolvidos na imunidade. Em relação à cicatrização, cada um dos leucócitos tem uma função específica e vital. **Neutrófilos** são as primeiras células que atuam no local, captando bactérias e células desvitalizadas e liberando radicais livres de oxigênio, que matam as bactérias.[7] Os neutrófilos geralmente chegam no local da lesão dentro de seis horas e estão na sua capacidade máxima em um período de 24 horas, protegendo contra infecções. Os neutrófilos que morrem no local da ferida liberam enzimas que dissolvem as células não desejadas, o que produz uma substância familiar chamada de pus.[9]

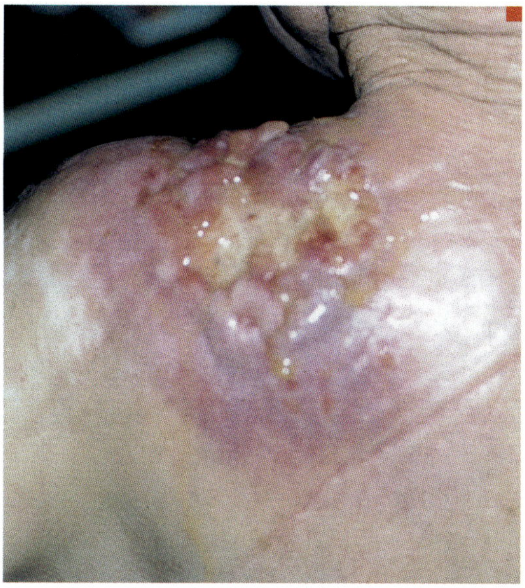

FIGURA 3–1
A fase inflamatória da cicatrização.

Células sanguíneas

Glóbulos brancos são células que combatem a infecção.[8] Existem dois tipos: aqueles com grânulos (**granulócitos**) e aqueles sem grânulos (**leucócitos**; *leuko*-vem do grego e significa falta de cor).

Granulócitos:	**Leucócitos:**
Neutrófilos	Linfócitos
Eosinófilos	Monócitos
Basófilos	

Células teciduais

Macrófagos
Células do tecido conjuntivo que digerem subprodutos de degradação dos processos normais e de defesa do organismo, são encontradas em concentrações elevadas nas diferentes partes do corpo.

Células de Langerhans
Os macrófagos da epiderme que realizam a vigilância do sistema imunológio.

TABELA 3–3 Células sanguíneas e teciduais envolvidas na cicatrização.

Os **linfócitos**, glóbulos brancos, também estão intimamente envolvidos no processo imune e chegam ao local da lesão em cerca de 72 horas, produzindo anticorpos que combatem invasores.

O sangue atua sobretudo como um sistema de liberação. No entanto, não atua sozinho no processo. Os tecidos são abastecidos com seus próprios *kits* de primeiros socorros, ativando macrófagos internos para a ferida. Macrófagos[10] são células do tecido conjuntivo que secretam vários fatores de crescimento e têm uma capacidade limitada de movimento, tal como uma ameba, nas áreas do tecido inflamado. Esse processo é realizado na busca de substâncias suspeitas a serem fagocitadas.[11] A sua deficiência está relacionada a uma cicatrização deficiente. Além disso, os macrófagos desempenham um papel importante na transição da fase inflamatória para a fase proliferativa. Do mesmo modo, as células de Langerhans e macrófagos específicos da epiderme também têm papel importante. Eles fagocitam células velhas, células anormais e detritos celulares desnecessários.

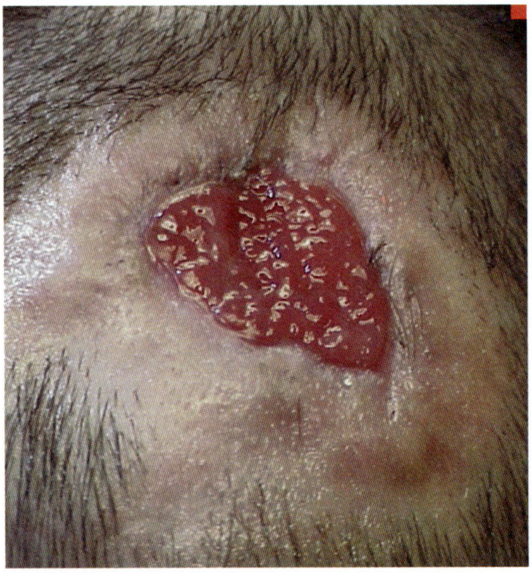

FIGURA 3–2
Fase proliferativa da cicatrização.

A fase proliferativa

Cerca de cinco dias após o trauma inicial, a segunda fase da cicatrização, a **fase proliferativa**, mostrada na Figura 3.2, tem início.[12] Por definição, essa é a fase de construção. O tecido de granulação, assim chamado por causa de sua aparência granular, é composto por fibrina, componentes celulares e vasos sanguíneos. Essa estrutura permite a reepitelização, ou seja, a substituição do tecido epitelial protetor no local da ferida antiga.

O colágeno, que está predominantemente localizado na derme, também é o principal componente do tecido conjuntivo que envolve as feridas. A fase proliferativa vai continuar pelas próximas seis semanas. Durante tal período, essa proteína continuará a envolver a ferida e a atuar como um substituto até que a cicatrização da ferida esteja completa. Com o aumento do colágeno na ferida, aumenta a resistência à tração,[13] de modo que a ferida se torna progressivamente menos propensa à reabertura. Porém, lembre-se, as feridas cirúrgicas podem e irão reabrir. É então essencial que o paciente seja delicado com a ferida e também é preciso garantir que não seja aplicada tensão sobre ela para diminuir a possibilidade da sua abertura.

A cicatrização não começa só a partir das bordas, mas também dentro de quaisquer apêndices que se encontram situados dentro das feridas e não foram destruídos pelo agente causador da lesão. Isso é especialmente verdadeiro no caso de tratamentos com laser. Os apêndices estão fixados na derme e envoltos por bolsas de tecido epitelial que se estendem até a epiderme. Feridas que não forem profundas o suficiente para eliminar os apêndices irão possibilitar a reepitelização a partir de bolsas remanescentes.

Portanto, os apêndices são relevantes na cicatrização. A pele que tem maior densidade de apêndices, como a face, tende a ter uma cicatrização mais rápida do que outras áreas com menor quantidade dessas estruturas, tais como as regiões palmar e plantar.

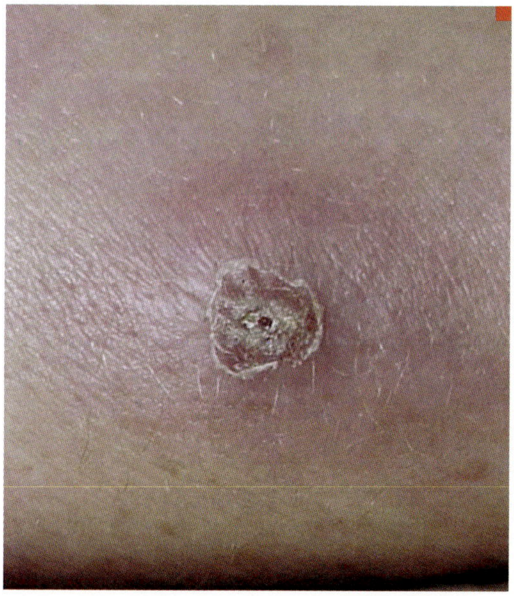

FIGURA 3–3
A fase de remodelação da cicatrização.

A fase de remodelação

A partir de uma a seis semanas após a ocorrência da lesão, e em conjunto com a fase proliferativa, a formação de colágeno passa a acontecer em um ritmo frenético. Durante esse período, ele é depositado em um padrão microscópico aleatório, tal como uma caixa de fósforos derramados no chão. Na fase de remodelação que se segue, essa proteína torna-se mais organizada (veja a Figura 3.3).

À medida que o colágeno tipo I é substituído pelo colágeno tipo III, a resistência à tração aumenta. Em algumas feridas, esse processo pode levar até um ou dois anos. Por esse motivo, cirurgiões plásticos podem informar aos seus pacientes que as cicatrizes de abdominoplastia ou *lifting* facial podem levar de seis meses a um ano para serem eliminadas, tornar-se reduzidas, suavizadas, descoloridas.

Compreender os princípios gerais da cicatrização de feridas mostrados na Figura 3.4., particularmente como eles se aplicam à pele, e ter capacidade de aplicar esse conhecimento habilmente garantirá que seus pacientes tenham o melhor resultado possível.

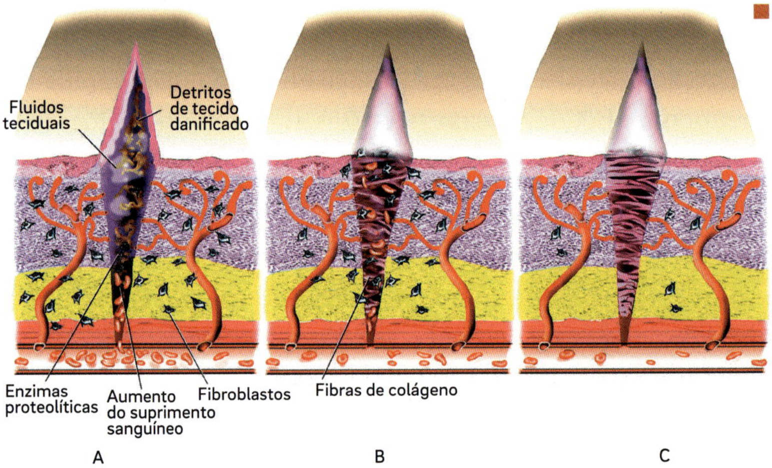

FIGURA 3–4
A cicatrização de ferida é uma maravilha de múltiplos níveis, incrível e necessária para a nossa sobrevivência.

A palavra ***colágeno*** não é alheia a este capítulo. Assim, é o momento para obtermos uma melhor descrição do colágeno, o maior constituinte do tecido conjuntivo, que é a proteína mais abundante no organismo. O tecido conjuntivo inclui pele, osso, ligamentos e cartilagem. O colágeno poderia de fato ser considerado uma cola que mantém unido o tecido conjuntivo do organismo.[14] Como ele contribui para uma gama de estruturas desde o cérebro até a córnea, a sua constituição varia, e pelo menos 30 tipos diferentes de colágeno podem ser encontrados no corpo humano. O mais abundante no tecido conjuntivo forma fibras que se arranjam em redes capazes de suportar estruturas muito mais extensas. Eles são classificados do tipo I ao tipo V.[15] Esses colágenos formadores de fibras são aqueles em que estaremos primeiramente interessados.

TIPOS DE FERIDAS

Como parte da obtenção de um conhecimento prático da lesão tecidual, você deve saber que feridas profundas podem ocorrer. Definimos o grau de uma ferida como sendo de espessura parcial ou total.

Outra informação que você precisa saber sobre feridas é a sua característica temporal, isto é, quanto tempo aquela ferida está presente. Os descritores para esse caso são: **agudo** e **crônico**. Feridas agudas são aquelas de ocorrência recente (ou mesmo emergente). Feridas crônicas são aquelas que ocorreram há dias, semanas ou meses. Essas feridas podem ser escaras ou úlceras na perna, ou qualquer lesão que não cicatrizou em um período estendido de tempo. Não discutiremos feridas crônicas neste texto. Contudo, ocasionalmente uma ferida cirúrgica pode se tornar crônica. Exemplos de feridas cirúrgicas crônicas incluem: incisão de redução de mama infectada, ou abdominoplastia com complicações.

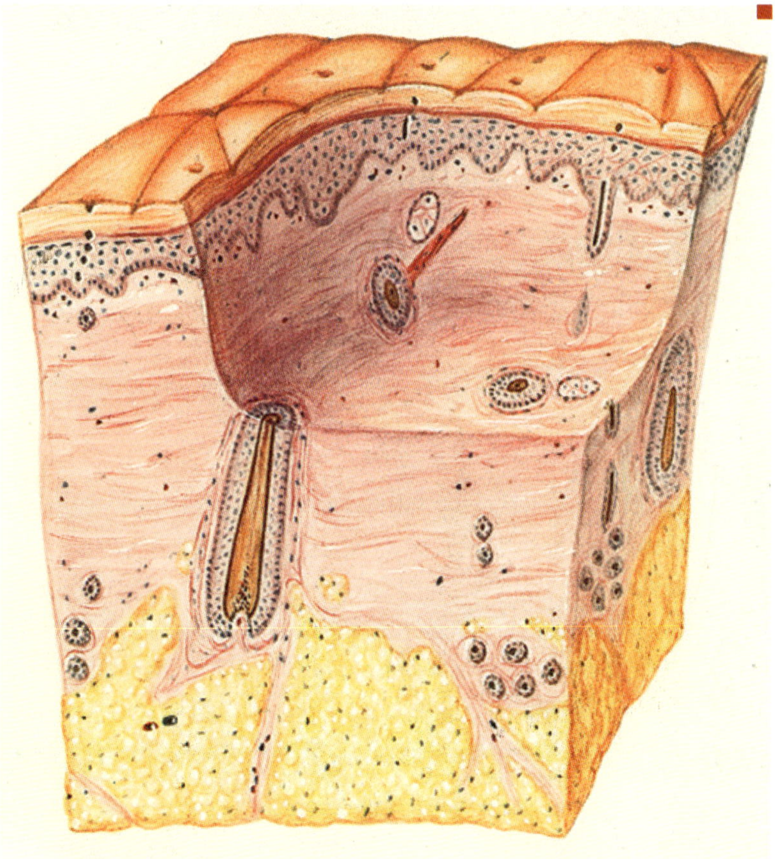

FIGURA 3–5
Feridas de espessura total recebem esse nome porque se estendem até a derme papilar e reticular.

Feridas de espessura total

Quando penetram na derme abaixo de certo limiar, as feridas tendem a curar mais lentamente e com ocorrência de cicatrizes.[16] São chamadas **de feridas de espessura total** (veja a Figura 3.5). O tecido cicatricial resultante é uma variante do tecido original, a pele. Não é nem tão resistente nem tão agradável esteticamente como a pele original. Esse tipo de ferida é sempre o caso em uma incisão cirúrgica, a qual sempre produz cicatrizes permanentes.

As feridas de espessura total são profundas e, portanto, faz sentido que sua cicatrização seja muito mais demorada. Nesse processo, as células mortas ou que estão morrendo serão destruídas, precursores de colágeno se formam e, então, o colágeno é produzido. Finalmente, ocorre a contração da ferida e a **reepitelização.**

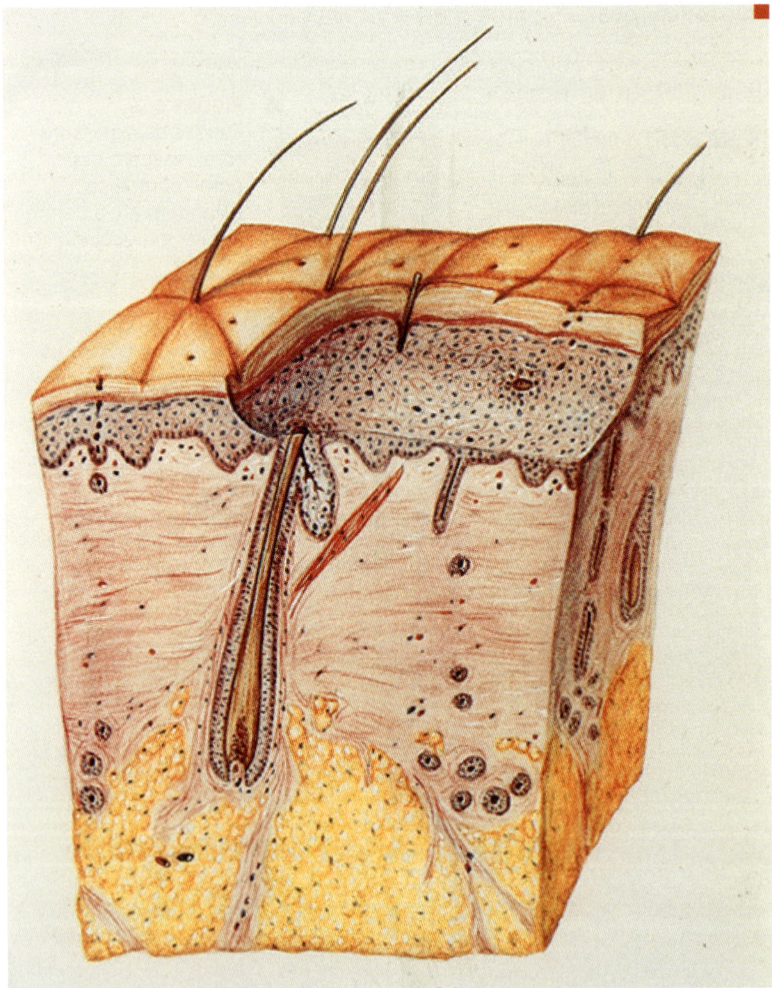

FIGURA 3–6
Feridas de espessura parcial.

Feridas de espessura parcial

A profundidade de uma ferida parece ter um limiar acima do qual, sem outras complicações, cura-se rapidamente sem deixar cicatrizes.[17] Lesões epidérmicas e lesões dérmicas superficiais tendem a curar-se sem deixar cicatrizes, e são conhecidas como feridas de espessura parcial (veja a Figura 3.6). As feridas causada por terapias com laser e luz têm o potencial de ser de espessura parcial. Tais feridas cicatrizam com rapidez, em geral dentro de uma semana, e são superficiais o suficiente para que apenas o processo de reepitelização seja necessário.

A importância dos apêndices

Se uma das principais funções da pele é atuar como uma barreira contra a entrada de substâncias intrusas, como então as loções que aplicamos são absorvidas? A primeira resposta é: por meio dos **apêndices**.

Os **apêndice**s são definidos como partes menores de uma parte maior. Na pele, incluem a **unidade pilossebácea** (folículo piloso, **glândula sebácea** anexa ao folículo, e o **músculo piloeretor**), as glândulas sudoríparas e as unhas.[18]

O pelo é um tipo modificado de pele. Ele cresce em todos os lugares do corpo de uma pessoa, exceto nas regiões palmar e plantar. É mais denso na cabeça, no pescoço e na região do ombro, onde podem ocorrer em uma taxa de 300-900 pelos/cm^2. Por outro lado, o pelo cresce a uma taxa de cerca de 100/cm^2 no tronco e nos membros.[19] Os folículos pilosos são tubulares. Eles sobressaem da pele para desenvolver e nutrir o cabelo. O folículo piloso contém células epidérmicas, enquanto o cabelo é feito de **queratina**. Esses folículos têm diferentes estruturas anatômicas, incluindo o **bulbo**, a **raiz** e a **papila**.

O folículo piloso, as glândulas, os nervos e os músculos são chamados de unidade pilossebácea. Os folículos estão associados com glândulas sebáceas (pequenas massas de células e de lipídios) que atuam lubrificando o cabelo; com terminações nervosas que detectam o movimento do eixo do cabelo e controlam a piloereção ("arrepios"); e com o músculo liso, que provoca os arrepios.[20] As glândulas sebáceas mais ativas residem no rosto, no peitoral e nas costas.

Como veremos, esse processo de divisão, crescimento e maturação se assemelha à camada superior da pele. Em ambos os casos, as células passam por um processo de enrijecimento, em seguida descamação e eliminação. Mas, quando as células nas partes mais profundas do folículo piloso descamam, elas criam uma coluna de células queratinizadas (enrijecidas, "córneas"). Tem-se então o cabelo que cresce para cima através da haste e prolonga-se através do folículo.

Os apêndices originam-se na camada superior da pele (epiderme), mas se estendem em bolsos da epiderme até a camada inferior, a derme. Como mencionado anteriormente, esses apêndices desempenham um papel relevante na cicatrização de feridas que ocorrem como resultado das terapias com laser e luz.

Substâncias externas como cremes para a pele, pomadas e bálsamos podem entrar na pele através dos folículos pilosos e das glândulas sudoríparas, ou através dos espaços intercelulares das células cornificadas (que passam pelo processo de **cornificação**). Além disso, moléculas menores podem passar através das células na superfície da pele.

Os apêndices da pele, mostrados na Figura 3.7, são importantes na cicatrização, especialmente aquela classificada como superficial, e também na proteção da pele. Quando a pele sofre uma lesão superficial em uma área limitada, ela pode se recuperar rapidamente, pois há células epiteliais que permanecem nos folículos pilosos e nas glândulas sudoríparas. É fundamental entender isso quando começamos a abordar a cicatrização de uma ferida parcial.

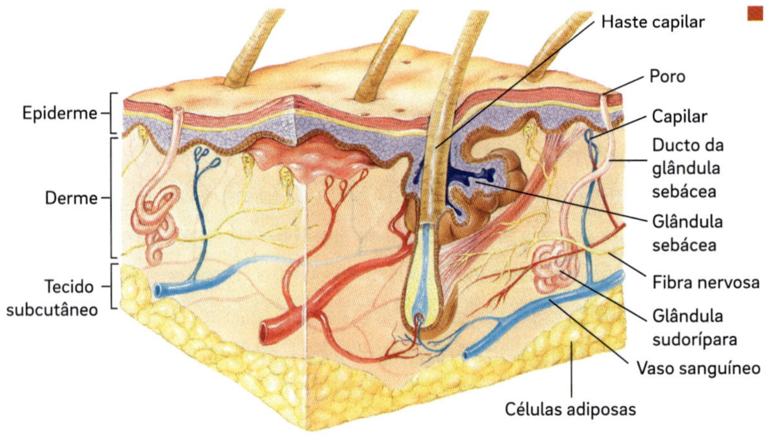

FIGURA 3–7 Os apêndices cutâneos incluem a unidade pilossebácea (folículo piloso e a glândula sebácea anexa, músculo piloeretor) e as glândulas sudoríparas.

COMPROMETIMENTO DA CICATRIZAÇÃO DA FERIDA

Não deveria ser uma surpresa o fato de que o processo de cicatrização da pele diminui nas pessoas idosas. A produção reduzida de colágeno ocasiona a redução da espessura da pele e a resposta inflamatória a uma lesão. A menor quantidade de colágeno não irá afetar a cicatrização de uma ferida aguda de espessura parcial. No entanto, essa menor proporção de colágeno tem efeito mais intenso na cicatrização de feridas crônicas de espessura total. Quando um cliente tem mais do que um problema de saúde, por exemplo câncer de mama e **diabetes**, a cicatrização estará provavelmente comprometida, mesmo que seja o caso de uma ferida aguda de espessura parcial. Trata-se de um fator particularmente importante a considerar no paciente de cirurgia plástica, uma vez que esta é muitas vezes uma cirurgia eletiva. É relevante para o médico a busca por um paciente que responda bem física e emocionalmente à cirurgia, e ainda tenha um processo de cicatrização sem complicações.

Além de considerar a idade e problemas de saúde crônica, existem várias outras questões essenciais que devem ser consideradas quando se avalia um paciente. Entre aquelas que apresentam a possibilidade de afetar a cicatrização de feridas estão: medicamentos, tabagismo e nutrição. As três podem causar falha na cicatrização, e, mais uma vez, o cirurgião plástico estará à procura de um candidato saudável que não fume e não tenha uma doença crônica que cause impacto sobre o processo de cicatrização.

Os medicamentos que um paciente está utilizando muitas vezes têm consequências de longo alcance, não relacionadas com a doença que estão tratando, comumente referidas como efeitos colaterais. É importante o clínico estar cientes deles, por isso, o cirurgião deve fazer um levantamento do histórico médico para determinar quaisquer medicamentos de que o paciente esteja fazendo uso.

Nós só precisamos ver o noticiário ou ler o jornal para saber como é ruim o hábito de fumar. Os possíveis efeitos da fumaça do cigarro incluem: doença pulmonar, doença cardíaca, acidente vascular cerebral e bebês com baixo peso ao nascer[21]. Além disso, o tabagismo provoca **vasoconstrição**, o estreitamento dos vasos sanguíneos,[22] processo que se torna significativo ao nível capilar, onde o oxigênio do sangue é necessário para a cicatrização de feridas. Os pacientes que fumam apresentam risco maior de cicatrização lenta e possíveis infecções. Tipicamente, um fumante terá uma cicatrização de feridas mais demorada e muitas vezes estará em risco de desenvolver áreas de necrose, nas quais o tecido não obtém fornecimento sanguíneo suficiente para cicatrizar. Muitos cirurgiões plásticos não realizam procedimentos em fumantes, ou solicitam que parem de fumar duas semanas antes da cirurgia. Os medicamentos e adesivos que estão disponíveis para auxiliar com a cessação do tabagismo não são relevantes para esses pacientes, uma vez que a nicotina ainda vai estar presente na corrente sanguínea. Assim, ela continuará o processo de vasoconstrição e, consequentemente, poderá causar atrasos potenciais na cicatrização.

Nunca é demais comentar sobre a nutrição adequada. Os componentes de uma boa dieta ajudam a aprimorar e acelerar o processo de cicatrização. Um paciente pré-cirúrgico deve ter uma dieta rica em proteínas, vitaminas e minerais, necessários para a cicatrização quando a pele está em um estado comprometido. Os suplementos, embora controversos como agentes de utilização diária em associação à dieta, devem ser sempre utilizados durante a cicatrização. Além disso, alguns cirurgiões plásticos acreditam no emprego de medicamentos homeopáticos, tais como Arnica montana ou Bromum*. O paciente pode superar os seus problemas sendo proativo, e isso se inicia na etapa pré-cirúrgica, com o auxílio de um esteticista ou outro profissional que atue no cuidado da pele.

* O texto original apresenta o termo "Bromline", que em português corresponde a Bromelina. Porém, o medicamento homeopático refere-se provavelmente ao "Bromum" ou "Bromine". (N.T.T.)

CICATRIZAÇÃO NORMAL

Pode soar estranho, mas existe o que se chama de cicatrização normal. Como agora nós sabemos, a cicatriz é o ponto final da cicatrização de feridas de espessura total, e a *cicatrização normal* é o resultado da cicatrização sem complicações de tal ferida. O tecido cicatricial normal é descolorido e plano, quase indistinguível do restante da pele. Quando a ferida está sendo devidamente cuidada, a maioria das cicatrizes vai desaparecer em componentes discretos da superfície da pele. Isso é o que normalmente acontece com as feridas de cirurgia plástica. Idealmente, todas as feridas provenientes das terapias com laser e luz são superficiais e não devem provocar a ocorrência de cicatriz quando a técnica for realizada corretamente. Infelizmente, nem sempre isso é o que acontece. O potencial para a formação de cicatrizes existe. Nesse caso, é importante que o profissional esteja familiarizado com o processo de cicatrização para que possa orientar o cliente.

Eventos que levam à cicatrização normal

Recorde o processo de três estágios de cicatrização de feridas. Se ele ocorrer sem complicações em uma lesão dérmica, o resultado será uma cicatrização normal.

Em termos mais simples, quando se trata de lesões da pele sem fatores complicadores, como infecções, a formação de uma cicatriz é determinada pelo tipo, tamanho, causa, localização e, especialmente, a profundidade do dano. Em geral, as lesões que penetram somente na epiderme, como é o caso das terapias com luz e laser, não provocarão o desenvolvimento de cicatriz. A epiderme é um daqueles órgãos do organismo pouco frequentes (incluindo também o **epitélio** do trato gastrointestinal, epitélio traqueobrônquico, parênquima hepático, osso e músculo liso) que têm a capacidade de regenerar-se. Assim, após uma lesão superficial (que chamamos de uma ferida de espessura parcial), a epiderme simplesmente corrige o defeito, o que é chamado de **epitelização**. Dentro de 24 horas, as células da camada basal da pele lesionada que estava anteriormente saudável começam a se multiplicar ou proliferar para a superfície, objetivando recriar uma camada epidérmica intacta.

A derme, localizada abaixo da epiderme, apresenta outra situação, pois não pode regenerar-se sem uma cicatriz. Mas feridas que penetram na epiderme e apenas na parte superior da derme irão também frequentemente curar-se sem formação de cicatriz.

Isso pode soar como uma contradição, mas a anatomia singular da epiderme e da derme permite sua ocorrência. Dentro da derme estão os folículos pilosos, as glândulas sebáceas e as glândulas sudoríparas. Esses apêndices, como você deve se lembrar, originam-se na epiderme. A partir dessa camada, eles penetram na derme ao mesmo tempo que permanecem envoltos em células epidérmicas.

Quando uma ferida envolve apenas a parte superior da derme sem fragmentar esses apêndices, as células epiteliais que os envolvem vão proliferar para formar uma nova epiderme intacta. Nesse tipo de ferida de espessura parcial, não existe formação de uma cicatriz verdadeira, embora a produção de colágeno adicional seja estimulada na derme. O colágeno adicional tende a dar mais firmeza à pele e é, em parte, a razão pela qual realizamos procedimentos que estimulam o colágeno, tais como o *resurfacing* a laser.

Porém, de modo geral as lesões dérmicas produzem cicatrizes. Quando a derme em si é completamente perturbada, até mesmo por cortes de linha fina de bisturi cirúrgico ou feixe de laser, ela não pode se regenerar e acaba cicatrizando pela formação de tecido conjuntivo não específico conhecido como cicatriz. A esse processo denominamos ferida de espessura total. As cicatrizes não precisam ser óbvias. Se o espaço existente entre as bordas da lesão for muito estreito, uma cicatriz excelente, muito discreta, deve ser aquela que se observa.

CICATRIZAÇÃO ANORMAL

A cicatrização de feridas requer que o organismo humano seja submetido de forma oportuna e organizada a uma infinidade de eventos. Quando o processo de cura não segue os processos normais, falhas na cicatrização ocorrem.

Às vezes, a culpa por essas falhas é dos próprios pacientes. Muitos deles não têm a paciência para aguardar a resolução da cicatriz. Eles querem que algo seja feito para remover uma cicatriz recém-criada, ou uma cicatriz que ainda está em processo de cura, o que, é claro, não é possível. Os clientes também querem tratar cicatrizes por conta própria. Táticas como o uso de lixas de unha, ácido glicólico e óleo de vitamina E para resolver cicatrizes somente as pioram. Mas são comumente usadas por pacientes obcecados por uma cicatriz. Nenhuma dessas abordagens irá fornecer resultados favoráveis. A vitamina E é a escolha mais popular para terapia domiciliar. Infelizmente, as evidências indicam que o óleo de vitamina E tem pouco ou nenhum benefício. Daqueles que fazem uso desse produto, cerca de 33% desenvolvem dermatite.[23]

O risco de cicatrização anormal é muito maior quando a cura de uma ferida profunda leva um período de tempo muito longo, usualmente de três semanas ou mais.[24] Várias condições, como mostrado na Figura 3.8, podem prolongar a cicatrização. A pele com queimadura pode ter um lento processo de cicatrização. Por exemplo, uma orelha cronicamente inflamada em função da colocação de um *piercing* propicia a formação de uma cicatriz anormal. Falhas no processo de cicatrização normal de feridas resultam em queloides, cicatrizes hipertróficas e **cicatrizes atróficas**.

Queloides

Os **queloides** são definidos como o crescimento fora da área da lesão. Eles são vistos mais comumente em lóbulos das orelhas, ombros, peitoral e na área das costas, áreas que podem ser submetidas a alta de tensão de pele, e geralmente acompanham a cicatrização de uma ferida profunda.[25] Podem se formar até mesmo um ano após a lesão inicial. A palavra *queloide* significa "garra do caranguejo" e descreve a maneira como as lesões se estendem, por vezes como uma estrela, da cicatriz para o tecido normal.[26] O desenvolvimento excessivo de cicatrizes hipertróficas e queloides ocorre apenas nos seres humanos, estranhamente, e se dá entre 5% e 15% das feridas humanas. O motivo pelo qual os queloides se desenvolvem não é totalmente compreendido. No entanto, acredita-se que os fibroblastos produzam uma superabundância de fibras de colágeno durante a fase de proliferação.

Essa cicatriz, da mesma forma como visto na Figura 3.9, é mais comum em pessoas com cor de pele mais escura. Os negros, hispânicos e asiáticos são os mais suscetíveis.[27] Quinze por cento das pessoas negras e hispânicas relatam a presença de queloides.

Além disso, também são mais difíceis de tratar. A maioria das tentativas de tratamento é frustrante. Mas, como as cicatrizes são muito feias, muitas pessoas estão dispostas a tentar quase tudo, desde o encolhimento do queloide com corticoides à compressão manual ou remoção cirúrgica.[28] Alguns médicos preferem usar uma camada de gel de silicone em combinação com outros tratamentos. A utilização de abordagens multifacetadas pode aumentar as chances de sucesso.

Condições que causam aumento do tempo de cicatrização

- Infecções locais
- Fechamento inadequado da ferida
- Presença de um corpo estranho
- Certos medicamentos
- Tabagismo
- Malnutrição ou doença crônica
- Idade avançada

FIGURA 3–8 Condições que levam ao aumento do tempo de cicatrização.

Você sabia? Queloides e, em menor extensão, cicatrizes hipertróficas parecem ocorrer em famílias. E, embora homens e mulheres sejam igualmente afetados, as mulheres são mais propensas a buscar tratamento.

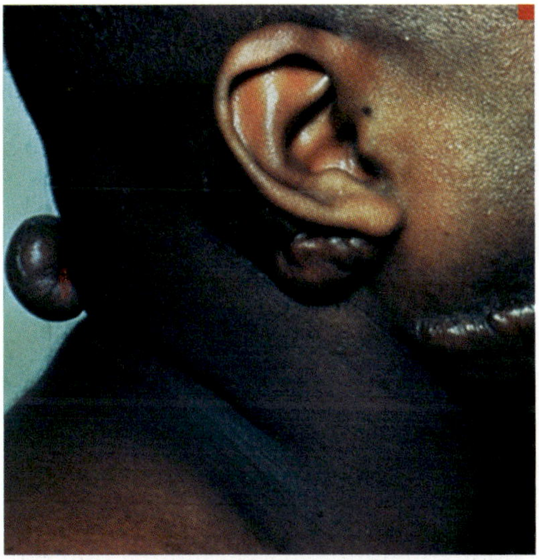

FIGURA 3–9
Queloide é uma cicatrização anormal que se estende além da margem da lesão.

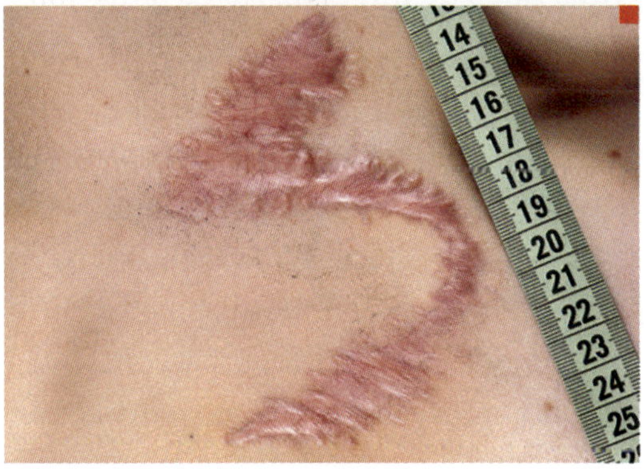

FIGURA 3–10
As cicatrizes hipertróficas são vermelhas e estão em relevo, sendo muitas vezes confundidas com queloides.

Cicatrizes hipertróficas

Uma **cicatriz hipertrófica**, como a que é mostrada na Figura 3.10, caracteriza-se por excesso de tecido cicatricial que se eleva acima do nível da pele; diferentemente dos queloides, ela permanece confinada dentro do local da lesão original.[29] Essas cicatrizes são geralmente superalimentadas pela abundância de capilares. Também em contraste aos queloides, elas costumam regredir com o passar do tempo[30].

Quando removidas cirurgicamente, pode-se observar melhora. Porém, poderá ocorrer uma recicatrização como a cicatriz hipertrófica. Da mesma forma que para os queloides, essas cicatrizes respondem bem a injeções de esteroides (anti-inflamatórios esteroides) e aplicações de camada de gel de silicone.

Se há complicações na cicatrização de uma ferida na derme, a cicatriz poderá parecer pior do que precisaria ser, ou uma cicatriz evitável pode-se desenvolver em uma ferida de espessura parcial.

Você sabia? As cicatrizes hipertróficas cruzam as barreiras étnicas e têm sido descritas em 68% da população que foi submetida a procedimento cirúrgico ou lesões continuadas.[31] Em função dessa grande incidência e de falta de compreensão sobre a diferença geral entre queloide e cicatriz atrófica, muitos clientes costumam confundi-los.

Infecção

A bactéria irá sempre encontrar uma ferida. *Staphylococcus* e *Streptococcus* residem na superfície da pele e, quando há uma abertura na pele, essas bactérias dificilmente dispensarão a possibilidade de entrada por essa abertura. Em geral, o organismo é capaz de lidar com esses invasores. A infecção ocorre quando as bactérias na ferida conseguem ultrapassar o sistema de defesa do organismo. Existem muitos tipos diferentes de bactérias, podendo causar diferentes tipos de infecção. Nessa situação, a cicatrização é mais lenta e, se não houver cuidado, a cicatriz poderá ficar ainda mais significativa. A infecção pode evoluir de tal forma a causar **necrose** tecidual, a morte verdadeira do tecido. Os pacientes precisam aprender a nunca subestimar o potencial de lesão de uma infecção.

Isquemia tecidual

Isquemia tecidual corresponde à falta de fornecimento sanguíneo, uma deficiência que pode ser causada por vários fatores, incluindo: infecção, tabagismo e má condição de saúde do paciente. A complicação mais comum é o tabagismo, como agora já sabemos. É importante que o cliente saiba que o ato de fumar pode e vai retardar o processo de cicatrização em virtude da ocorrência de isquemia tecidual. Os capilares pequenos próximos à pele são significativamente afetados pelo tabagismo. Esse hábito causa a constrição dos capilares, ocorrendo a diminuição do oxigênio sanguíneo. Quando não há suprimento sanguíneo suficiente à ferida, o processo de cicatrização fica deficiente.

O ato de "cutucar"

Quando um cliente cutuca uma ferida, ela tem maior tendência de originar uma cicatriz. Você sabe disso desde sua infância. Quando você cutucava arranhões e cortes, eles acabavam levando mais tempo para cicatrizar e originavam cicatrizes mais profundas. Quando esse hábito causa o sangramento novamente, a crosta precisará ser reconstruída e a cicatrização iniciará do zero. Nós também sabemos que isso é verdadeiro pela nossa experiência com acne. Esse ato desfaz o processo de cicatrização e faz com que o reparo celular comece novamente.

CONCLUSÃO

Ferida é uma perturbação da estrutura do tecido normal e resulta de processos que ocorrem dentro ou fora da pele. O processo de cicatrização da ferida consiste na restauração do tecido para que ele possa retornar à sua condição original. Agora entendemos que a maneira como a pele cura a si mesma é uma maravilha multifatorial, de múltiplos estágios e níveis, que facilmente passa despercebida. Para o paciente de cirurgia plástica, o cirurgião plástico e sua equipe, entender o processo de cicatrização de feridas é crucial. Apenas uma ligeira perturbação pode causar problemas significativos tanto ao paciente como ao cirurgião. O profissional deve possuir uma compreensão completa dos diferentes tipos de feridas, cirúrgicas ou não, e dos processos a que elas se submetem para reparar-se. Além disso, os ferimentos cirúrgicos específicos têm nuanças individuais cujo entendimento é decisivo. Como membro da equipe, o profissional de estética deve compreender os processos cirúrgicos e de cicatrização a fim de auxiliar médico, enfermeira, assistente do médico e paciente.

10 DICAS IMPORTANTES

1. Conheça o processo de cicatrização de feridas.
2. Conheça os diferentes tipos de feridas.
3. Identifique o que os pacientes podem fazer para aprimorar a cicatrização.
4. Entenda os problemas associados com a cicatrização.
5. Conheça os eventos que levam à formação de cicatrizes.
6. Tabagismo e cicatrização de feridas não combinam.
7. Compreenda que diferentes áreas do corpo cicatrizam de forma diversa.
8. Tenha ciência de como tratar cicatrizes.
9. Aconselhe os pacientes a respeito da possibilidade de causar cicatrizes ao cutucar a pele.
10. Entenda por que alguns pacientes podem ser impedidos de realizar uma cirurgia em função de problemas de saúde.

PERGUNTAS DE REVISÃO DO CAPÍTULO

1. Quais são as três fases de cicatrização de feridas?
2. Qual a importância das três fases de cicatrização de feridas?
3. Todas as três fases de cicatrização de feridas ocorrem em uma lesão epidérmica?
4. O que é uma ferida aguda?
5. Como uma ferida aguda se diferencia de uma ferida crônica?

6. O que é uma ferida de espessura total?
7. O que é uma ferida de espessura parcial?
8. O que são cicatrizes?
9. Quais são os três tipos de cicatrizes anormais?
10. Quais eventos levam à cicatrização anormal?

REFERÊNCIAS

1. LAZARUS, G. S.; COOPER, D. M.; KNIGHTON, D. R. et al. Definitions and guidelines for assessment of wounds and evaluation of healing. *Arch Dermatol*, n. 130, p. 489-93, 1994.
2. GOEPEL, J. R. Responses to cellular injury. In: UNDERWOOD, J. C. E. (Ed). *General and Systemic Pathology*. 2nd ed. London: Churchill Livingstone, 1996, p. 121-122.
3. NORMAN, R.; BOCK, M. *Understanding wound management*. Disponível em: http://www.skinandaging.com. Acesso em: 24 fev. 2003.
4. eMEDICINE.COM, Inc. *Wound healing, skin*. Disponível em: http://www.emedicine.com. Acesso em: 30 maio 2016.
5. eMEDICINE.COM, Inc. *op. cit.*
6. HUANG, N. F.; ZAC-VARGHESE, S.; LUKE, S. *Apoptosis in skin wound healing*. Medscape. Disponível em: http:// www.medscape.com. 2003.
7. eMEDICINE.COM, Inc. *op. cit.*
8. KIMBALL, J. W. *Blood*. (2003) Disponível em: http://www.users.rcn.com. Acesso em: 2008.
9. THOMAS, C. L. (Ed.) *Taber's cyclopedic medical dictionary*. Philadelphia: F. A. Davis Company, 1997.
10. THOMAS, C. L. (Ed.) *op. cit.*
11. THOMAS, C. L. (Ed.) *op. cit.*
12. CLARK, R. A. F. Basics of cutaneous wound repair. *J Dermatol Surg Oncol.*, n. 19, p. 693-706, 1993.
13. SHOLAR, A.; STADELMANN, W. *Wound healing, chronic wounds*: Section 4. eMedicine.com, Inc. Disponível em: http://www.emedicine.com. Acesso em: 2003.
14. THOMAS, C. L. (Ed.) *op. cit.*
15. DARESBURY IMAGING GROUP. *Collagen*. Disponível em: http:// detserv1.dl.ac.uk. Acesso em: 2008.
16. RUTLEDGE, B. J. *Modeling dermal scars below and above the threshold Cosmetic surgery times*. Disponível em: http://connection.ebscohost.com/c/articles/12048293/modeling-dermal--scars-below-above-threshold. Acesso em: 2 junho 2016.
17. RUTLEDGE, B. J. *op. cit.*
18. GRAY, J. *The world of skin care*. P & G Skin Care and Research Center, 1997.
19. ELSNER, P.; MAIBACH, H. L. (Eds.). *Cosmeceuticals: Drugs vs. cosmetics*. Nova York: Marcel Dekker, Inc., 2000.
20. GRAY, J. *op. cit.*
21. MARTIN, T. *Cigarette smoking and cancer*. Disponível em: http:// quitsmoking.about.com. Acesso em: 2008.
22. THOMAS, C. L. (ed.). *op. cit.*
23. BISACCIA, E.; SCARBOROUGH, D. *The Columbia manual of dermatologic cosmetic surgery*. Nova York: McGraw-Hill, 2002.

24. eMEDICINE.COM, Inc. (2004) *Wound healing: Keloids*. Disponível em: http://www.emedicine.com. Acesso em: 30 maio 2016.
25. eMEDICINE.COM, Inc. *op. cit.*
26. eMEDICINE.COM, Inc. *op. cit.*
27. eMEDICINE.COM, Inc. *op. cit.*
28. eMEDICINE.COM, Inc. *op. cit.*
29. CLINICS IN PLASTIC SURGERY. *Response to Tissue Injury*, v. 27, n. 4, out. 2000. Philadelphia: W. B. Saunders Company.
30. eMEDICINE.COM, Inc. *op. cit.*
31. CLINICS IN PLASTIC SURGERY. *op. cit.*

BIBLIOGRAFIA

AMERICAN SOCIETY OF PLASTIC SURGEONS. *Everyday wounds: Wound healing*. Disponível em: http://www. plasticsurgery.org. Acesso em: 24 fev. 2004.

__________. *Everyday wounds: Sterility is not the object. Poor/slow wound healing*. Disponível em: http://www.diagnose-me; http://www.plasticsurgery.org. Acesso em: 24 fev. 2004.

BAUMANN, L. *Cosmetic dermatology practices and principles*. Nova York: McGraw-Hill, 2002.

BENDER, D. A. Vitamins and minerals. *Introduction to nutrition and metabolism*. 3. ed. Londres: Taylor & Francis, 2003.

BISACCIA, E.; SCARBOROUGH, D *The Columbia manual of dermatologic cosmetic surgery*. Nova York: McGraw-Hill, 2002.

BLITZNER, A.; BINDER, W. J.; BOYD, J. B.; CARRUTHERS, A. (eds.). *Management of facial lines and wrinkles*. Philadelphia: Lipincott, Williams & Wilkins, 2000.

BRODY, J. E. *Smoker's face—An evident reason to quit*. Disponível em: http://www.geocities.ws/jalars/articlesa.html. Acesso em: 2 jun. 2016.

CHILDRESS, B. B.; STECHMILLER, J. K. Role of nitric acid in wound healing. *Journal of Biologic Res Nurs*, v. 4, n. 1, p. 5-15, jul. 2002.

CLARK, R. A. F. Basics of cutaneous wound repair. *Journal of Dermatologic Surgery and Oncology*, n. 19, p. 693-706, 1993.

CLINICS IN PLASTIC SURGERY. *Response to Tissue Injury*, Philadelphia: W. B. Saunders Company, v. 27, n. 4, out. 2002.

COLEMAN, W. P.; LAWRENCE, N. (eds.). *Skin resurfacing*. Baltimore, MD: Williams and Wilkins, 1998.

CUMBERBACH, M.; DEARMAN, R.; GRIFFITHS, C.; KIMBER, I. *Epidermal Langerhans cell migration and sensitization to chemical allergens*. Disponível em: http://www.blackwell-synergy.com. Acesso em: jul. 2003.

DARESBURY IMAGING GROUP. *Collagen*. Disponível em: http://detserv1.dl.ac.uk. Acesso em: 2008.

D'ANGELO, J. et al. *Milady's standard: Comprehensive training for estheticians*. Clifton Park, NY: Thomson Delmar Learning, 2003.

DEMLING, R.; DESANTI, L. The stress response to injury and infection: Role of nutritional support. *Journal of Wounds*, v. 12, n. 1, p. 3-14, 2000.

ELSNER, P.; MAIBACH, H. L. (eds.). *Cosmeceuticals: Drugs vs. cosmetics*. Nova York: Marcel Dekker, Inc., 2000.

eMEDICINE.COM, Inc. *Wound healing, skin*. Disponível em: http://www.emedicine.com. Acesso em: 2004.

__________. *Wound healing, growth factors*. Disponível em: http://www.emedicine.com. Acesso em: 2004.

__________. *Wound healing, keloids*. Disponível em: http://www.emedicine.com. Acesso em: 2004.

FALKENBACH, A. Muscle strength and vitamin D (letter). *Arch Physical and Medical Rehabilitation*, v. 81, n. 241, 2000.

GANONG, W. F. Energy balance, metabolism, & nutrition. *Review of Medical Physiology*, 14. ed. Norwalk, CT: Appleton & Lange, 1989.

GERSTEIN, A.; PHILLIPS, T. J.; ROGERS, G. S.; GILCHREST, B. A. Wound healing and aging. *Dermatology Clinics*, v. 11, n. 4, p. 749-757, out. 1993.

GOEPEL, J. R. Responses to cellular injury. In: UNDERWOOD, J. C. E. (ed.). *General and systemic pathology*. 2. ed. Londres: Churchill Livingstone, 1996, p. 121-122.

GRAY, J. *The world of skin care*. P & G Skin Care and Research Center. (1997) Disponível em: http://www.pg.com. Acesso em: 2008.

GUIRINI, J.; RICH, J. *Unlocking the secrets of growth factors: Skin and aging*. Disponível em: http://www.skinandaging.com. Acesso em: nov. 2001.

HAMILTON, K. Wound healing and nutrition: A review. *Journal of the Australian College of Nutritional & Environmental Medicine*, v. 14, n. 2, p. 15, nov. 1995.

HEALTHNOTES, Inc. *Wound healing*. Disponível em: http://www.mycustompak.com. Acesso em: 2002.

HUANG, N. F.; ZAC-VARGHESE, S.; LUKE, S. *Apoptosis in skin wound healing*. Medscape. Disponível em: http://www.medscape.com. Acesso em: 2003.

HUBBS, L. Treating complications caused by nonphysicians. *Skin & Aging*, v. 10, n. 8, p. 57-61, ago. 2002.

KIMBALL, J. W. *Blood*. Disponível em: http://users. rcn.com. Acesso em: 2003.

KING, D. *Introduction to skin histology*. (14 nov. 2003) Disponível em: http://www.Siumed.edu. Acesso em: 30 maio 2016.

LAZARUS, G. S.; COOPER, D. M.; KNIGHTON, D. R. et al. Definitions and guidelines for assessment of wounds and evaluation of healing. *Arch Dermatol*, n. 130, p. 489-493, 1994.

MANN, J.; TRUSWELL, S. (eds.). *The essentials of human nutrition*. 2. ed. Nova York: Oxford University Press, 2002.

MARTIN, T. *Cigarette smoking and cancer*. (10 jun. 2004) Disponível em: http://quitsmoking.about.com. Acesso em: 2004.

MEAD JOHNSON & COMPANY. *Vitamins, minerals, and water*. Disponível em: http://www.meadjohnson.com. Acesso em: 2003.

MOSCHELLA, S.; PILLSBURY, D.; HURLEY, H. (1975). *Dermatology*. Philadelphia: W. B. Saunders Company, v. 1.

NEMOURS FOUNDATION. (25 fev. 2004) *Impetigo*. Disponível em: http://www.kidshealth.org. Acesso em: 2004.

NEWSOME JR., R. E.; LANGSTON, K.; WANG, A. (23 abr. 2003) *Wound healing, keloids*. Disponível em: http://www.emedicine.com. Acesso em: 2004.

NORMAN, R.; BOCK, M. *Understanding wound management*. Disponível em: http://www.skinandaging.com. Acesso em: mar. 2003.

ONESKIN.COM. *Anatomy of the skin*. Disponível em: http://www.oneskin.com. Acesso em: 8 dez. 2003.

PARKS, J.; PIERCE, M. *Effectively treating ethnic skin*. Disponível em: http://www.skinandaging.com. Acesso em: maio 2002.

QUINN, B. *Nutrition and wound healing: What's the connection?* Nutrition, Thomson-Wadsworth. Disponível em: http://www.wadsworth.com. Acesso em: 2003.

RAO, D. S. Perspective on assessment of vitamin D nutrition. Journal of Clinical Densitometry, v. 2, n. 4, p. 457-464, 1999.

REPINSKI, K. The best scar treatments. *Fitness Magazine*. (maio 2003) Disponível em: http://www.fitnessmagazine.com. Acesso em: 3 fev. 2004.

REYNOLDS, T. M. The future of nutrition and wound healing. *Journal of Tissue Viability*, v. 11, n. 1, p. 5-13, jan. 2001.

ROCHE.COM. *Accutane product information*. Disponível em: http://www.rocheusa.com. Acesso em: 15 jan. 2004.

ROMANO, J. J. *Scar treatment, therapy, and removal*. Disponível em: http://www.jromano.com. Acesso em: 2003.

ROMO, III, T. *Skin wound healing*. Disponível em: http://www.emedicine.com. Acesso em: 18 nov. 2003.

RUBIN, M. *Manual of chemical peels: Superficial and medium depth*. Philadelphia: Lippincott, Williams & Wilkins, 1995.

RUTLEDGE, B. J. (jan./fev. 2004) Modeling dermal scars below and above the threshold. *Cosmetic Surgery Times*. Disponível em: http://connection.ebscohost.com/c/articles/12048293/modeling--dermal-scars-below-above-threshold. Acesso em: 2 jun. 2016.

SCHARDT, D. The skin game. *Nutrition Action Healthletter*. Disponível em: https://www.cspinet.org/nah/2_00/rsvfp.htm. Acesso em: 2 jun. 2016.

SHOLAR, A.; STADELMANN, W. *Wound healing: Chronic wounds*. Disponível em: http://www.emedicine.com. Acesso em: 23 maio 2003.

TANG, A.; AMAGAI, M.; GRANGER, L.; STANLEY, J.; UDDY, M. *Adhesion of epidermal Langerhans cells to keratinocytes mediated by e-cadherin*. Disponível em: http://www.nature.com. Acesso em: jan. 1993.

THOMAS, C. L. (ed.). *Taber's cyclopedic medical dictionary*. Philadelphia: F. A. Davis Company, 1997, v. 18.

THOMAS, D. R. Age-related changes in wound healing. *Journal of Drugs and Aging*, v. 18, n. 8, p. 607--620, 2001.

UNIVERSITY OF IOWA HEALTHCARE. *Fluid replacement*. Disponível em: http://www.uihealthcare.com. Acesso em: 15 mar. 2004.

UNIVERSITY OF MARYLAND MEDICINE. *Dermatology health guide: Candidiasis (yeast infection)*. Disponível em: http://www. umm.edu. Acesso em: 14 maio 2003.

__________. *Dermatology health guide: Fungal infections of the skin*. Disponível em: http://www.umm.edu. Acesso em: 14 maio 2003.

__________. *Dermatology health guide: Cellulitis*. Disponível em: http://www.umm.edu. Acesso em: 14 maio 2003.

__________. *Dermatology health guide: Folliculitis, boils, and carbuncles*. Disponível em: http://www.umm.edu. Acesso em: 14 maio. 2003.

__________. *Dermatology health guide: Skin infections*. Disponível em: http://www.umm.edu. Acesso em: 25 fev. 2004.

WEBMD. *Diabetes "basics"*. Disponível em: http://my.webmd.com. Acesso em: 10 jun. 2004.

WOOLDRIDGE, M. *Linus Pauling lectures on vitamin C and heart disease*. Disponível em: http://www.lbl.gov. Acesso em: 1993.

CAPÍTULO 4

Dispositivos de laser, luz e radiofrequência

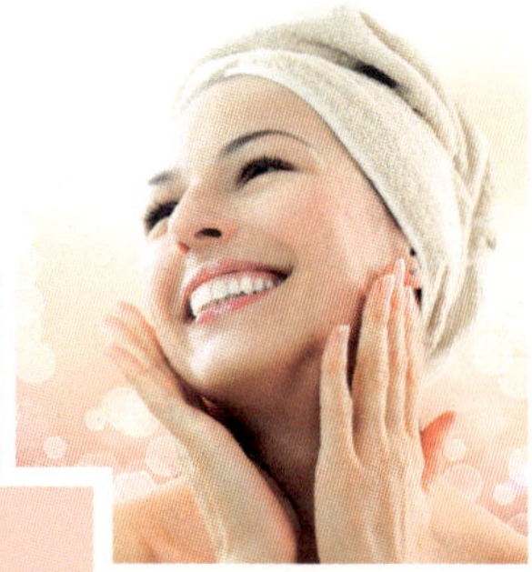

TERMOS-CHAVE

Anestesia tumescente
Apoptose
Descamação
Energia de radiofrequência bipolar
Escleroterapia
Fotoacústica
Fotomologia
Impedância
Lipólise
Macrófagos
Melasma
Oxihemoglobina
Poiquilodermia de civatte
Porfirina
Queratose seborreica
Refluxo venoso
Tempo de relaxamento térmico (TRT)
Varizes
Zonas microtérmicas (ZMT)

OBJETIVOS DE APRENDIZAGEM

Depois de terminar a leitura deste capítulo, você estará apto a:

1. Listar três dispositivos comumente utilizados na remoção de pelos com laser.
2. Descrever os diferentes tipos de dispositivos de resfriamento: pré-tratamento, paralelo ao tratamento e pós-tratamento.
3. Descrever o cliente apropriado para remoção de veias da perna com terapias de laser/luz.
4. Listar três dispositivos usados para lipólise e contorno corporal.
5. Abordar os quatro usos comuns da luz intensa pulsada (LIP) no processo de rejuvenescimento.
6. Descrever os quatro diferentes tipos de dispositivos para rejuvenescimento facial.
7. Discorrer sobre a tecnologia da radiofrequência (RF) aplicada em dispositivos para firmeza cutânea.
8. Descrever a tecnologia LED (diodos emissores de luz).

INTRODUÇÃO

De acordo com a American Society for Aesthetic Plastic Surgery (ASAPS), em 2007 os americanos gastaram mais de 12,4 bilhões de dolares em procedimentos cosméticos. Com essa explosão do consumo, a pesquisa, o *design* e os testes de dispositivos inovadores têm se expandido para uma miríade de tecnologias estéticas com laser e luz. Este capítulo irá explorar não somente a variedade de dispositivos de laser (comprimentos de onda únicos ou combinados), mas também a luz de amplo espectro, a luz intensa pulsada (LIP), a radiofrequência (RF) e os equipamentos de plasma. É impossível estar bem versado a respeito de cada novo dispositivo que chega ao mercado. Contudo, o profissional esperto precisa se manter informado por meio de contatos, seminários na web, conferências profissionais e pesquisa de mercado.

TECNOLOGIA DOS DISPOSITIVOS DE RESFRIAMENTO

Antes de avaliar as múltiplas tecnologias de laser/luz disponíveis para os procedimentos estéticos, é necessário entender o conceito de resfriamento da pele, o qual revolucionou a indústria e tem tornado os tratamentos com laser/luz seguros e eficazes. O resfriamento é indispensável e é parte integrante da terapia com laser sempre

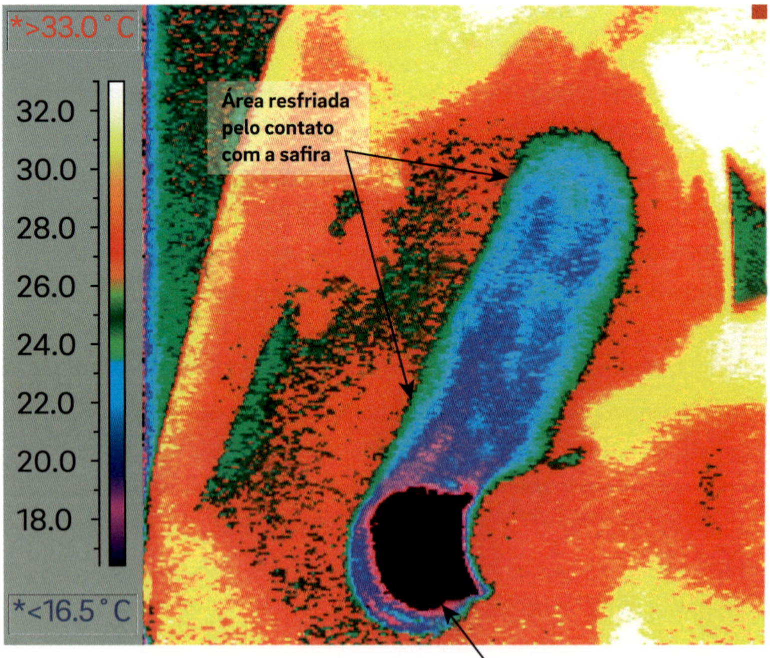

FIGURA 4–1 Termograma mostrando os efeitos da LIP e o resfriamento da sua ponteira de safira. Cortesia da Lumenis® Ltd.

que se está utilizando um dispositivo fototérmico. Ao resfriar seletivamente a pele, pode-se utilizar uma fluência maior e mais efetiva, evitando danos térmicos à epiderme (veja a Figura 4.1). O aquecimento não intencional da camada basal pode levar à formação inadvertida de crostas, desordens de pigmentação e cicatrizes.[1] O resfriamento cutâneo também contribui para o conforto de seu cliente com o tratamento. Há diferentes modos de resfriar a pele durante o tratamento com luz/laser. Eles são projetados para ser do tipo: pré-resfriamento, resfriamento paralelo ou pós-resfriamento (veja a Figura 4.2).

Mesmo com todos esses dispositivos de resfriamento, o profissional deve estar ciente de que falhas podem ocorrer. Nunca se deve relaxar a ponto de deixar de testar o sistema de resfriamento antes do uso. Um teste no local de tratamento é sempre necessário, juntamente com um período de espera antes de retomar efetivamente o tratamento. Ainda antes de iniciar o tratamento, é também fundamental a verificação de quaisquer avarias ou mensagens de alerta no equipamento. Um defeito nos mecanismos de resfriamento é uma das principais causas de acidentes no campo estético.

DISPOSITIVOS PARA LESÕES VASCULARES E PIGMENTADAS

Parrish e Anderson, em 1980, revolucionaram o tratamento de lesões pigmentadas e vasculares com a sua teoria da fototermólise seletiva. O crescente uso de fontes de lasers/luz em procedimentos cosméticos tem se modificado drasticamente. Lasers e fontes de luz têm propriedades únicas que fazem deles o tratamento de escolha para lesões vasculares, marcas de nascença e lesões pigmentadas. No entanto, eles não o são o "canivete suíço" para todas as aplicações cosméticas. Cada comprimento de onda apresenta indicações e aplicações específicas (veja a Tabela 4.1). Em função do avanço tecnológico, os profissionais que se mantiverem informados continuarão a oferecer as modalidades mais eficazes de tratamento a seus clientes.

Você sabia? Fototermólise seletiva é a destruição seletiva de um cromóforo mediante o uso do comprimento de onda apropriado, em tempo de exposição e duração de pulso corretos, com fluência suficiente.

Pré-resfriamento

Tratamentos de pré-resfriamento baixam a temperatura da epiderme antes da emissão de energia térmica. Entre os diferentes tipos de pré-resfriamento encontram-se:

› Resfriamento com spray criogênico (DCD, do inglês *Dynamic cooling device*), que é a melhor técnica para provocar a queda da temperatura da pele antes de cada pulso e/ou após cada pulso.[2]
› Gelo e/ou gel frio aplicado na pele como pré-resfriamento antes da emissão de laser/luz.
› Rolo de alumínio, o CoolRoller™, semelhante a um rolo gelado e que é lançado sobre a pele antes do tratamento com laser ou luz.

Resfriamento paralelo

O resfriamento paralelo permite o resfriamento epidérmico durante a emissão de energia em um procedimento com laser/luz. Tal resfriamento não somente previne o dano à epiderme, como também reduz o desconforto do paciente com o tratamento estético.

› A água fria circula dentro de uma janela na cabeça do laser.
› Uma janela de safira fria é arrefecida a 4°C na peça de mão para resfriar a epiderme em cada pulso do laser.
› Um ar convectivo frio é resfriado através de um dispositivo de ar gelado chamado Zimmer que direciona o ar de -10°C à pele em uma taxa rápida de 1.000 L/min.[3]

Pós-resfriamento

Numerosos métodos podem ser aplicados após o pulso para reduzir o dano epidérmico: gelo, gel frio, ar frio, janela de safira resfriada, *Aloe vera* resfriada, pulverização de spray criogênico.

FIGURA 4–2
Diferentes modos de resfriamento da pele durante um tratamento com luz/laser.

Fonte de laser/luz	Comprimento de onda	Efeito tecidual	Fabricante – Nome do dispositivo
Laser de diodo **Laser diodo com RF**	800-900 nm	Fototérmico/ Pigmentar e vascular	Lasering – Velure PhotoMedex – LaserPro Syneron – eLaser LV, LVA
Nd:YAG	1.064 nm	Fototérmico/ Vascular	Alma – Harmony Candela – GentleYAG CoolTouch – VARIA Cutera – CoolGlide Cynosure – Acclaim DermaMed – DermaYAG Focus Medical – Naturalase LP Lumenis – Lume 1, Quantum Palomar – LUX 1064 Quanta – UltraWave Sciton – ClearScan Aerolase – LightPod
***Q-switched* YAG**	1.064 nm	Fotoacústico/ Pigmentar	Hoya ConBio Medlite
Laser de corante pulsado	585 e 595 nm	Fototérmico/ Vascular	Candela – V-Beam555 Cynosure – PhotoGenesis
Alexandrita	755 nm	Fototérmico/ Vascular	Candela – GentleLASE Cynosure – Elite Quanta – UltraWave
Laser Alexandrita *Q-switched*	755 nm	Fotoacústico/ Pigmentar	Cynosure – Accolade Light Age – Ta2 Eraser Candela – AlexTriVantage
Alexandrita/ Nd:YAG de pulso longo	755 nm 1.064 nm	Fototérmico/ Vascular e pigmentar	Cynosure – Elite Candela – GentleMax
KTP	532 nm	Fototérmico/ Vascular e pigmentar	Iridex – Aura i Iridex – DioLite, VariLite Lasering – Velure S5 Quantel – VIRDIS

***Q-switched* 532 nm**	532 nm	Fototérmico/ Vascular e pigmentar	Hoya ConBio – MedLite C6, RevLite
Nd:YAG/ 532 nm	1.064 nm 532 nm	Fototérmico/ Vascular	Quanta – Ultrawave
595 nm/ 1.064 nm	1.064 nm/ 532 nm	Fotoacústico/ Pigmentar	Cynosure – Cynergy
Dispositivos de LIP	400-nm 1.200 nm	Fototérmico/ Vascular e pigmentar	Cutera – Solera Opus Cynosure – Cynosure PL Dermamed – Quadra Q4 Focus Medical – Naturalight Lumenis – Quantum, Lume 1 MedSurge – Quantel Derma Novalis – Clareon, Solarus Palomar – Lux G Quanta – Eterna Giovinezza Sciton – BBL Sybaritic – NannoLight Radiancy – SkinStation
Dispositivos de LIP/RF	580 nm- 980 nm 470-980 nm	Fototérmico/ Vascular e pigmentar	Syneron-eMax/eLight

TABELA 4–1 Fontes dos dispositivos de laser/luz comuns para tratamento de lesões vasculares e pigmentadas.[4]

Lasers vasculares

Os lasers vasculares têm como alvo os cromóforos específicos da **oxihemoglobina** e da hemoglobina desoxigenada. A oxihemoglobina tem picos de absorção nos comprimentos de onda da luz visível: 418 nm, 542 nm e 577 nm (veja a Figura 4.3).[5] No desenvolvimento dos primeiros sistemas de laser para uso vascular, era fundamental que os comprimentos de onda ficassem em torno desses picos de absorção para que pudesse haver coagulação eficaz do vaso-alvo. Porém, a melanina também é um cromóforo que compete nessa gama de comprimentos de onda. A pesquisa era decisiva na seleção de comprimentos de onda que fossem altamente absorvidos pela hemoglobina, a fim de produzir um resultado mais eficaz. Além disso, no desenvolvimento desses lasers, não era somente o comprimento de onda que era crítico, já que a duração do pulso tinha de ser menor que o **tempo de relaxamento térmico (TRT)** da hemoglobina.[6] Para uma duração de pulso muito curta, era observada a púrpura em função da ruptura do vaso. Já para uma duração de pulso muito longa, o tratamento não era efetivo.

Por que tratar lesões vasculares? Mais de 50 milhões de pessoas nos Estados Unidos sofrem de algum tipo de lesão vascular benigna.

Você sabia? Reações fototérmicas ocorrem assim que a energia do laser entra em contato com o sangue, fazendo com que a luz se converta em energia térmica, a qual causará a ruptura da parede do vaso.

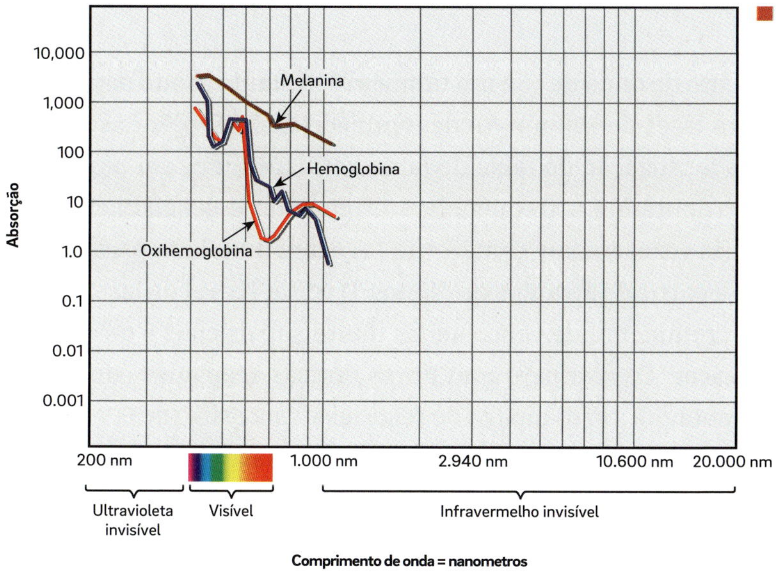

FIGURA 4–3 Curva de absorção da oxihemoglobina, hemoglobina e melanina em comprimentos de onda específicos.

O FLPDL (laser de corante pulsado)* foi o primeiro laser vascular a ser aprovado pelo FDA em 1986 para o tratamento de manchas de nascimento "vinho do Porto".[7] Esses dispositivos usam uma lâmpada de *flash* de alta potência para excitar o corante rodamina. Os primeiros lasers tinham um comprimento de onda de 577 nm. Hoje, entretanto, eles têm comprimentos de onda de 585 nm e 595 nm para possibilitar o aumento da absorção e o aumento do grau de penetração tecidual. De início, a

* O Laser FLPDL é denominado em inglês como: *Flash lamp pulsed dye laser*. (N.T.T.)

amplitude do pulso era de 450µ, que mostrou ser insuficiente na aplicação estética. Em consequência, a púrpura era uma ocorrência desagradável comum. Atualmente, a amplitude dos pulsos foi ampliada para até 40 ms para reduzir ou eliminar a púrpura. O resfriamento é obtido por intermédio da pulverização de fluido criogênico DCD antes de cada emissão de energia, ou da pulverização de ar frio sobre a epiderme.[8] As duas empresas líderes (Candela e Cynosure) usam peças de mão acopladas com fibras ópticas e feixes com tamanhos que variam de 5 mm a 12 mm. Lasers de corante pulsado são comumente usados para tratamento de telangiectasia, lesões vasculares faciais e corporais, marcas de nascença, hemangiomas, eritema e **poiquilodermia de civatte**.

Você sabia? O resfriamento é essencial para tratamentos seguros e eficazes com o laser Nd:YAG, cujo comprimento de onda tende a ser desconfortável. O uso de um dispositivo de resfriamento (pulverização de gás criogênico e/ou gel frio) pode auxiliar no resfriamento da epiderme.

O laser de comprimento de onda de 532 nm também é bastante usado para doenças vasculares. O primeiro laser de 532 nm foi denominado de KTP pela Laserscope e foi produzido mediante focalização do feixe do laser YAG (1064 nm) em um cristal (potássio-titânio-fósforo), dobrando a frequência e originando essencialmente um comprimento de onda duas vezes menor. O mercado foi agora ampliado para incluir lasers de 532 nm gerados a partir de arranjos de diodos. O verde visível do laser é uma ferramenta eficaz para o tratamento de veias faciais muito superficiais e de eritema difuso, como visto na rosácea. Os *scanners* com fibras ópticas acopladas com peças de mão permitem que se obtenha um diâmetro do feixe laser (*spot size*) de 0,5-2,8 mm para a ablação de vasos superficiais e de pequeno calibre. Esse laser pode ser pulsado de 1 Hz a 10 Hz (pulso/segundo) com amplitudes de pulso ajustáveis à velocidade de vazão e ao tamanho do vaso.

O laser Nd:YAG de 1.064 nm penetra profundamente e é obtido a partir de um cristal de neodímio dopado com ítrio-alumínio granada. Em função de seu alto pico de energia, o pulso longo do YAG é eficaz para o tratamento de vasos faciais de maior diâmetro e para veias das pernas. Esse comprimento de onda pode ser absorvido por vasos de até 3 mm de diâmetro e tem penetração térmica tecidual de 5-6 mm. Os efeitos térmicos estão mais retardados nesse dispositivo. Assim, os resultados que você vê logo após a aplicação não serão os mesmos que o cliente vai observar no futuro, por isso é importante usá-lo com cuidado, já que a sobreposição de pulsos ou parâmetros muito agressivos pode causar ulcerações de feridas, corrosão e necrose dérmica.[9]

O laser de diodo de comprimento de onda de 810 nm propicia maior penetração tecidual que o FLPDL e o laser de 532 nm na lesão vascular. Como a absorção pela hemoglobina e melanina é reduzida, esse dispositivo é mais facilmente empregado em peles escuras dos tipos III e IV. Contudo, a reduzida absorção exige um aumento da fluência para uma ablação efetiva da lesão vascular. Esse comprimento de onda tem sido empregado juntamente com a RF, da marca Syneron, para o tratamento de veias da perna e algumas veias faciais grandes.

Dispositivos que combinam comprimentos de onda (532 nm e 1.064 nm ou 755 nm e 1.064 nm) já estão sendo comercializados para rejuvenescimento facial e ablação da lesão vascular. Um comprimento de onda duplo de 595 nm/1.064 nm da Cynosure (Cynergy) também entrou recentemente no mercado, apresentando emissão de um pulso duplo retardado para ambos os comprimentos de onda. Já a tecnologia Multiplex permite a emissão sequencial dos comprimentos de onda 595 nm e 1.064 nm por meio de uma única fibra do laser.[10] Mesmo sendo um dispositivo novo no mercado, a pesquisa clínica inicial tem demonstrado uma eliminação mais eficaz e com menos sessões de tratamentos das manchas de nascimento do tipo "vinho do Porto" e de lesões vasculares.

Você sabia? Independentemente de trabalhar com um médico ou outro profissional com conhecimentos avançados, é obrigatória a avaliação vascular da pele do seu cliente, a determinação do dispositivo apropriado de tratamento e o protocolo a ser utilizado.

Você sabia? Sempre que lesões contendo melanina forem tratadas, o profissional precisa ter certeza de que elas não são cancerosas nem pré-cancerosas. A avaliação médica é necessária antes de iniciar o tratamento.

Lasers para pigmentações

As lesões pigmentadas mais comuns tratadas na sociedade contemporânea são os lentigos solares. A teoria da fototermólise seletiva também se aplica ao tratamento de lesões pigmentadas. O cromóforo é a melanina, cujo pico de absorção é de 200 nm, com diminuição progressiva até o comprimento de onda de 2.000 nm.[11] Os sistemas atuais de laser mais eficazes no tratamento de lentigos superficiais são os de 532 nm e 755 nm (veja a Figura 4.4). Lesões com muitos melanócitos ativos ou com depósitos de melanina dérmica profundos, como as máculas do tipo "café com leite", nevos e **melasma**, são mais difíceis de ser eliminadas.[12]

Lasers *Q-switched* também são muito usados para o tratamento de lesões pigmentadas. Trata-se de uma tecnologia empregada no tratamento de lentigos, manchas

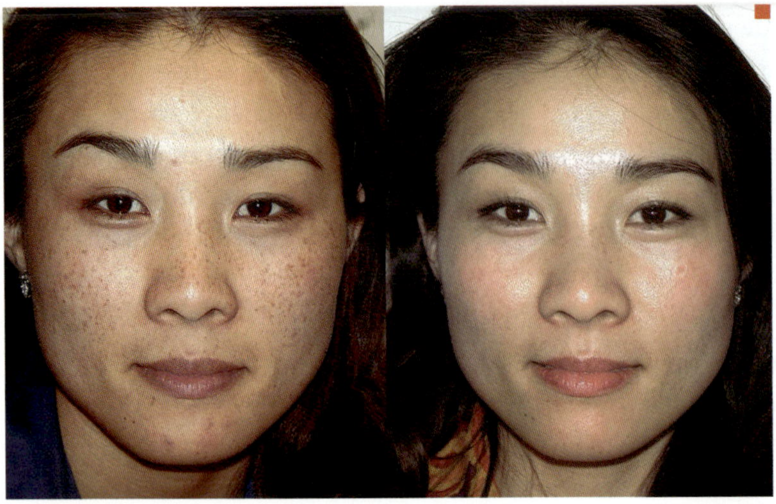

FIGURA 4–4 Antes e depois do tratamento com laser de 532 nm para tratamento de lentigos. Cortesia da Iridex/LaserScope.

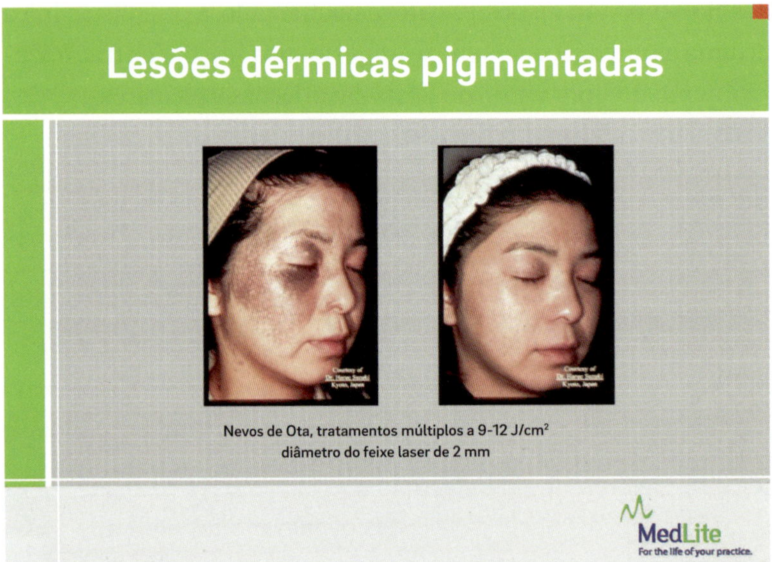

FIGURA 4–5 Antes e depois do tratamento de lesão dérmica com laser *Q-switched*. Cortesia de Medlite Hoya Con Bio.

senis, melasma, **queratose seborreica** e algumas marcas de nascença (veja Figura 4.5). Vários tratamentos com esse tipo de laser podem ser indicados, porém existe sempre a possibilidade da repigmentação dependendo do tipo de lesão e da existência de uma proteção solar adequada.

Dispositivos de LIP

O dispositivo de LIP consiste em uma lâmpada de *flash* alojada dentro de um cabeçote de tratamento com sistemas de filtro que podem selecionar comprimentos de onda específicos do espectro visível e invisível. Esses filtros são referidos como filtros de corte (*cut-off*) porque eles excluem comprimentos de onda inferiores e seletivamente emitem apenas a faixa da luz visível e infravermelha indicada no filtro ou na peça de mão.

Por exemplo, um filtro de 515 nm emite luz em uma faixa que se estende de 515 nm a 1.200 nm. Da mesma forma, um filtro de 695 nm irá emitir somente comprimentos de onda de 695 a 1.200 nm. Quando essa onda é pulsada, uma luz branca brilhante aparece. Trata-se de uma luz diferente da luz do laser porque é policromática, não coerente e não colimada. Um alto grau de difração para a frente e para trás pode ocorrer, como um *flash* de uma câmera.

Tipos de dispositivos de LIP

Dispositivos de LIP, como o mostrado na Figura 4.6, são diferentes dos sistemas de lasers. Embora exista uma única marca de dispositivo para aplicação cosmética, as unidades de LIP possuem algumas das características de reflexão, difração, absorção e transmissão que são inerentes aos sistemas de laser. Apesar de todas as suas semelhanças e diferenças, eles são uma ferramenta altamente eficaz para o tratamento de lesões vasculares e pigmentadas. São sistemas que podem ser confusos para o iniciante porque pode haver um alto grau de variabilidade na seleção de parâmetros, dependendo do tipo de pele e da lesão-alvo dentro de cada dispositivo, e modificando-se para cada fabricante.

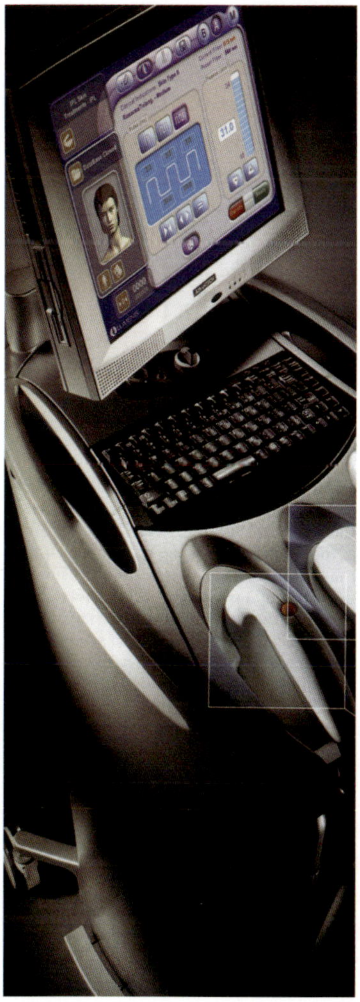

FIGURA 4–6
Dispositivo de LIP Lume 1 usado para a remoção de lesões vasculares e pigmentadas. Cortesia da Lumenis® Ltd.

- **Amplo espectro (500 nm-1.400 nm).** A seleção do filtro é baseada no cromóforo-alvo, no tipo de pele e nos resultados desejados. Para lesões vasculares e pigmentadas, selecionam-se filtros de 515 nm a 590 nm, ou uma peça de mão com um filtro específico é instalada. Filtros com comprimentos de onda maiores, como de 615 nm a 755 nm, são mais usados para tipos de pele escura, remoção de pelos e estimulação do colágeno.
- **Pulsado (1 a 3 impulsos).** Cada sistema LIP tem a capacidade de emitir um pulso único, duplo ou triplo. O intuito é coincidir o número de pulsos com o TRT dos cromóforos-alvo. Um pulso único ou duplo é apropriado para vasos de calibre menor, manchas senis superficiais e pelos mais finos devido ao menor TRT. Já os pulsos duplos e

triplos são mais indicados para o tratamento de vasos com calibres maiores, tipos de pele escura e lesões pigmentadas maiores.

- **Duração do pulso variável.** A amplitude dos pulsos pode ser ajustada para duração mais curta ou mais longa, em milissegundos, dependendo do tipo de tratamento e da condição da pele do cliente.
- **Retardo variável no intervalo entre os pulsos.** O tempo de resfriamento entre os pulsos pode ser ajustado para evitar a elevação da temperatura da epiderme. As lesões maiores e os tipos de pele mais escura precisam de mais tempo de resfriamento entre os pulsos em comparação a lesões menores e tipos de pele mais clara.
- **Fluência variável.** Os níveis de energia podem ser ajustados dependendo do tamanho do alvo, do tipo de pele do cliente e do quão superficial ou profunda é a lesão.
- **Tamanho do spot size.** Alguns dispositivos de LIP vêm com dois tipos diferentes de tamanho dos filtros, um para tratamento de pequenas manchas e outro maior para tratamentos rápidos e eficientes.
- **Resfriamento da pele.** A maioria dos dispositivos emprega um gel claro, solúvel em água e com viscosidade de grau médio que resfria a pele e transmite luz para a epiderme. Alguns dispositivos de LIP têm também uma tecnologia que consiste em uma ponteira resfriada, a qual propicia um resfriamento mais eficaz da epiderme, aumentando a eficácia do tratamento e reduzindo efeitos colaterais.
- **LIP com radiofrequência.** Algumas empresas, como a Syneron Company (Canadá), acoplaram o LIP com a radiofrequência bipolar. A emissão quase simultânea de uma luz LIP e uma corrente de RF tem sido pesquisada e tem demonstrado melhores resultados na remoção de pelos e no rejuvenescimento facial.

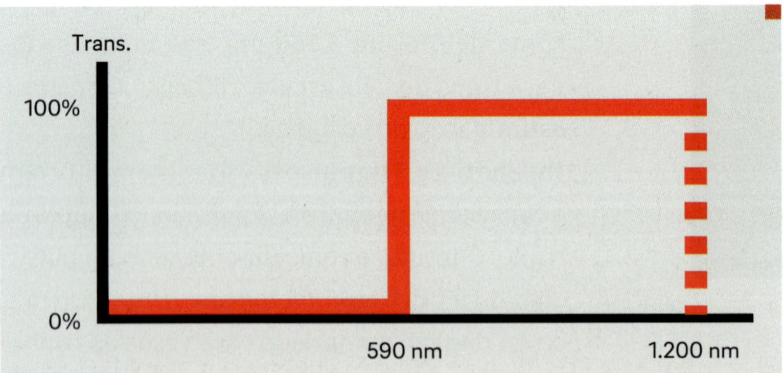

FIGURA 4–7
Diagrama de um filtro de corte do LIP demonstrando a seleção de comprimentos de onda emitidos em um pulso de luz. Cortesia da Lumenis® Ltd.

Durante anos, o primeiro sistema LIP fabricado pela ESC Medical (agora chamada de Lumenis) foi evitado pelas empresas de laser e visto com ceticismo como um complemento para a área cosmética. Atualmente, mais de 17 empresas têm adotado essa tecnologia e adicionado a ela outros nomes, como Intelligent intense pulsed light ou Fluorescent pulsed light. Cabe a você, usuário, discernir as diferenças entre as empresas antes de sua decisão final de compra.

DISPOSITIVOS PARA VEIAS DA PERNA

As veias anormais das pernas ocorrem em 29% a 41% de todas as mulheres e em 6% a 15% em homens nos Estados Unidos.[13] Caso não sejam tratadas, mais de 50% dessas veias irão avançar para a insuficiência venosa crônica com sinais/sintomas de edema, pigmentação, dor e/ou ulceração. Diversos lasers com uma variedade de comprimentos de onda podem ser utilizados, com desempenho variado na remoção das veias da perna. O tratamento de veias anormais ou **varizes** depende mais uma vez da teoria da fototermólise seletiva.

Os clientes que apresentam telangiectasias, sem sintomas associados, podem ser apropriados apenas para procedimentos de escleroterapia ou a laser. Uma avaliação médica, no entanto, é fundamental para determinar se as telangiectasias originam-se de uma fonte mais interna.[14] Um detalhado histórico familiar sobre a incidência de varicoses, gestação, uso de pílulas anticoncepcionais, lesões e o histórico do trabalho é muito importante durante a fase de consulta. O cliente também tem de estar ciente da necessidade de manutenção a longo prazo.

É fundamental reconhecer que, no tratamento de veias da perna, a avaliação de todo o sistema circulatório das pernas é obrigatória (veja a Figura 4.8). A circulação vascular é um sistema dinâmico sob pressão e o tratamento focal aleatório da telangiectasia periférica pode ou não ser bem-sucedido. Durante a fase de avaliação, um médico deve examinar ambas as pernas para diagnosticar qualquer doença venosa subjacente. As veias safena magna (VSM) e savena parva (VSP) podem se tornar incapazes, onde os vasos dessas veias desenvolvem **refluxo venoso**, começando a escoar sob um elevado sistema de pressão. Consequentemente, a dilatação das veias menores e vênulas pode ocorrer em vasos anormais, tornando-se visíveis ao longo do tempo. Varicosidades salientes, dor, edema no tornozelo e pernas e pigmentação na parte inferior das pernas podem indicar a necessidade de intervenção cirúrgica (veja a Figura 4.9). Uma consulta com um médico para estudos de Doppler e diagnóstico torna-se então necessária.

Você sabia? Anestesia tumescente consiste em um anestésico diluído em solução salina e manualmente injetado ou inserido por meio de uma bomba intravenosa no local de tratamento. É necessária para controle da dor, proteção do tecido vascular circundante e para diminuir a quantidade de sangue disponível na veia tratada.[16]

Lasers endovenosos

A melhora nas veias disformes da perna deve ser uma estratégia progressiva, e múltiplas intervenções podem ser necessárias. Varicosidades maiores devem ser eliminadas primeiramente mediante intervenção cirúrgica (fleboextração ou flebotomia ambulatorial) e/ou procedimento com laser endovenoso. A remoção endovenosa de veias da perna tem revolucionado o tratamento de varicosidades. O procedimento é realizado na clínica, em único dia, e requer somente **anestesia tumescente** e ultrassom. Um ultrassom duplo é usado para a visualização de veia safena magna e para a inserção de pequenos cateteres no lúmen da veia. Sob a visualização do ultrassom, o cateter é removido e a veia danificada, devido à emissão de energia térmica. O laser

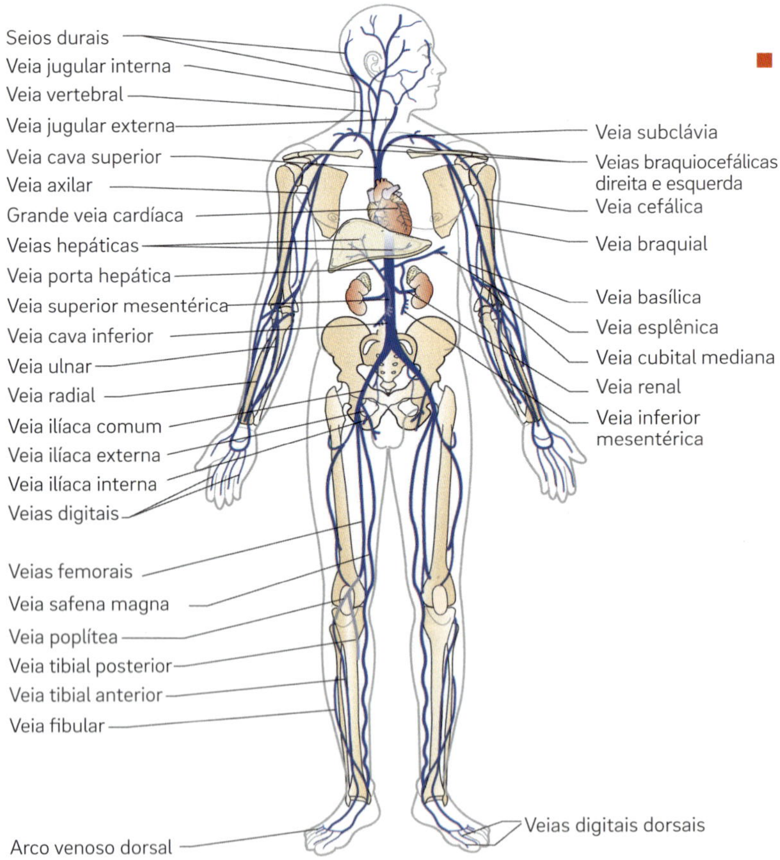

FIGURA 4–8 O sistema circulatório é um sistema fechado do organismo composto por artérias, veias e capilares.

de diodo de 810 nm, 940 nm ou 980 nm (EVLT Diomed Inc.) possibilita a absorção de energia térmica pela hemoglobina, resultando em dano e fibrose na parede do vaso.[15] Pesquisas têm demonstrado incidência de 96% ou mais de oclusão a longo prazo da VSM em nove meses.

O laser de 1.320 nm (CoolTouch CTEV) mostrado na Figura 4.10 foi aprovado pelo FDA em 2005 para o tratamento endovenoso. O comprimento de onda infravermelho de 1.320 nm é absorvido pela água, causando dano térmico à membrana da parede celular. A empresa relata que, em função da seletividade da absorção, os clientes têm experimentado menos dor e hematomas pós-tratamento. A maioria dos estudos clínicos tem demonstrado que, em um acompanhamento de 6 a 12 meses, observaram-se 100% de taxa de oclusão da VSM.[17]

Lasers para veias das pernas

Após o sucesso da ablação de veias incompetentes maiores, as telangiectasias menores podem então ser tratadas. A **escleroterapia** é apropriada para o tratamento de vasos reticulares maiores azuis/verdes. Em geral, para o tratamento a laser de telangiectasias com comprimentos de onda maiores são necessários para uma maior penetração, juntamente com pulsos de duração mais longa para aquecer lentamente os vasos.[18] Os dispositivos de corante pulsado, KTP, Alexandrita, Diodo, Nd:YAG e LIP têm sido usados, apresentando variações na resposta. Os mesmos dispositivos comercializados para tratamentos vasculares de telangiectasias faciais costumam ser adaptados para o tratamento de veias das pernas. Dois a quatro tratamentos são necessários, usualmente

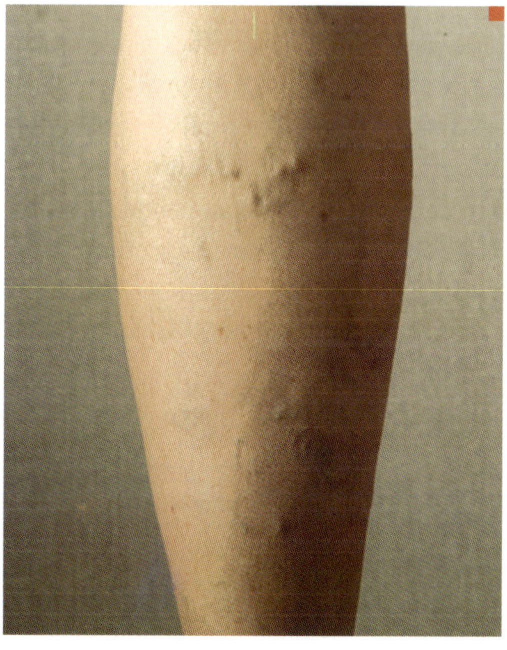

FIGURA 4–9
Veias incompetentes são válvulas que funcionam de maneira inapropriada, causando pressão venosa e saliência das veias.

espaçados em um intervalo de quatro a seis semanas. Lasers de comprimentos de onda mais curtos, como o laser de corante pulsado de 532 nm e os dispositivos de LIP, podem ser uma decepção no tratamento de veias das pernas. Os vasos têm de ser muito superficiais, o cliente necessita ter um tipo de pele clara sem bronzeado e também deve estar ciente de que hematomas e hiperpigmentação dos vasos no pós-tratamento podem ocorrer.

Você sabia? A escleroterapia envolve a injeção de um medicamento que causa dano à parede do vaso sanguíneo. Uma variedade de agentes esclerosantes pode ser usada com resultados de 60% a 75% de oclusão dos vasos em duas sessões de tratamento.[19]

Os três dispositivos com mais sucesso para o tratamento de veias da perna são o Alexandrita, o Nd:YAG e o laser de diodo (veja a Tabela 4.2). O laser Alexandrita (755 nm) pode ser usado em peles do tipo I até peles do tipo III e pode penetrar entre 2 e 3 mm. Além disso, eles também podem ter sucesso com pulsos de duração mais longa. McDaniels et al. demonstraram uma redução de 63% no diâmetro dos vasos de 4 para 1 mm em três sessões de tratamento. A hiperpigmentação transitória ocorreu em um terço dos pacientes tratados.[20]

Os lasers de diodo de 800 a 940 nm são similares ao laser Alexandrita na resposta tecidual. Eles podem atingir maiores profundidades e têm como alvo veias maiores, com cerca de 3mm de penetração no tecido. Em 1995, Derrick verificou mais de 75% de eliminação em dois terços das veias após três sessões de tratamento.[21] Várias empresas desenvolvem os seus lasers de diodo para remoção de veias da perna, incluindo Syneron com eMax e eLaser LV (laser de diodo com RF). A despigmentação transitória e de telangiectasias pode ainda ser observada em algumas veias tratadas.

O laser de pulso longo Nd:YAG, disponibilizado para uma variedade de empresas, indubitavelmente tem se tornado o tratamento de escolha para telangiectasias juntamente com varizes reticulares grandes. Ele pode penetrar até 3 mm de profundidade, permitindo absorção ideal na derme intermediária. Os vasos sanguíneos pequenos e grandes podem ser reduzidos com séries de dois a três tratamentos. Mediante o ajuste da fluência, diâmetro do feixe laser e duração do pulso, podem-se tratar com sucesso até mesmo tipos de peles mais escuras.[22] Contudo, em função das propriedades de penetração térmica do YAG, são necessários um maior resfriamento e uma maior fluência. O YAG pode ainda causar queimaduras e desordens de pigmentação devido ao tratamento extremamente agressivo. Uma pesquisa demonstrou que, em três tratamentos com YAG de vasos de 1 mm a 2 mm de diâmetro, foi obtida uma eliminação de 85%.[23]

Dispositivo	Características	Comprimento de onda	Eficácia no tratamento de veias da perna Veias superficiais *versus* veias profundas	
Laser de diodo com ou sem RF	infravermelho, efeito térmico	800 nm	*	**
LIP	Policromático, efeito térmico	410-1.200 nm	**	*
Alexandrita de pulso longo	infravermelho, efeito térmico	755 nm	**	***
Nd:YAG de pulso longo	infravermelho, efeito térmico	1.064 nm	***	****
Corante pulsado	visível, térmico	585 nm	**	
KTP	visível, térmico	532 nm	*	

* Eficácia mínima a moderada
** Eficácia moderada
*** Eficácia mínima
**** Eficácia máxima

TABELA 4–2 Dispositivos laser/LIP/RF para veias da perna[24].

DISPOSITIVOS PARA REJUVENESCIMENTO FACIAL

O rejuvenescimento cutâneo tem sido o foco de uma indústria multibilionária. Esta seção irá abordar os sistemas de rejuvenescimento não ablativo e ablativo com tempos de recuperação variando de minutos de vermelhidão e edema até semanas de eritema pronunciado e cicatrização de feridas.[25] A determinação de qual dispositivo será usado depende do grau do fotodano, do tipo de pele, das expectativas do cliente e de quais dispositivos o profissional tem à sua disposição. Um resumo das fontes de laser/luz disponíveis para rejuvenescimento facial é apresentado na Tabela 4.3.

Dispositivos ablativos

Com a beleza e a busca da fonte eterna da juventude configurando-se como o objetivo de muitas pessoas na nossa sociedade, o rejuvenescimento a laser encontrou o

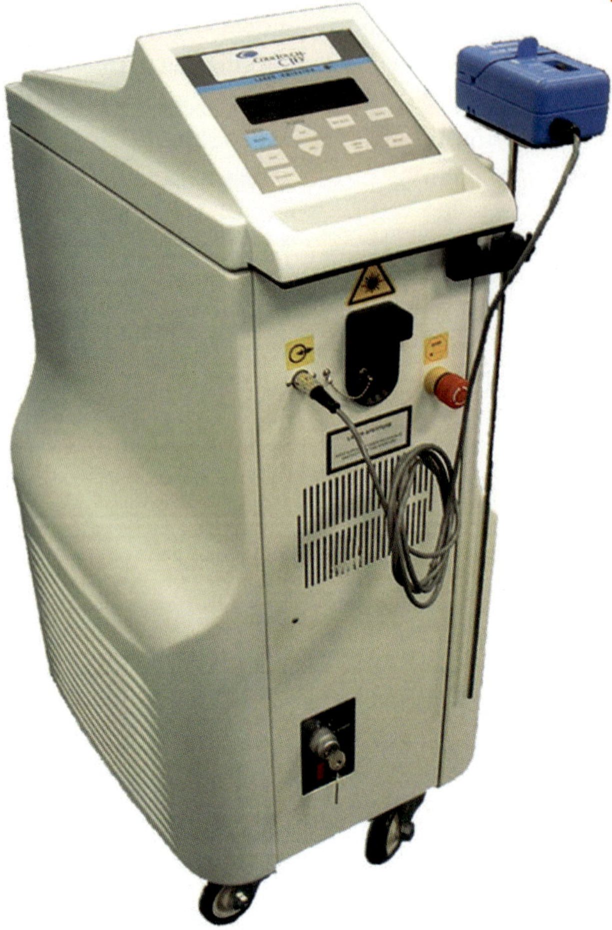

FIGURA 4–10
Sistema endovenoso CoolTouch empregado na ablação endovenosa. Cortesia de CoolTouch®.

seu nicho na década de 1990. Apesar de toda a pesquisa e desenvolvimento monetário na área da tecnologia não ablativa, o *resurfacing* a laser ainda é o padrão ouro, com cada novo dispositivo submetido a uma avaliação crítica. Nos anos 1990, o *resurfacing* com CO_2 era o tratamento de escolha para tudo: rítides faciais, cicatrizes, pigmentação e flacidez. No entanto, o consumidor submetido a esse procedimento passa por um processo doloroso, cicatrização prolongada e possíveis complicações. Além disso, os meses que se seguem são caracterizados pela presença de uma pele muito sensível e frágil.

Fonte de laser/luz	Comprimento de onda	Efeito tecidual	Fabricante/Nome do equipamento
Ablativos			
CO_2	10.600 nm	*Resurfacing*/ Ablação fracionada	Lumenis – Encore MAX FX (Active/Deep FX handpieces) Reliant – Fraxel re:pair Ellipse, Inc – Juvia MedSurge Advances-Quantel Lutronic – eCO2 Cynosure – Affirm CO2
Erbium	2.940 nm	*Resurfacing*: Ablação/Microablasão fracionada	Radiancy – Whisper MedSurge Advances – Derma BURANE Sciton – Contour Iridex – Venus Lutronic – MOSAIC Alma – Harmony Standstone – Whisper-NG Aerolase – LightPod Candela – SmoothPeel Focus Medical – NaturaLase Sciton – Pro-fractional
YSGG	2.790 nm	*Resurfacing*	Cutera – Pearl
Plasma		*Resurfacing*: Ablação/Não ablação	Rhytec, INC – Portrait PSR
Não ablativos			
Erbium glass	1.550 nm	Fracionado	Reliant – Fraxel re:store 1550
Erbium glass	1.540 nm	Estimulação fracionada de colágeno	Palomar – Lux1540 Quantel Medical – ARAMIS

Nd:YAG	1.440 nm	Fracionado	Cynosure – Affirm
Diodo	1.450 nm	Estimulação de colágeno	Candela – Smooth Beam
Nd:YAG	1.320 nm	Estimulação de colágeno	CoolTouch – CT3 Plus
Diodo e ELOS	IR e RF	Fracionado	Syneron – Matrix IR

TABELA 4–3 Fontes de laser/luz para rejuvenescimento facial.[26]

Lasers de CO_2: 10.600 nm

O laser de CO_2, na faixa do infravermelho médio, de energia invisível, foi usado pela primeira vez em um ambiente cirúrgico para o corte e a vaporização de tecido. A energia térmica gerada é absorvida pela água celular que compõe a maior parte do tecido biológico do nosso organismo.[27] Contudo, usado inicialmente no modo contínuo, o CO_2 cria uma área de necrose térmica de até 1 mm de profundidade. Na metade da década de 1990, esse comprimento de onda foi adaptado para liberar um alto pico de energia. Ou seja, durações de pulso curto foram desenvolvidas com base na teoria da fototermólise seletiva. A Coherent, Inc. (agora Lumenis), desenvolveu a tecnologia

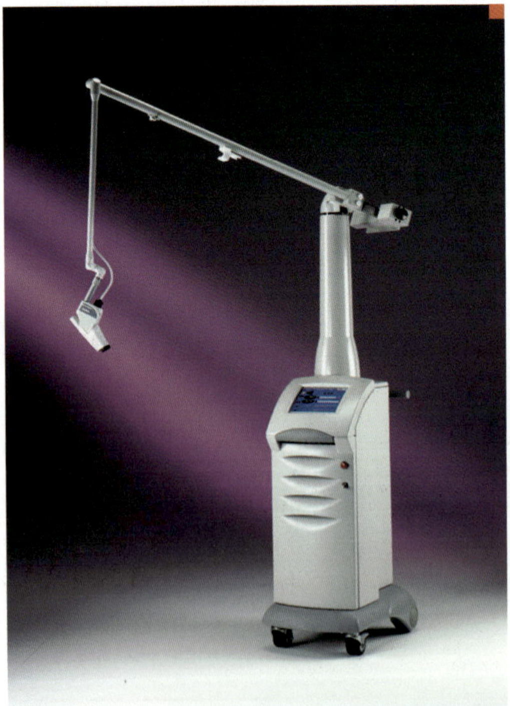

FIGURA 4–11 Dispositivo a laser de CO_2 Encore. Cortesia de Lumenis® Ltd.

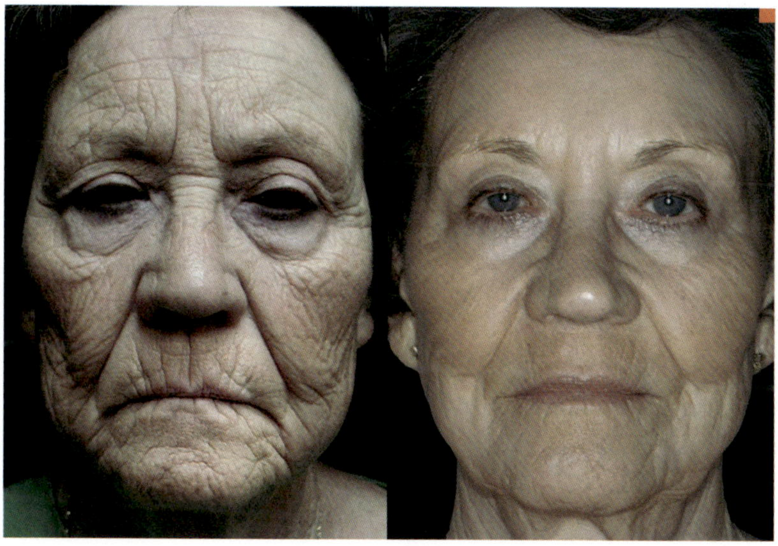

FIGURA 4–12
Efeitos do antes e depois do *resurfacing* a laser com CO_2. Cortesia de Suzanne Kilmer MD. (©) Lumenis® Ltd.

do primeiro feixe colimado que pode ser ligado a um dispositivo de varredura para a liberação uniforme de energia. O SilkLaser flashscanner da Sharplan/ESC Medical seguiu a tendência de outras empresas de lasers, trazendo acessórios para rejuvenescimento facial com CO_2. Quando adaptada para um modo de superpulso ou ultrapulso, a energia do laser CO_2, como mostrado na Figura 4.11, torna-se uma ferramenta precisa para a vaporização facial e o *resurfacing* (veja a Figura 4.12).

O *resurfacing* com CO_2 quase percorreu um círculo completo no mercado cosmético. Como os resultados podiam ser dramáticos, alguns médicos mantiveram-se afastados depois de complicações de cicatrização, infecção e hiper ou hipopigmentação relatadas após um período de cicatrização demorada. A Lumenis introduziu recentemente o *resurfacing* com laser de CO_2 fracionado no dispositivo Ultra-Pulse® Encore. Com sua variedade de peças de mão fracionadas, uma família de dispositivos

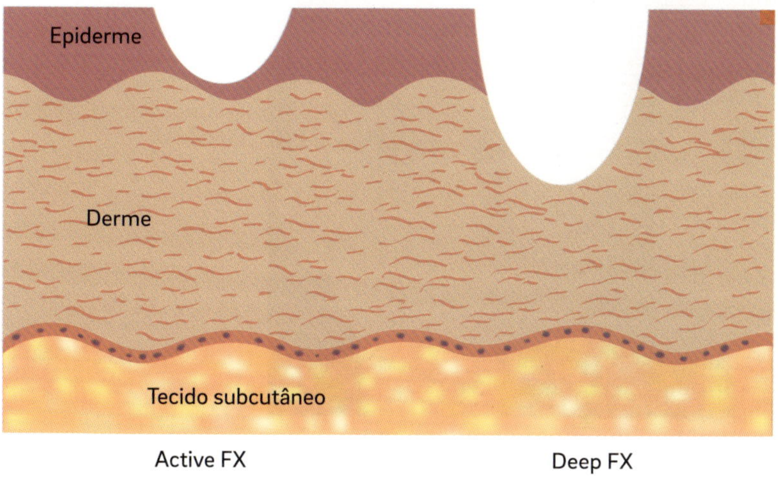

FIGURA 4–13
Efeitos teciduais do laser de CO_2 Active FX *versus* o laser MAX FX CO_2. O Active FX é o ideal para linhas finas e pigmentação não uniforme, com dano superficial. Já o Max FX é apropriado para rugas pronunciadas e cicatrizes de acne, em que o dano ocorre no nível da derme. Cortesia da Lumenis® Ltd.

de *resurfacing* fracionados já está disponível: o *scanner* de peça de mão Pigment-FX para a epiderme superficial, um *scanner* de peça de mão ActiveFX para derme e epiderme, e um *scanner* de peça de mão DeepFX para penetração profunda (veja a Figura 4.13). Os parâmetros do TotalFX ainda podem ser selecionados para propiciar os efeitos ablativos tradicionais do *resurfacing* a laser (veja a Figura 4.14). Cada terapia pode ser programada para liberar pulsos de laser de CO_2 fracionado sem sobreposição desses. Durante o procedimento, o médico pode realizar uma passagem única ou passagens múltiplas, usando um menor diâmetro de feixe laser liberado três vezes mais rápido que os lasers de varredura de CO_2 mais antigos. Nessa situação, há mais tecido intacto, promovendo uma cicatrização de feridas mais acelerada, o que representa menos edema, menos eritema, menor período de recuperação e clientes mais felizes. Dependendo de qual peça de mão e parâmetros são usados, o tempo de recuperação pode demorar de dois a sete dias. A resposta da pele inclui desde edema e eritema até peeling superficial ou formação de uma crosta.

A técnica de *resurfacing* envolve a sedação IV ou a anestesia geral com passagens múltiplas do laser de CO_2 em cada região da face. A tecnologia tornou-se tão avançada que 20-30 μm de tecido são vaporizados em cada passagem. A necrose térmica residual alcança 20-70 μm em cada passagem.[28] Duas a quatro passagens geralmente são realizadas em cada procedimento, resultando em completa vaporização da epiderme e remoção parcial da derme. Como resultado dessa engenharia avançada, um novo colágeno é produzido, o que leva à redução de rugas faciais e cicatrizes. A contração do colágeno e o aumento da firmeza, entre 20% e 30%, também ocorrem.

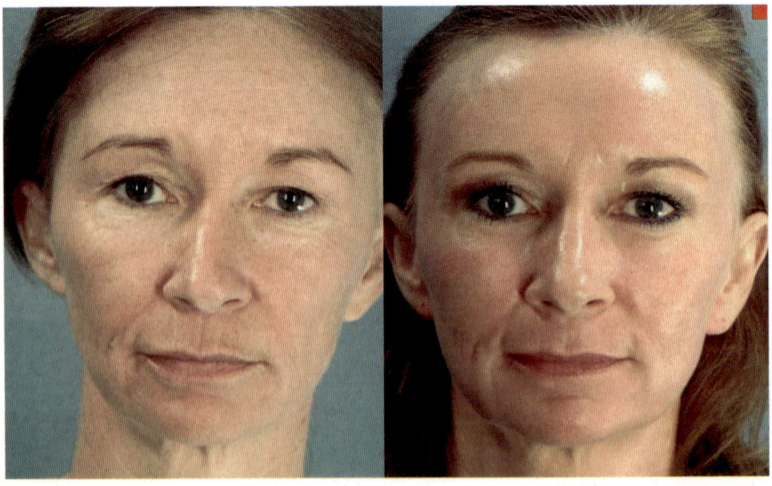

FIGURA 4–14
Efeitos clínicos antes e depois do ActiveFX. Cortesia da Barry DiBernardo, MD. Cortesia de Suzanne Kilmer, MD.© Lumenis® Ltd.

Em janeiro de 2008, o laser Reliant da Fraxel Re:pair™ foi lançado no mercado com a autorização do FDA como um sistema de laser fracionado de CO_2 para ablação e *resurfacing* da pele, juntamente com o tratamento de rugas e linhas finas, lesões pigmentadas e discromia vascular. Os efeitos teciduais da tecnologia fracionada de CO_2 dessa empresa produzem melhora na textura, nas rugas e cicatrizes de acne, bem como na firmeza da pele, devido à remodelação do colágeno. A cicatrização é rápida, com a reepitelização ocorrendo dentro de 24 horas. A maioria dos pacientes experimenta apenas três a cinco dias de inatividade com edema, eritema e formação de algumas crostas. A vermelhidão pós-tratamento tem duração, em média, de uma a quatro semanas. Essa tecnologia está sendo acoplada a vários tratamentos da Fraxel Re: Store™ para aumentar a resposta e possibilitar um máximo rejuvenescimento.

Outros dispositivos a laser

Na era do *resurfacing*, foram feitas tentativas para desenvolver um dispositivo com efeitos menos agressivos que ao mesmo tempo possibilitasse efeitos rejuvenescedores juntamente com remodelação do colágeno e um tempo de recuperação mais curto. O laser de erbium YAG (2.940 nm) foi selecionado porque é altamente absorvido pela água e pelo colágeno, muito mais do que o comprimento de onda do laser de CO_2, e, em comparação com este, apresenta menor tempo de inatividade. No entanto, os benefícios de rejuvenescimento facial do erbium também podem ser reduzidos com um decréscimo na remodelação do colágeno e firmeza da pele.

Você sabia? O comprimento de onda do laser de erbium YAG (Er:YAG), invisível e localizado na região infravermelho-intermediário, absorve 16 vezes mais água que o laser de CO_2. O comprimento de onda do Er:YAG é gerado a partir de um cristal de YAG que é dopado com elétrons de erbium. É um instrumento muito preciso, com dano térmico somente de 5-15 μm por passagem.[29]

Para obter a contração do tecido, combinações de pulsos curtos ablativos e sistemas erbium de pulso longo de maiores efeitos na coagulação têm sido desenvolvidas. Com o módulo Sciton's Contour, pode-se realizar um peeling com um microlaser controlando o grau de penetração nos tecidos de 5 a 200 μm e coagulação de 25 a 100 μm, por passagem. A sobreposição de pulsos também é precisamente controlada, sendo de 10% a 50%. Pode-se realizar um peeling com a luz ou ajustar os parâmetros para obter um *resurfacing* com Er:YAG mais profundo. O tempo de recuperação pode se estender de vários dias a semanas, dependendo do grau de penetração no tecido. Inúmeras empresas estão comercializando o Er:YAG para procedimentos de *resurfacing* superficial com resultados variados, incluindo a Alma lasers com os seus dispositivos Harmony Pixel

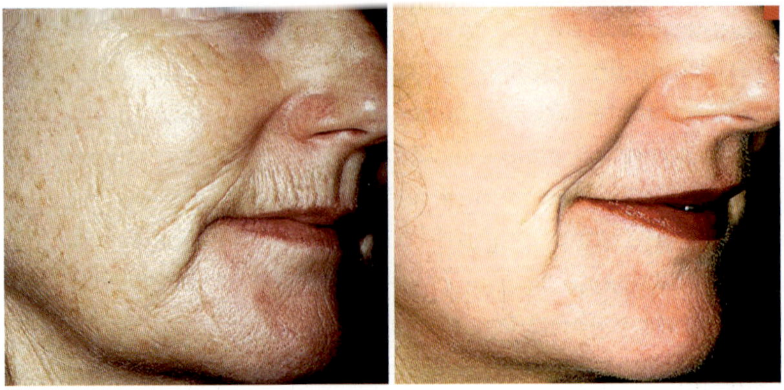

FIGURA 4–15
Antes e depois do tratamento *resurfacing* a laser com Er:YAG. Cortesia da Iridex/ LaserScope.

2.940 nm Er:YAG, Laserscope's Venus e Aerolase's LightPod. Além disso, há a Smooth Peel da Candela, e a Whisper-Ng da Sandstone (veja a Figura 4.15).

Outros dispositivos ablativos estão surgindo na vanguarda de rejuvenescimento facial, como o Pearl da Cutera. Outro exemplo é o laser YSSG (ítrio-escandinávio-

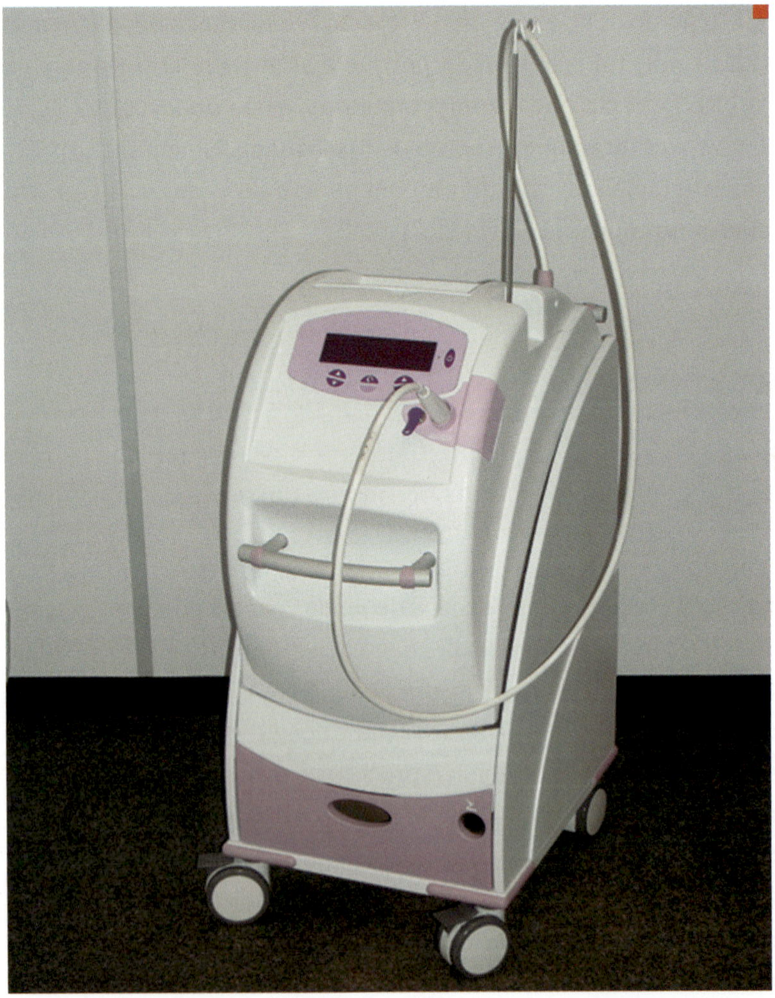

FIGURA 4–16
Dispositivo Portrait usado para rejuvenescimento facial. Cortesia da Rhytec.

-gálio granado), novo no mercado, que tem capacidade de provocar ablação de 10 a 30 µm, com necrose térmica de 20 a 60 µm. O *scanner* permite grande precisão, pulsando até 20 vezes por segundo. Um *resurfacing* de toda a face pode demorar pouco, de 10 a 15 minutos. O Pearl tem sido comercializado para melhorar as linhas finas, a textura irregular, a descoloração e cicatrizes de acne leve. A cicatrização de feridas cria uma epiderme naturalmente intacta que sofre esfoliação em três a quatro dias. A remodelação do colágeno ocorre em simultâneo com a redução de linhas finas e rugas. A versão fracionada desse dispositivo foi lançada no outono de 2008.

Dispositivos de plasma

Em 2003, estudos clínicos avaliavam a oferta de um novo dispositivo que possibilitasse ao consumidor o rejuvenescimento facial sem o tempo de inatividade associado com o laser de CO_2. O equipamento PSR³ Portrait da Rhytec, mostrado na Figura 4.16, promove tratamento preciso e eficiente, pela luz, de rítides faciais e pele danificada, com tempo de recuperação mínimo. O dispositivo usa a energia da radiofrequência para ativar o gás nitrogênio e assim criar o quarto nível da matéria, o plasma. A nuvem de plasma, em seguida, aquece a epiderme e a derme, promovendo o *resurfacing* facial (veja a Figura 4.17). Tendo em vista que há uma nuvem de plasma sem absorção por um cromóforo específico, a cicatrização não depende do tipo de pele.[30]

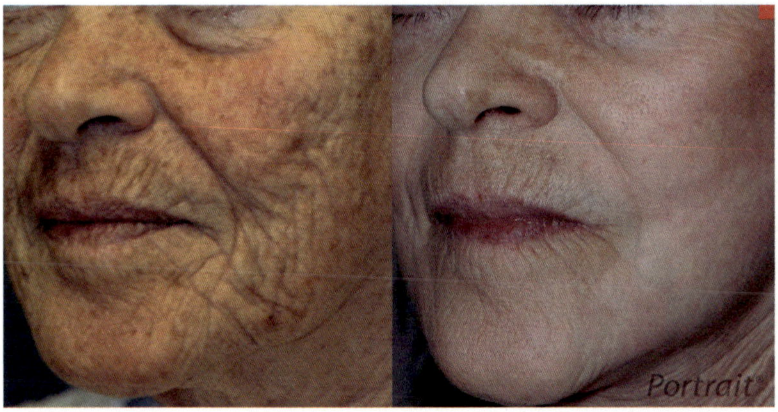

FIGURA 4–17
Antes e depois da utilização do dispositivo de plasma para *resurfacing* facial. Cortesia da Rhytec. Cortesia de Rodger W. Pielet, MD.

Os dispositivos Portrait oferecem dois modos de tratamento. Um usa uma fluência menor, com o cliente passando por três sessões, com um mês de intervalo entre elas, e observando, depois de cada sessão, um ou dois dias de cicatrização, eritema transitório e **descamação**. O outro protocolo utiliza o dispositivo com energias mais altas em uma única sessão de tratamento. Os clientes experimentam geralmente de três a seis dias de cicatrização da ferida, com duas a três semanas de eritema pós-tratamento.[31]

Numerosos estudos clínicos mostram as vantagens do dispositivo de plasma. Em 2006, Zelickson et al. relataram que 12 pacientes que se submeteram a uma única sessão de tratamento tiveram uma redução de 42% nas rugas faciais após 90 dias. Da mesma forma, um resumo de Bernstein et al. em 2006 abordou o tratamento de 12 pacientes com pele fotodanificada. Em cada um dos pacientes foram realizados três tratamentos espaçados em três semanas de intervalo. A resposta média foi uma melhora de 55% no tom da pele, na textura e na redução de rítides.[32]

Dispositivos não ablativos

O movimento em direção à existência de mais de uma tecnologia não ablativa baseia-se no fato de que o uso de uma variedade de dispositivos de laser/luz pode induzir o colágeno enquanto a epiderme é poupada.[33] O consumidor não está interessado em longas recuperações, reações adversas e procedimentos caros. Com a tecnologia não ablativa, os tratamentos são realizados em incrementos, os resultados são vistos de maneira gradual e os resultados finais não são normalmente percebidos em um período de 3 a 12 meses pós-procedimento.

Dispositivos de laser e LIP

Numerosas fontes de laser e LIP descritas na seção de laser vascular/laser para pigmentações deste capítulo são usadas de alguma maneira para o rejuvenescimento facial. O objetivo de estimular a produção de colágeno novo, reduzir os poros e rugas faciais e melhorar cicatrizes de acne, juntamente com a melhora do tom de pele e textura, é um tema comum para os fabricantes de laser e luz. Os sistemas de laser vascular PDL e KTP demonstraram a remodelação do colágeno. Há teorizações no sentido de que os lasers vasculares e as fontes de luz podem induzir a remodelação do colágeno mediante a estimulação de inflamação nos vasos sanguíneos. Em consequência, um novo colágeno é então produzido pelos fibroblastos.[34]

Dispositivos fracionados

Fazendo uma ponte entre dispositivos de *resurfacing* e sistemas a laser não ablativo, o *resurfacing* fracionado tem atraído espaço na indústria cosmética. Desde 2001, os dispositivos não ablativos têm desfrutado de uma ascensão popular devido à diminuição do tempo de inatividade, dos efeitos adversos e do inconveniente social. Agora, o *resurfacing* fracionado está atingindo o mercado como uma tempestade, em uma tentativa de oferecer resultados mais espetaculares do que os dispositivos não ablativos.

O primeiro dispositivo fracionado foi inventado em 2001 pela Rox Anderson, do Wellman Center for Photomedicine do Hospital de Massachusetts.[35] A Reliant Technologies introduziu no mercado o laser Fraxel™ (1.550 nm), um laser de erbium de fibra óptica, em 2004. O FDA autorizou o uso do laser Fraxel para o *resurfacing* facial, o tratamento de pigmentação e melasma, de cicatrizes de acne e cicatrizes cirúrgicas. Por ter como alvo a água, o Fraxel™ libera um padrão microscópico de energia térmica que pode ser ajustado conforme o grau de penetração e densidade do feixe laser. O Fraxel Re:store™ 1.550 pode fornecer até 70 mJ de energia por pulso com grau penetração de 1.359 µm.

Os pulsos fracionados são denominados **zonas microtérmicas (MTZ)**, que são pequenas colunas de tecido coagulado do tamanho de um pixel. Como há espaço entre as colunas fracionadas, a cicatrização de feridas é suportada pelo tecido não tratado com o laser. O aspecto interessante dessa nova tecnologia fracionada não ablativa é que a epiderme permanece intacta e não descama. Como zonas de novas células são regeneradas, as células danificadas migram para cima e há uma descamação gradual ao longo de dois a cinco dias. O edema e o eritema são comumente vistos por vários dias após o procedimento, dependendo da densidade e da fluência selecionada.

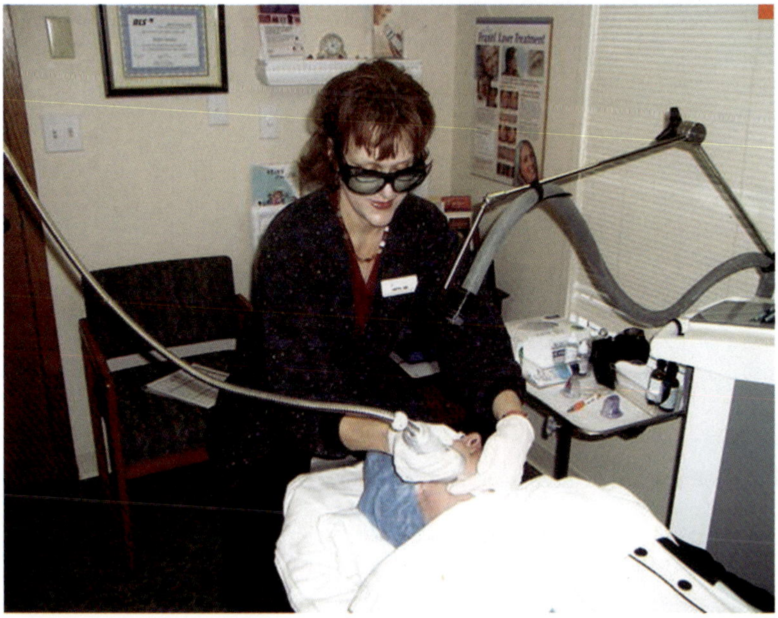

FIGURA 4-18
Autora desta obra realizando *resurfacing* com laser Fraxel para rítides faciais. Cortesia da Olympic Dermatology and Laser Clinic.

No início, um corante azul era necessário para a absorção da energia do laser. No entanto, novas indicações do tratamento requerem apenas um gel de Lipothene. Em geral, o desconforto é aliviado por um anestésico tópico e por um dispositivo de refrigeração de ar, o Zimmer Chiller, direcionado ao local de tratamento (veja a Figura 4.18). Normalmente três a cinco tratamentos, com duas a quatro semanas de intervalo, resultam na formação de colágeno novo, na redução de linhas finas, no aumento da firmeza da pele e na melhoria da pigmentação e de cicatrizes (veja as Figuras 4.19 e 4.20).

Desde a introdução da tecnologia fracionada, inúmeras empresas têm comercializado os seus dispositivos fracionados para a área cosmética. Em 2006, a Palomar

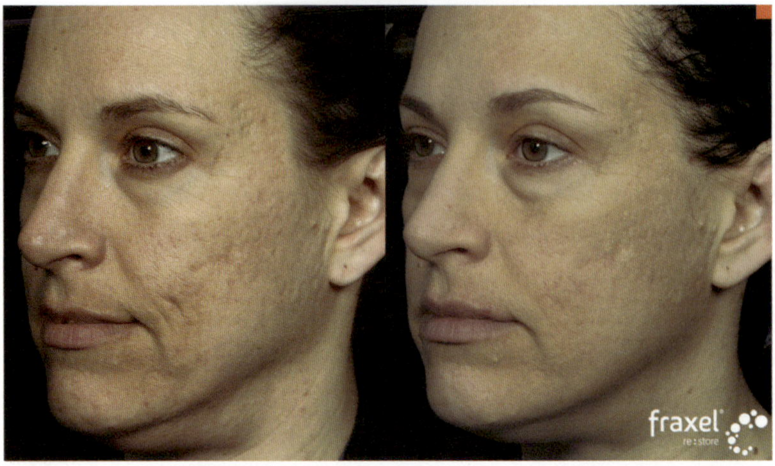

FIGURA 4–19
Antes e depois do tratamento com o laser Fraxel. Cortesia de Z. Rahman MD. Cortesia da Reliant Technologies.

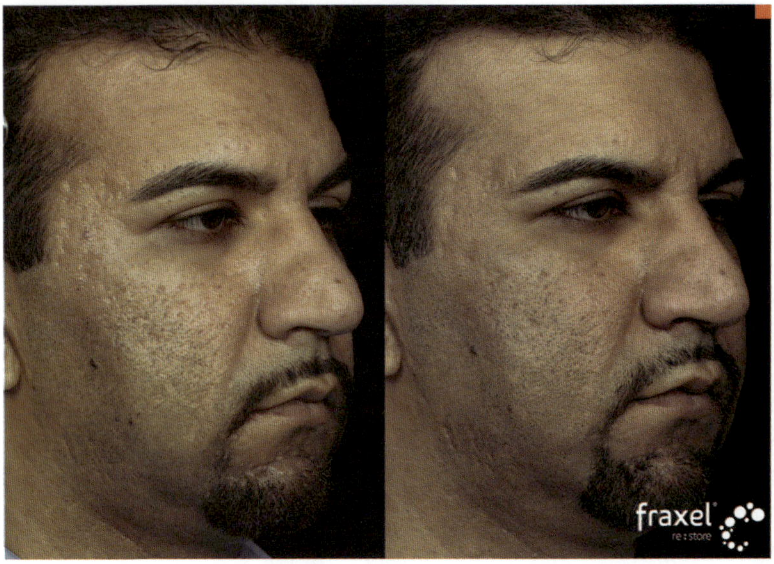

FIGURA 4–20
Antes e depois do tratamento com o laser Fraxel. Cortesia de Z. Rahman MD. Cortesia da Reliant Technologies.

introduziu a peça de mão com laser fracionado Lux 1540, que libera pulsos do laser Erbium glass na forma de microfeixes focados, os quais criam colunas isoladas de coagulação. Mais uma vez, a epiderme permanece intacta porque pode ser fornecida energia de 5 a 70 mJ com a penetração de até 1 mm.[36] Esse dispositivo fracionado usa um sistema de resfriamento (*Palomar's Contact Cooling*) mediante a utilização de uma peça de mão para o conforto e controle da temperatura da epiderme. O Afirmm da Cynosure também foi introduzido em 2006 para o *resurfacing* fracionado. O laser Nd:-YAG de 1.440 nm emprega a tecnologia combinada do pulso ápice (CAP), na qual mil zonas da coagulação são criadas dentro de 10 mm do feixe laser.[37] A Cynosure relata menor desconforto porque os feixes laser são liberados a uma densidade maior que em outros dispositivos, sendo necessárias uma a duas passagens apenas. O Afirmm libera uma energia mais superficial, com uma penetração térmica de 100 a 300 µm.

O comprimento de onda infravermelho de 1.320 nm também pode ser liberado em microssegundos, após um pulso de 1.440 nm, usando uma tecnologia múltipla. O comprimento de onda de 1.320 nm penetra mais profundamente na derme para o tratamento de rítides e cicatrizes. O resfriamento é conduzido pela utilização de um Zimmer chiller e raramente um anestésico tópico é necessário.

Outros novos dispositivos que entraram no mercado incluem o Matrix IR da Syneron com liberação fracionada de energia óptica com energia de RF bipolar. A Syneron informa que o sistema funciona com um aquecimento térmico profundo juntamente com a remodelação do colágeno e a redução de rugas. A Sciton também oferece o novo ProFractional (2.940 nm), um dispositivo de laser erbium para a melhoria das rugas, cicatrizes e textura da pele que propicia precisão na penetração e ocorrência de microferidas que estimulam a produção de colágeno com tempos de recuperação menores.

Aos dispositivos adicionais que entram no mercado, deve ser dada uma cuidadosa atenção aos resultados publicados, e não a dados anedóticos sensacionalistas. Esses dispositivos produzem, em média, uma melhoria de 30% a 70% na pele fotodanificada, em cicatrizes de acne e/ou pigmentações, em uma série de quatro a seis tratamentos. Alguns dispositivos e aplicações podem ser igualados ao padrão ouro do *resurfacing* com laser CO_2. No entanto, em outras aplicações, os dispositivos fracionados ainda ficam aquém.

Dispositivos de estimulação do colágeno

Os sistemas de laser não ablativos, da região do infravermelho médio, foram introduzidos pela primeira vez como terapias adjuntas para a melhoria das rugas faciais e cicatrizes de acne. Como resultam em tempo de inatividade mínimo, os dispositivos de não *resurfacing* ganharam aceitação do consumidor. O laser CoolTouch, de 1.320 nm, é absorvido pela água e produz um alto grau de difração na derme. A lesão térmica nessa camada induz dano vascular, o que conduz à estimulação de fibroblastos e resulta na formação de colágeno. O recém-formado colágeno atua como um enchimento para as rugas faciais e cicatrizes.[38] O desenvolvimento de sistemas de resfriamento criogênico permite a liberação de fluências maiores sem a ocorrência de lesão epidérmica. Além disso, devido à sua má absorção pela melanina, o CoolTouch pode ser usado em tipos de pele I a VI. O dispositivo de 1.320 nm possui três entradas: uma para o *spray* criogênico, uma para a fibra do laser e uma para o monitoramento da temperatura da pele. Em 2002, Fatemi et al. demonstraram que, para a obtenção de resultados máximos, é melhor haver três passagens do que uma.[39]

O laser infravermelho de 1.450 nm (Smoothbeam da Candela) é outro dispositivo de estimulação do colágeno que funciona de forma semelhante àquele de 1.320 nm. O comprimento de onda de 1.450 nm também é absorvido pela água, produzindo lesão na derme com estimulação de colágeno subsequente. Um resfriamento criogênico é empregado antes, durante e depois do pulso do laser, de forma similar ao laser de 1.320 nm. Em teoria, pode-se utilizar esse dispositivo em todos os tipos de pele, mas estudos têm relatado um efeito adverso ocasional de hipopigmentação em peles dos tipos IV, V e VI, que pode decorrer da lesão criogênica ou ser um efeito secundário da absorção de calor.[40]

O laser infravermelho de 1.540 nm (laser Erbium glass da Aramis-Quantel) é um sistema de bombeamento com uma lâmpada de *flash*, invisível e não ablativo. É comumente usado na Europa para o tratamento de rítides faciais e cicatrizes de acne. Da mesma forma que em outros dispositivos infravermelhos, a absorção de água ocorre com subsequentes lesão e remodelação do colágeno. Esse laser penetra até 2 mm de profundidade e, ao contrário do Smooth Beam e do Cool Touch Systems, utiliza uma lente resfriada com safira a uma temperatura de 5°C. Fournier demonstrou em 2002 que, após quatro tratamentos, houve uma redução de 40% nas rítides faciais e de 17% na espessura da epiderme.[41]

Você sabia? Os dispositivos não ablativos são uma alternativa para os consumidores que não desejam realizar o *resurfacing* ablativo, contudo ainda existe variabilidade nos resultados. A pesquisa continuada é fundamental para estabelecer o cliente ideal e os parâmetros do tratamento. Ainda assim, o futuro parece promissor.

DISPOSITIVOS PARA REMOÇÃO DE PELOS

De acordo com a American Society for Aesthetic Plastic Surgeons, em 2007 a remoção de pelos com laser emergiu como o quarto procedimento estético mais popular nos Estados Unidos. Como discutido anteriormente, o princípio primário por trás do laser e da LIP na remoção de pelos é a teoria da fototermólise seletiva. Os lasers de remoção de pelos têm como alvo diferentes cromóforos. A absorção de hemoglobina, que se origina dentro do componente vascular do bulbo piloso, pode ocorrer com o laser de diodo ou Alexandrita.[42] No entanto, a melanina é considerada o cromóforo-alvo principal em todos os dispositivos para remoção de pelos comercializados em 2008. Há dois tipos de melanina encontrados no folículo piloso: eumelanina (prevalente no cabelo castanho/preto) e feomelanina (em pessoas loiras ou ruivas).[43] Em função das características de absorção dos diferentes comprimentos de onda na remoção de pelos, pessoas com pelos castanhos e pretos são as mais responsivas ao laser/LIP. Clientes com cabelo loiro e vermelho tendem a ter apenas 10% a 15% de redução, com várias sessões de tratamento.[44] O enorme ganho de popularidade desses dispositivos torna-os especialmente importantes para os profissionais da área estética, que precisam obter uma compreensão aprofundada dos diferentes tipos de dispositivos, a respeito de quem é o candidato apropriado e de quais serão as pessoas que vão apresentar os melhores resultados. Consulte a Tabela 4.4 para obter um resumo desses dispositivos.

Dispositivo	Comprimento de onda	Tipo de pele predominante	Nome/fabricante
Rubi de pulso longo	694 nm	I-III	› Dispositivos mais antigos disponíveis pela Sharplan, Palomar; Mehl Biophile, Aesclepion Meditec[46]
Laser de diodo	800 nm	I-VI	› LightSheer Diode – Lumenis › Velure – Lasering USA › Soprano – Alma Lasers
Luz intensa pulsada	500-1.200 nm 500-950 nm 650-950 nm 515-1.200 nm 550-1.200 nm 525–1.200 nm 410–1.400 nm 640–1.200 nm	I-VI	› Quadra Q Series – DermaMed › Cynosure PL – Cynosure › Harmony – Alma Lasers › Quantum, Lume1 – Lumenis › Clareon, Solarus – Novalis › Medilux, EsteLux – Palomar › BBLs – Sciton › NaturaLight – Focus Medical

Laser Alexandrita de pulso longo	755 nm	I-VI	› GentleLASE – Candela › Apogee – Cynosure
LIP/YAG	500-1.200 nm/ 1.064 nm 410-1.400 nm/ 1.064 nm	I-VI	› StarLux – Palomar › CoolGlide Xeo – Cutera › Profile – Sciton
Nd:YAG de pulso longo	1.064 nm	I-VI	› NaturaLase LP – Focus Medical › Dualis/Fidelis Series – Fotona › VARIA – Cooltouch › GentleYAG – Candela › CoolGlide CV – Cutera › Lyra – Iridex › ClearScan – Sciton
LIP/RF	680-900 nm	I-V	eMax/eLight – Syneron
Nd:YAG *Q-switched*	1.064 nm	I-VI (efeitos temporários somente)	› NaturaLase1064 – Focus Medical › MedLite, RevLite – Hoya ConBio
Alexandrita/ Nd:YAG	1.064 nm/ 755 nm	I-VI	› GentleMax – Candela › Elite – Cynosure

TABELA 4–4 Dispositivos de laser/LIP/RF para remoção de pelos.[45]

Laser de rubi: 694 nm

Numerosos dispositivos de remoção de pelos com laser/LIP originaram-se na década de 1990, mas muitos se tornaram obsoletos na prática. Dos cinco fabricantes originais de laser de rubi, todos deixaram de vender e comercializar seus lasers no mercado em razão de uma variedade de questões relacionadas com a utilização dessa tecnologia. Pela maior atração da melanina no espectro de absorção por dispositivos de remoção de pelos, o rubi foi uma excelente escolha para a pele negra. A prática clínica, entretanto, era limitada devido à simultânea absorção da melanina da epiderme e da derme. Os profissionais descobriram que pessoas com tipos de pele I e II eram as melhores candidatas ao tratamento com o laser de rubi. Qualquer cliente que apresentasse exposição ao sol não era um candidato. Outro problema eram os efeitos bioteciduais do comprimento de onda do rubi. A energia desse laser não penetra tão profundamente como outras modalidades de laser/LIP no mercado, o que faz com que o dispositivo com laser de rubi não seja tão eficaz.

Os dispositivos ainda disponíveis a partir de distribuidores de segunda mão são: Palamar Ruby E2000, Sharplan's Epi-touch long pulsed Ruby, Sinon's Ruby, Mehl Biophile's Chromos e Aesclepion's Ruby Star.

Cuidado! Esteja ciente de que, se uma linha de dispositivos foi descontinuada, as atualizações, os serviços de manutenção e reparo serão mais difíceis.

Lasers Alexandrita: 755 nm

O Alexandrita é um dos mais populares dispositivos a laser comercializados nos dias atuais.

A atração da melanina é a segunda maior na curva de absorção, e esse laser é altamente efetivo para a remoção de pelos a longo prazo. Pelo fato de possuir um comprimento de onda maior, sua penetração tecidual é maior do que com o rubi. Esse laser também tem se mostrado muito efetivo para tipos de pele I a IV e vantajoso no tratamento em pessoas de cabelo preto a castanho-claro. A taxa de eficácia tem ficado em torno de 25% a 30% por tratamento.[47] A maioria dos dispositivos tem sistemas de resfriamento que permitem o mínimo ou nenhum desconforto durante os tratamentos. Os *scanners* também estão disponíveis para tratamentos mais rápidos, sobretudo em locais do corpo maiores, como as costas e pernas.

Todavia, devido à maior taxa de absorção de comprimento de onda desse laser (755 nm) na epiderme e na derme, o tratamento em peles mais escuras pode ser mais difícil. Os lasers Alexandrita de pulso longo têm se tornado mais disponíveis no mercado, de modo que a taxa de energia depositada no folículo piloso seja menor do que a absorção epidérmica.[48]

Estudos clínicos comparando as durações de pulso de 2 ms, 5 ms, 10 ms e 20 ms não mostraram qualquer redução significativa no pelo, mas a taxa de hiperpigmentação foi reduzida com o pulso de 20 ms. Esse laser também pode ser modificado para ser aplicado em peles mais escuras do tipo IV mediante aumento dos mecanismos de resfriamento. Ajustando a duração de tempo do spray criogênico sobre a pele ou aumentando o tempo de contato, diminuem-se as possibilidades de hiperpigmentação ou outros efeitos colaterais.

A base da haste do folículo piloso apresenta de 2 a 6 mm. O comprimento de onda do laser ideal para chegar a essas profundidades está entre 750 e 1.100 nm, e os dispositivos de remoção de pelos existentes conseguem assim atingir tais profundidades.[49] Além disso, o diâmetro do feixe laser pode ditar o sucesso do tratamento. Ele deverá ser grande para direcionar o feixe a uma profundidade apropriada no folículo.

Vários lasers Alexandrita de pulso longo estão atualmente no mercado, incluindo o Apogee da Cynosure, o GentleLase da Candela, o Arion da Wavelight e o Epicare da Light Age. O GentleLase da Candela usa um dispositivo de resfriamento dinâmico (DCD) com curtas liberações de gás criogênico para ajudar a proteger a epiderme. A Apogee da Cynosure utiliza pulsos de maior amplitude, de até 40 ms, e altas fluências de até 50 J/cm^2. Os dispositivos GentleMax da Candela, Elite da Cynosure e UltraWave II da Adept Medical Concepts são vendidos como dispositivos de comprimento de onda duplo, contendo laser Alexandrita e YAG. Eles podem ser usados para peles mais escuras dos tipos IV a VI.

Você sabia? Os lasers de diodo não são todos iguais. Cada dispositivo é diferente em relação à duração do pulso, ao diâmetro do feixe laser e à fluência. Por isso, uma orientação e treinamento detalhados são necessários antes de fazer substituições das unidades de laser.

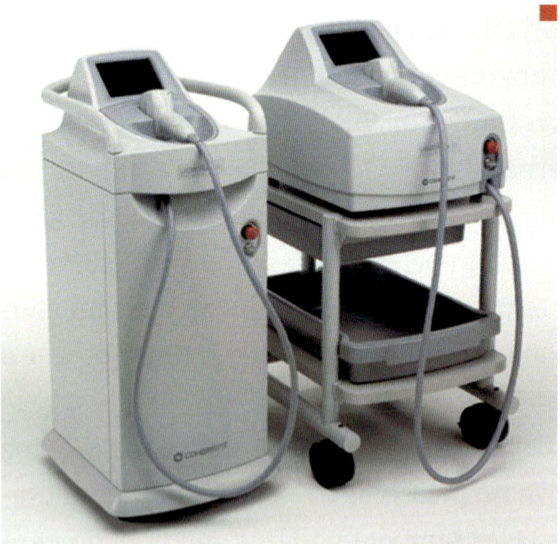

FIGURA 4–21 Laser de diodo Light Sheer usado para remoção de pelos. Cortesia da Lumenis® Ltd.

Laser de diodo: 800 nm

Em 1997, a Lumenis recebeu aprovação do FDA para a comercialização de um laser no infravermelho próximo, um laser de diodo no estado sólido LightSheer para a redução permanente do pelo.[50] O laser de diodo de 800 nm mostrou ser extremamente popular e eficiente porque ele é gerado eletronicamente a partir de arranjos de diodos. Tal como acontece com outros dispositivos, o alvo é a melanina, e ele é aprovado para peles dos tipos I a VI. Os dispositivos de diodo LightSheer, como mostrado na Figura 4.21, têm mostrado eficácia em todos os tipos de pele, utilizando uma variedade de amplitudes de pulso (5-400 ms), uma ponta de safira resfriada e fluências entre 10 mJ/cm^2 e 60 mJ/cm^2. Um estudo clínico retrospectivo publicado em 2002 com 1.000 mulheres tratadas com esse sistema demonstrou uma média de perda de pelos de 70% a 80%, em cinco a seis tratamentos.[51]

Outras empresas têm introduzido lasers de diodo no mercado em virtude da popularidade do comprimento de onda, juntamente com a segurança e eficácia. Os componentes do diodo eletrônico também têm provado serem desprovidos de problemas de manutenção e serviço, quando comparados com lasers a gás ou de cristal. A Iridex comercializa o Apex-800, a Alma o Soprano XL, a empresa Lasering EUA a Velure S800, e a MedSurge Avança disponibiliza o Asclepion MeDiostar XT.

Laser Nd:YAG: 1.064 nm

O laser YAG de pulso longo pode penetrar de 3 a 5 mm de profundidade no bulbo do folículo para uma redução efetiva dos pelos terminais de cor escura. Esse comprimento de onda infravermelho não tem, no entanto, um elevado coeficiente de absorção para a melanina.[52] Pela fraca atração do YAG à pigmentação, fluências mais elevadas em conjunto com um resfriamento mais agressivo são obrigatórias para um tratamento seguro e eficaz. No tratamento de tipos de pele mais escura, o YAG mostrou ter uma vantagem distinta sobre os lasers Alexandrita e de diodo. O comprimento de onda de 1.064 nm foi aprovado pelo FDA para os tipos de pele I a VI, bem como para clientes que estejam realizando bronzeamento e clientes bronzeados. O tratamento com esse tipo de laser tende a produzir mais desconforto em função da penetração térmica mais profunda. Uma variedade de estudos tem demonstrado variação na eli-

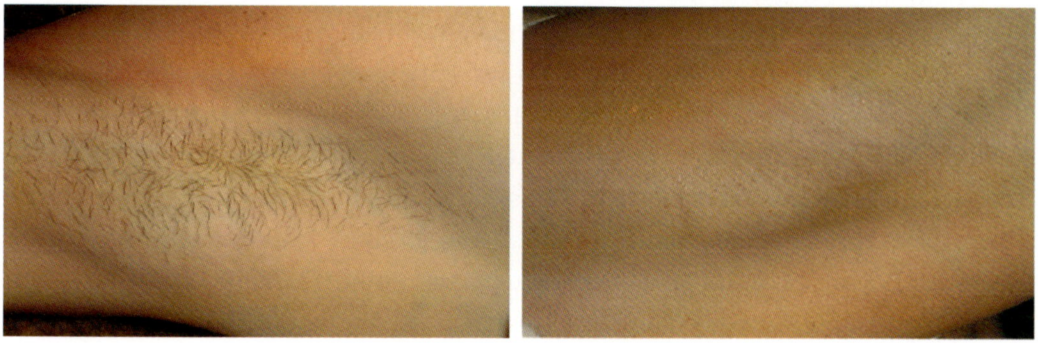

FIGURA 4–22 Antes e depois do tratamento com laser Lyra Nd:YAG para tratamento da redução de pelos na axila.

minação de pelos, com resultados equivalentes aos lasers de diodo e Alexandrita. Rao e Goldman demonstraram, todavia, uma eficácia de apenas 40% com três tratamentos usando o YAG, em comparação com a eliminação de 60% com outros lasers. Isso pode decorrer da maior competição pela absorção do YAG no bulbo capilar.[53]

Numerosos lasers Nd:YAG estão disponíveis no mercado, incluindo, mas não se limitando aos descritos a seguir. O Cool glide CV da Cutera tem um dispositivo de resfriamento de cobre e um diâmetro do feixe laser de 10 mm para uma penetração profunda no bulbo e bulge*. A Cynosure comercializa o Acclaim, o qual libera altas fluências e diâmetro do feixe laser correspondentes. O Lyra da Iridex/LaserScope também provou ser altamente eficiente em todos os tipos de pele (veja a Figura 4.22). O GentleYAG da Candela também utiliza resfriamento por DCD para a maior proteção epidérmica dos tipos de pele V e VI, com diâmetro do feixe laser de 1,5 a 18 mm de diâmetro. Outros lasers YAG para a remoção de pelo, fabricados por outras empresas, são o Varia da CoolTouch, o Profile HMV e o ClearScan da Sciton. Todos esses dispositivos comercializados têm alta fluência e grandes spot sizes com o intuito de propiciar penetração profunda para uma remoção ideal de pelos. Diversas empresas estão até mesmo combinando o Nd:YAG com o Alexandrita para obter comprimento de onda com capacidades múltiplas.

A quantidade de melanina na pele de uma pessoa não é um problema com o YAG. Zhing-Quan e Fairchild demonstraram que na pele negra há uma penetração tecidual (ou no folículo piloso) três vezes maior com o comprimento de onda de 1.064 nm *versus* 700 nm.[54] Isso mostra mais uma vez que, à medida que o comprimento de onda se torna maior, há uma maior absorção profunda no bulbo capilar, em detrimento da absorção superficial na epiderme e derme.[55]

Luz intensa pulsada (LIP)

Os dispositivos de LIP têm sido usados com sucesso para remoção de pelos desde 1998. Ao utilizar os filtros apropriados entre 590 nm e 1.200 nm, uma variedade de cores de pelos e características dos folículos podem ser tratadas. Para unidades de LIP, filtros de comprimento de onda mais longos são empregados para uma penetração máxima no bulbo folicular. Dispositivos de resfriamento poupadores da epiderme juntamente com gel frio são usados. Os dispositivos Y, Ys, R e Rs disponíveis na StarLux, MediLux e o EsteLux da Palomar disponibilizam diferentes cabeçotes do tratamento, se o cliente tiver pelos grossos ou finos, ou se tiver pelos mais claros. O Epilight, Lume 1 e Quantum da Lumenis, o Harmony da Alma Lasers, o Limelight da Cutera e o Spa Touch da

* O bulge é também denominado de protuberância. (N.T.T.)

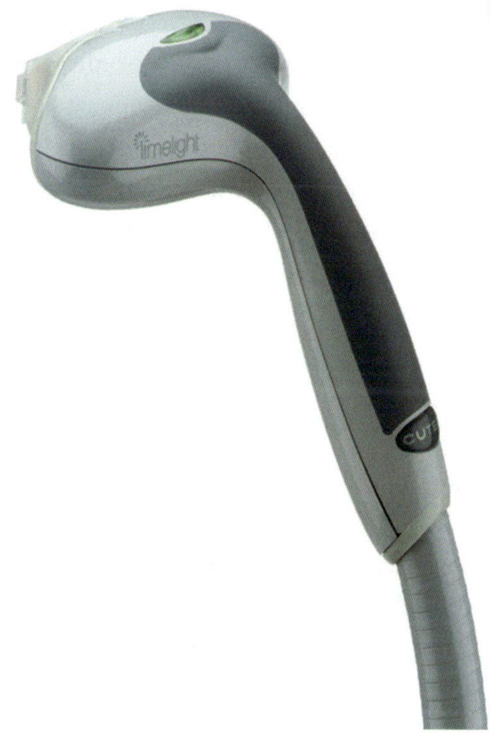

FIGURA 4–23
Dispositivo LIP Limelight da Cutera. Cortesia da Cutera™.

Radiancy são apenas algumas das unidades disponíveis hoje (veja a Figura 4.23). Várias empresas agora estão expandindo suas plataformas de vendas mediante a combinação da LIP com o laser YAG para tratar tipos de pele mais escura de forma mais eficaz.

Tecnologia ELOS™ (Sinergia Eletro-Óptica)

A Syneron comercializa um Sistema LIP/RF bipolar para a redução da cor dos pelos de todos os tipos de pele. Em cada pulso, o comprimento de onda da LIP de 580 nm a 980 nm aquece cada folículo piloso e então uma corrente elétrica percorre o caminho de menor impedância através do folículo até o outro lado do eletrodo bipolar. Esse dispositivo demonstrou eficácia na eliminação de 21% a 65% de pelos após 90 dias de tratamento em uma única sessão.[56] Com várias sessões de tratamento, até mesmo a redução do pelo branco é observada ao longo do tempo.

Dispositivo fotopneumático PPX

A empresa Aesthera recebeu autorização do FDA em 2005 para comercializar uma combinação patenteada de energia pneumática (sucção) acoplada a uma fonte de luz de amplo espectro.[57] O dispositivo envolve um sistema de pressão pneumática que faz com que o folículo piloso e a pele sejam impulsionados para a ponteira do dispositivo*. Como consequência, o folículo piloso fica mais próximo da fonte de luz, a melanina é

* Nesses sistemas utilizam-se ponteiras com filtros de acordo com o objetivo do tratamento. Existem filtros de 400 nm, 530 nm e 580 nm. (N.T.T.)

reduzida devido ao afinamento da epiderme e os vasos sanguíneos ficam comprimidos. A luz de amplo espectro é então pulsada para o local desejado em um procedimento desprovido de dor. A pele emite água enquanto ela está sob pressão e fornece um sistema de resfriamento para a epiderme. A fluência necessária é diminuída quatro a cinco vezes em comparação a outros sistemas em função das características do tratamento pneumático. Os estudos clínicos realizados por Jacques et al. demonstraram eficácia igual aos quatro sistemas de remoção de pelos mais proeminentes.[58]

DISPOSITIVOS PARA REMOÇÃO DE TATUAGEM

As tatuagens são dominantes hoje em dia: 36% de todos os adultos americanos entre 25 e 29 anos de idade têm uma tatuagem. Estima-se que mais de 10 milhões de americanos tenham pelo menos uma tatuagem e há cerca de 4 mil estúdios de tatuagem nos Estados Unidos.[59] Estima-se também que mais de 38% dos norte-americanos tatuados não gostam das suas tatuagens e 28% consideram a sua remoção. [60]

As tatuagens são removidas por dispositivos de laser fotomecânico ou **fotoacústico**. Em função da curva de absorção de lasers *versus* a cor da tinta de tatuagem, cada cor pode requerer um sistema de laser diferente para a sua eliminação. Isso poderá resultar em um processo bastante longo, com tratamentos múltiplos, usando diferentes comprimentos de onda do laser para remover uma tatuagem com várias cores. Outros usos desses lasers são a remoção de tatuagens traumáticas ocasionadas pela penetração mecânica de partículas estranhas no corpo devido a um acidente ou lesão. Essas tatuagens são geralmente associadas com quedas ou acidentes automobilísticos ou com motocicletas. Além disso, tatuagens cosméticas indesejadas ou deslocadas, como as tatuagens que atuam delineando os olhos ou tatuagem de contorno dos lábios, podem ser removidas usando os lasers *Q-switched*. Alguns pontos de teste precisam ser realizados, especialmente se houver evidência de tons branco, cor da pele ou pêssego na tinta da tatuagem, porque eles podem oxidar e ficar pretos com o tratamento a laser. A Tabela 4.5 refere-se a diferentes comprimentos de onda disponíveis no mercado para remoção dos pigmentos da tatuagem.

Avaliação da tatuagem

Quando o cliente se apresenta para a sua primeira remoção de tatuagem, é importante fazer uma avaliação completa. A localização, o histórico e a idade da tatuagem, se o tatuador era um amador ou um profissional e se houve tentativas anteriores de removê-la. E o mais importante, todas as cores que a compõem precisam ser determinadas. Expectativas apropriadas precisam ser expressas ao cliente porque pode levar de seis a 20 tratamentos, um mês ou dois meses de intervalo, para a remoção.

Devido aos efeitos fotoacústicos, o tratamento de feridas é imperativo na primeira semana. O seu cliente, é claro, também deve perceber que nem toda cor vai desaparecer completamente. Pode haver cores remanescentes, juntamente com possíveis riscos de hiper ou hipopigmentação, bolhas e, possivelmente, cicatrizes. Clientes com pele negra estão em risco de desenvolver distúrbios de pigmentação e cicatrizes, dependendo do dispositivo usado. É importante trabalhar em conjunto com um médico, pois um creme anestésico pré-tratamento é geralmente necessário para o controle da dor. Além disso, às vezes um antibiótico pode ser necessário, se formação de bolhas ou infecção ocorrer.

Laser de rubi *Q-switched* – 694 nm

Os efeitos do laser de rubi *Q-switched* foram publicados pela primeira vez em 1965 por Goldman et al. para a eliminação de uma tatuagem azul-escura com pulso de nanossegundo.[61] Desde 1960, lasers mais novos com durações de pulso mais curtos, maiores fluências e com maior confiabilidade têm produzido excelentes resultados. Devido às características de absorção do comprimento de onda do rubi vermelho, os pigmentos preto, azul e verde parecem responder melhor. Vários tratamentos são necessários com fluências de 4 a 10 J/cm^2, a cada 6 a 8 semanas. O risco de cicatrizes é observado em torno de 5% a 10% dos clientes, ocorrendo problemas de pigmentação em 1% a 3% da clientela tratada.[62] Em um estudo realizado por Lowe et al., foram utilizadas fluências de 10 J/cm^2 e tratamentos a cada 6 a 8 semanas. Das 28 tatuagens profissionais, 22 tiveram mais de 75% de eliminação com 5 sessões. [63]

Vários lasers de rubi *Q-switched* estão disponíveis comercialmente a partir de uma variedade de empresas, incluindo: Sinon da WaveLight, Q C laser da APLC Medico e Spectrum RD 1200 *Q-switched* ruby laser da Palomar.

Comprimento de onda do laser	**Absorção**
Q-switched (532 nm)	Pigmento vermelho
Nd:YAG *Q-switched* (1.064 nm)	Pigmentos azul e preto
Alexandrita *Q-switched* (755 nm)	Pigmentos verde, preto, azul
Rubi *Q-switched* (694 nm)	Pigmentos verde, preto, azul

TABELA 4–5 Diferentes comprimentos de onda da luz *versus* absorção pelo pigmento da tatuagem.

Todos os lasers para tatuagem provocam efeitos fotoacústicos para eliminar a tinta da tatuagem do corpo. Pulsos de 5 a 20 nanossegundos (bilionésimo de segundo) provocam apenas um inchaço temporário acompanhado de clareamento transitório da área de tratamento. As partículas fragmentadas do pigmento da tatuagem são então liberadas na derme e eliminadas do corpo com o auxílio dos **macrófagos**.

Laser Alexandrita *Q-switched* – 755 nm

O laser Alexandrita *Q-switched* também utiliza ondas de choque fotoacústicas para fragmentar a tinta da tatuagem. Sistemas mais recentes empregam amplitude de pulso de 50 ns e uma taxa rápida 1-5 Hz. Ademais, o diâmetro do feixe laser é maior, de 2 a 5 mm de diâmetro.[64] A característica de absorção desse comprimento de onda vermelho faz com que esse laser seja atraído por pigmentos preto, azul e verde da tatuagem. Quatro a dez sessões geralmente realizadas em intervalos de 1 a 2 meses conduzem a uma eliminação de 90% em estudos clínicos.[65] A hipopigmentação transitória é vista ao longo do tempo em 50% dos locais tratados e frequentemente desaparece dentro de um ano após o tratamento. Vários dispositivos proeminentes existem no mercado: o Alex TriVantage da Candela, o laser Q + C da APLC Medico e o Eraser Ta2 da Age Light.

Laser Nd:YAG *Q-switched* – 1.064 nm

O laser YAG *Q-switched* emprega a tecnologia de choque fotoacústico com calor intenso gerado a partir de uma amplitude de pulso de 5 ns a 10 ns. Embora o comprimento de onda seja invisível, uma claridade luminosa é observada durante as sessões de tratamento. Com até 35 megawatts de energia, as temperaturas podem exceder 500° C no local de tratamento.[66] Esse laser tem vantagens sobre o rubi e Alexandrita: ele fragmenta as tintas preta e azul e ainda pode ser usado em peles mais escuras.[67] Além disso, feixes maiores de até 8 mm permitem a absorção térmica mais profunda com resultados mais eficazes em tatuagens mais escuras. Ademais, a maioria dos dispositivos a laser tem um cristal que permite dobrar a frequência e que o comprimento de

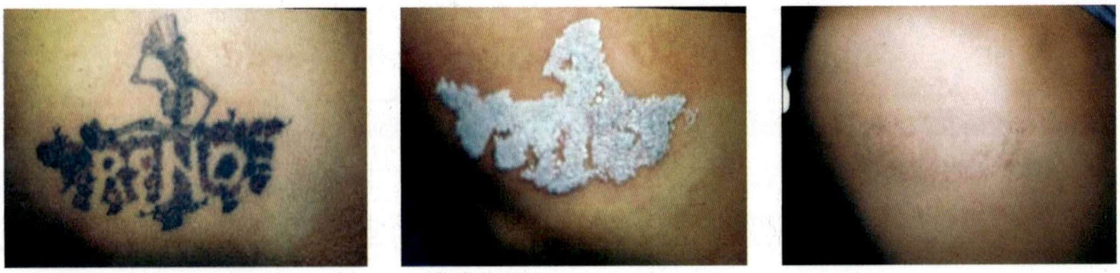

FIGURA 4–24 Antes e depois do tratamento para remoção de tatuagem com laser YAG *Q-switched*. Cortesia da Hoya Con Bio.

onda de 532 nm seja selecionado. Esse recurso permite que os pigmentos vermelho, púrpura e laranja possam ser eficazmente atingidos. Uma pesquisa clínica mostrou que, com quatro sessões de tratamento, mais de 77% das 39 tatuagens tratadas mostraram eliminação de 75%. E ainda 28% das tatuagens mostraram 99% de eliminação.[68] Embora esse laser seja uma modalidade eficaz, bolhas, pontos de sangramento e hematomas têm sido frequentemente relatados. Os fabricantes do *Q-switched* de 1.064 nm com ou sem lasers de 532 nm incluem: Fontona com o dispositivo FontonaQx, a Light Age Inc. que comercializa o Q Clear, a Palomar com o Q-YAG 5. Os equipamentos Medlite C3, C6 e o Revlite da Hoya ConBio também estão disponíveis, sendo que o modelo C6 apresenta duas peças de mão adicionais. Essas peças adicionais incluem: uma de 650 nm para remoção do pigmento verde e uma peça de 585 nm para tratamento de pigmentos azul-claros de difícil remoção (veja a Figura 4.24).

Cuidado! Embora os mesmos comprimentos de onda possam ser utilizados para lesões vasculares ou pigmentadas, esses dispositivos de remoção de tatuagem a laser são sistemas completamente diferentes. *Não* se pode usar um dispositivo de laser térmico em uma tatuagem! Fazer isso pode resultar em cicatrizes e hiperpigmentação, e um resultante litígio.

Você sabia? As vendas, nos Estados Unidos, de dispositivos de firmeza da pele foram estimadas como sendo de 60,6 milhões de dólares em 2006.[69] Já em 2006, o lucro líquido estimado com esses procedimentos foi de mais de 4 bilhões de dólares, com mais de 14 milhões de procedimentos realizados no mundo inteiro.[70]

DISPOSITIVOS PARA FIRMEZA DA PELE

Ao longo dos anos de 2008 a 2012, os dispositivos de firmeza e contorno corporal emergiram como o tratamento mais popular e procurado pós-tratamento no mercado de estética internacional. Os procedimentos foram inicialmente concebidos para a melhoria da flacidez facial e rugas. No entanto, essa tecnologia expandiu-se a aplicações que se estendem a todos os locais do corpo incluindo pescoço, braços, abdome, coxas e nádegas. Algumas empresas fabricantes de laser estão combinando dispositivos de firmeza com dispositivos de rejuvenescimento facial com o intuito de produzir um programa mais completo para o cliente. Para o profissional da área estética, a aplicação de laser/luz/RF para propiciar a firmeza da pele representa uma nova arena emocionante a ser explorada e dominada. Veja a Tabela 4.6 para um resumo dos dispositivos de firmeza da pele.

Dispositivo de radiofrequência monopolar

A energia da radiofrequência difere da luz ou da energia óptica. Ela baseia-se em ondas de energia alternadas que produzem calor localizado, não específico quando aplicado à epiderme e à derme. Essa tecnologia tem sido utilizada no campo cirúrgico desde 1920 quando Bovie e Gushing introduziram a eletrocauterização para a coagulação dos vasos e a redução da perda de sangue durante uma cirurgia. [71] Esse tipo de dispositivo de radiofrequência é referido como monopolar.

Na maioria dos sistemas monopolares, a energia elétrica alternada origina **impedância** ou resistência à epiderme e, em seguida, converte-se em calor. Uma vez que aquece a área, a corrente percorre o caminho de menor resistência e procura uma via de saída do corpo. Um elétrodo de dispersão, ou uma almofada de aterramento, é geralmente colocado em um ponto distante da área de tratamento. O local escolhido pode variar dependendo da área de tratamento. A corrente elétrica, em seguida, sai do corpo através da almofada de aterramento e retorna para a máquina.

Em 2002, o ThermaCool TC da Thermage recebeu autorização do FDA para atuar na redução da rítides periorbitais.[73] Essa tecnologia tornou-se o primeiro dispositivo não ablativo de RF monopolar para flacidez facial. Em 2004, houve liberação para aplicação em toda a face pelo FDA. E, em 2006, a Thermage anunciou essa liberação oficial. O dispositivo Thermacool é constituído de um gerador de alta frequência de 330 watt com uma unidade de resfriamento, uma peça de mão e ponteiras de tratamento descartáveis.[74] Esse gerador apresenta um processador interno localizado dentro de um chip Pentium® que processa informações sobre temperatura, força da aplicação, uniformidade do contato e impedância ou resistência na pele.[75] O acoplamento capacitivo do eletrodo dispersa a energia de modo uniforme na pele. O resfriamento da epiderme e da derme é obtido com gás criogênico, emitido no interior da membrana do eletrodo, antes e depois do pulso de energia.

A energia térmica atua de duas maneiras. Uma maneira consiste na produção de contração seletiva das fibras que se prolongam a partir da derme em direção à camada subcutânea. O novo SCT (amaciamento, contorno e firmeza)*, o ThermaTip lançado em 2008 ocasiona firmeza dos tecidos até uma profundidade de 2,4 mm.[76] O segundo efeito ocorre em função do aquecimento térmico das fibras de colágeno na derme e na epiderme resultando em desnaturação e contração do colágeno. Como consequência, há melhora da flacidez da pele em um período de três a seis meses após o procedimento (veja a Figura 4.25). Um estudo realizado por Alster e Tanzi,

* Na obra original, SCT está descrito como *smoothing, countouring, tightening*. (N.T.T.)

Tipo de dispositivo	Fabricante/Nome do dispositivo
Radiofrequência monopolar	Thermage – ThermaCool
Radiofrequência bipolar	Lumenis – Aluma
Radiofrequência unipolar/bipolar	Alma – Accent
Radiofrequência/Laser	Syneron – Refirme Skin Tightening
Laser	Candela – GentleYAG
Infravermelho	Cutera – Titan Sciton – SkinTyte Palomar – LuxDeepIR

TABELA 4–6 Dispositivos para firmeza da pele.[72]

em 2005, relatou melhora da flacidez leve a moderada em 30 pacientes usando passos múltiplos de baixas energias.[77] Numerosos estudos adicionais têm demonstrado eficácia nas regiões facial, orbital, abdominal e antebraço. Um novo módulo, o ThermaCool® NXT, foi lançado com melhorias no sistema operacional, resultando em tratamentos mais rápidos e uma peça de mão ergonomicamente melhorada (veja a Figura 4.26).

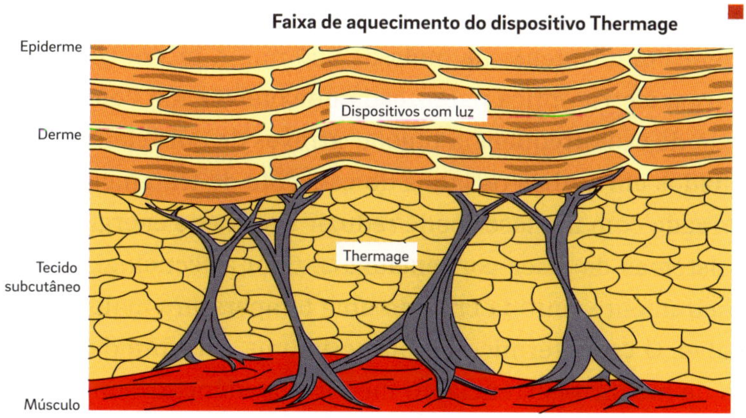

FIGURA 4–25 Aquecimento tecidual do dispositivo de RF Thermacool para firmeza dos tecidos epitelial e dérmico. Cortesia da Thermage.

Dispositivo de radiofrequência bipolar

Se os eletrodos positivo e negativo forem colocados em extremidades opostas de uma peça de mão, fórceps, ou cabeçote de tratamento, então a corrente elétrica flui

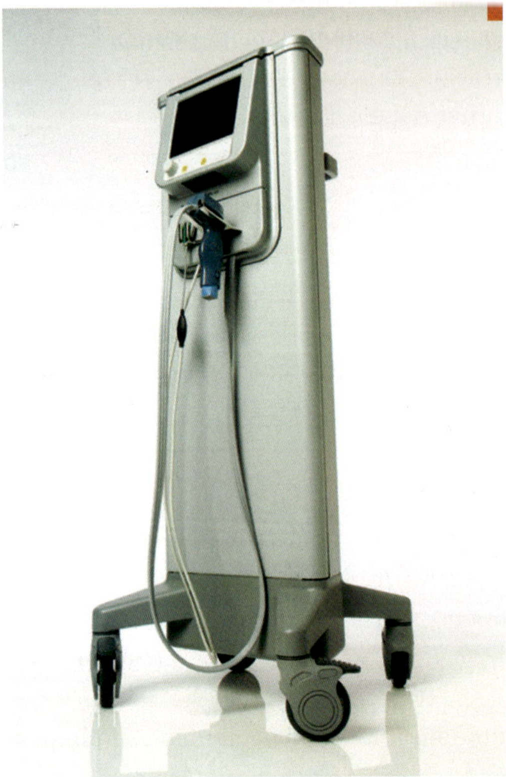

FIGURA 4-28
Dispositivo de radiofrequência Thermage para tratamento da flacidez cutânea. Cortesia da Thermage.

superficialmente no caminho de menor resistência de um eletrodo para outro. Isso é referido como a **radiofrequência bipolar (RF)** porque a corrente está contida dentro de um cabeçote de tratamento e não requer um eletrodo dispersivo.

Nos últimos cinco anos, a Syneron Company (Canadá) desenvolveu vários dispositivos de rejuvenescimento e de firmeza que envolvem associação da RF bipolar com um laser de diodo de comprimento de onda de 900 nm. A tecnologia ELOS é uma tecnologia de sinergia eletro-óptica patenteada que oferece um conceito único de emissão de energia de radiofrequência bipolar através de dois eletrodos de 8 mm que estão posicionados em ambos os lados do cabeçote de tratamento. O uso de energia de RF combinado com um laser pode reduzir a saída de energia em 60% em comparação com sistemas de laser convencionais. Com a tecnologia ELOS, a energia do laser é primeiramente emitida criando uma temperatura maior que fica concentrada no local-alvo. O calor térmico bipolar cria uma corrente de íons que se movem do caminho de menor resistência ou menor impedância. Temperaturas maiores produzem menor impedância e, portanto, direcionam o fluxo da corrente.[78] O pré-resfriamento da pele é utilizado para aumentar a impedância e direcionar a energia mais profundamente ao mesmo tempo que os tecidos-alvo ficam protegidos. Simultaneamente, as duas energias atuam para estimular a remodelação do colágeno e a firmeza da pele.

O dispositivo de firmeza da pele da Syneron é configurado como uma atualização das plataformas eLight e eMax.[79] Em março de 2006, o FDA autorizou a aplicação da Refirme Skin Tightening para flacidez facial e corporal. Em função de uma menor saída de energia, o procedimento é menos desconfortável que outros sistemas e não requer anestesia. Em um estudo clínico, 30 pacientes relataram uma taxa de satisfação de 7 de um total de 10, em uma série de 2 a 5 sessões de tratamentos.[80]

A energia de RF bipolar também pode ser combinada com uma peça de mão a vácuo para firmeza e melhora de rugas da pele. O Aluma™ da Lumenis foi lançado em 2005. Ele usa a tecnologia FACES (estimulação eletrotécnica controlada por aspiração funcional). O sistema Aluma cria um aquecimento volumétrico controlado do tecido usando tecnologia bipolar juntamente com um vácuo integrado. À medida que a sucção impulsiona o tecido para dentro da ponteira de tratamento, o tecido é aquecido acima de 60° C. O colágeno aquecido se desnatura, causando contração das fibrilas, espessamento e firmeza da pele.[81] Um estudo recente de 46 pacientes tratados para rítides periorais e periorbitais indicou que todos os pacientes obtiveram melhora da flacidez de pelo menos 50% em 5 semanas.[82] O presente protocolo envolve o tratamento uma vez por semana por 6 a 8 semanas. Um desconforto leve a moderado é observado com o uso de uma ponteira descartável de uma única aplicação.

Em 2007, a empresa Alma lasers lançou seu novo dispositivo Accent™, que combina energia de RF unipolar e bipolar para permitir uma maior flexibilidade no grau de penetração dependendo do local de tratamento.[83] O sistema Accent™ Dual Mode RF acopla ambas tecnologias para melhora de rítides e flacidez da pele. O resfriamento é fornecido para proteção da epiderme juntamente com a facilidade de uma tecnologia com acessórios não descartáveis. A RF bipolar tende a produzir uma firmeza mais superficial, enquanto a RF unipolar possibilita uma penetração mais profunda para tratar grandes volumes de tecido. Esse dispositivo tem sido amplamente utilizado nos Estados Unidos e em muitos outros países para firmeza facial e corporal.

Fonte de luz infravermelha difusa

Em 2004, um concorrente da Thermage foi lançado no campo de dispositivos de firmeza da pele: o Titan, da Cutera. Esse novo dispositivo foi o primeiro dispositivo para firmeza da pele a usar um sistema não ablativo com fonte de luz infravermelha difusa. O Titan também demonstrou firmeza imediata da pele porque o aquecimento térmico profundo causa a contração do colágeno. Uma vez que o cromóforo-alvo é a água, esse dispositivo permite que o operador aumente ou diminua o tempo de exposição e a energia por pulso.[84] Uma lâmpada de flash produz uma luz de amplo espectro na faixa de 1.100-1.800 nm, usando um cabeçote de tratamento de 10 a 15mm, ou de 10 ou 30 mm, que é mais recente. O resfriamento epidérmico é liberado simultaneamente por meio da tecnologia de uma janela de safira. Múltiplas sessões são requeridas para o tratamento de uma variedade de locais do corpo, sendo que fluências mais baixas propiciam uma sessão de tratamento mais confortável. O equipamento não requer a utilização de ponteiras descartáveis. No entanto, cada cabeçote de tratamento tem uma vida útil definida, se desligando após um determinado número de pulsos ser atingido. Um grande estudo multicêntrico controlado demonstrou uma taxa de satisfação de 80% a 95% dos pacientes em relação à melhora da flacidez da pele.[85]

Em 2006, a Sciton lançou o acessório SkinTyte's para ser empregado juntamente com a sua luz de amplo espectro, o sistema BBL. O laser (Sciton SkinTyte System) libera luz infravermelha profundamente na derme. Essa energia faz com que haja coagulação do tecido mole, levando à remodelação do colágeno dentro da derme. O desconforto obtido é mínimo com o uso de um sistema de resfriamento eletrotérmico integrado.[86] Nesse sistema, pulsos ilimitados podem ser gerados, não sendo necessário utilizar diferentes ponteiras de tratamento, e o procedimento é facilmente tolerado pelo cliente. Os resultados são semelhantes aos obtidos com a maioria dos outros dispositivos, para alguns é observado um efeito tensor imediato, e para outras percebe-se a melhora ao longo de um período de 30 a 90 dias.

Em 2006, a Palomar também lançou a peça de mão fracionada chamada LUX-DeepIR, a qual é constituída de uma fonte de luz infravermelha halógena de 850 nm a 1.350 nm. A firmeza da pele é obtida pela coagulação do tecido mole e essa peça pode ser comprada na plataforma StarLux.

Lasers

O GentleYAG da Candela tem sido usado desde 2001 para remoção de pelos. Em 2005, essa empresa divulgou um estudo clínico indicando que os tratamentos com a GentleYAG produziam compressão do colágeno e redução da flacidez da pele. À semelhança de outros dispositivos, a alta penetração do comprimento de onda do YAG ocasiona o aquecimento do colágeno, resultando em contração e espessamento ao longo do tempo. As suas aplicações incluem o tratamento da face, juntamente com o *lifting* dos seios, dos braços, de coxas e nádegas. Assim, é possível observar firmeza e rejuvenescimento global da pele. Estudos clínicos têm demonstrado eficácia igual a outros dispositivos de radiofrequência para firmeza da pele.[87] Os pacientes podem esperar uma melhoria de 40% a 70% com uma série de cinco sessões espaçadas em um intervalo de quatro semanas.[88] Também se pode empregar o laser de comprimento de onda de 1.064 nm. Ele usa a tecnologia DCD, sistema de resfriamento dinâmico para proteger a epiderme. Esse sistema de refrigeração também auxilia na distribuição de fluências efetivas. Como a maioria dos sistemas, poderá demorar até seis meses para que o pleno efeito dos tratamentos seja observado.

Esses procedimentos de firmeza não substituem os *liftings* faciais, abdominoplastia, ou *lifting* de coxas e braços. Por outro lado, o período de recuperação é mínimo, o efeito tensor é mais natural, não há cicatrizes de cirurgia, e geralmente se pode voltar às atividades normais no dia seguinte ao procedimento.

CONTORNO CORPORAL/LIPÓLISE

A obesidade afeta mais de um terço dos americanos com uma estimativa de que 80 milhões de pessoas ultrapassem a razão ideal de peso/gordura corporal. A obesidade leve pode causar um aumento no tamanho das células do tecido adiposo. No entanto, a obesidade grave resulta em um aumento do número de células adiposas. Os procedimentos de contorno do corpo e **lipólise** englobam desde a redução da gordura excessiva até tonificação, modelagem, massagem e contorno. A redução da celulite é também parte dos procedimentos de contorno corporal e lipólise.

Você sabia? A previsão de cinco anos estima uma receita com lipólise de 8,4 milhões de dolares, com um crescimento internacional projetado superior a 15,3 bilhões de dolares.[89] Numerosos dispositivos surgirão no mercado; alguns serão tão efetivos e eficazes como previsto, outros não corresponderão às expectativas e acabarão caindo no esquecimento.

Tecnologia atual

Existem atualmente vários dispositivos para o contorno do corpo e lipólise que já estão sendo comercializados ou estão à espera da aprovação do FDA (veja a Tabela 4.7). Os dispositivos de radiofrequência, como descrito anteriormente neste capítulo, têm sido usados em áreas específicas para tratar a flacidez da pele. O dispositivo monopolar Thermage™ e o dispositivo monopolar/bipolar da Alma, o Accent XL™, produzem o aquecimento volumétrico profundo da derme. Os efeitos teciduais envolvem aumento da circulação sanguínea, drenagem de depósitos de gordura para o sistema linfático e/ou firmeza dos septos fibrosos. Independentemente do dispositivo, a **apoptose** (retardo da morte celular) pode ocorrer. O VelaSmooth e o VelaShape da Syneron e o TriActive de Cynosure são dispositivos adicionais no mercado utilizados com o intuito de melhorar a uniformidade da pele e a celulite. O VelaSmooth envolve a tecnologia ELOS com o uso de uma energia de RF bipolar acoplado com luz infravermelha (700--2.000 nm), sucção e massagem mecânica. O recém-lançado e atualizado VelaShape™, libera até 50 watts de energia RF bipolar para produzir tratamentos mais eficazes em um curto período de tempo. Em teoria, as energias RF e a luz IV (infravermelha) são usadas para aquecimento térmico profundo e firmeza tecidual. A massagem estimula a drenagem linfática e a retração de gordura. Já a sucção aumenta o manuseio da gordura-alvo e a circulação do sangue.[90] O TriActive™ da Cynosure utiliza um laser de diodo de 808 nm com sucção e é atualmente comercializado para redução da celulite, tonificação da pele facial e alívio da dor muscular.[91]

Esses dispositivos têm uma variedade de protocolos que envolvem um a 16 tratamentos realizados várias vezes por semana. Uma variedade de resultados é obtida e há necessidade de manutenção. Esses resultados podem variar de 0 a 50% de melhora na uniformidade da pele. Como resultado, a atual tecnologia usando luz, RF, sucção, laser e as massagens teve alguns avanços. Contudo, ainda há oportunidade para desenvolver um dispositivo com melhor eficácia e satisfação do cliente. A tecnologia mais recente aguardando aprovação do FDA envolve lasers acoplado com equipamento de ultrassom, equipamentos de lipoaspiração e estimulação elétrica.

Tipo de dispositivo	**Nome do equipamento /Fabricante**
Radiofrequência monopolar	ThermaCool – Thermage
Radiofrequência luz difusa	VelaSmooth – Syneron VelaShape – Syneron
Radiofrequência bipolar/unipolar	Accent XL – Alma
Lipoaspiração assistida	SmartLipo – Cynosure CoolLipo – CoolTouch LipoLite – Syneron Pro-Lipo – Sciton
Radiofrequência:Laser	Refirme Skin Tightening – Syneron
Laser	GentleYAG – Candela TriActive – Cynosure SmoothShapes – Eleme'
Infravermelho	Titan – Cutera SkinTyte – Sciton LuxDeepIR – Palomar
Ultrassom	COUNTOUR 1 ver2 – UltraShape LTD LipoSonixs – LipoSonixs, Inc.

TABELA 4–7 Dispositivos para lipólise, celulite e contorno do corpo.[92]

Laser lipólise

Atualmente 325 mil procedimentos de lipoaspiração são realizados nos Estados Unidos a cada ano com rendimento estimado de 2,5 bilhões de dólares.[93] O procedimento é amplamente aceito como padrão ouro para a remoção de gordura. Contudo, é invasivo, requer um anestésico ou anestesia e às vezes produz resultados subótimos. Dois novos dispositivos, o Smartlipo da Cynosure e o CoolLipo da CoolTouch, empregam comprimentos de onda do laser e a lipoaspiração. Então ao mesmo tempo que células de gordura são destruídas, ocorrem a escultura e o contorno da face e outras partes do corpo. A associação do laser com comprimento de onda de 1.064 nm e o Smartlipo ocasiona firmeza do tecido por meio do aquecimento térmico em massa. Esse aquecimento é uma vantagem sobre a lipoaspiração convencional, a qual tende a não ser tão eficaz em pacientes com a pele flácida.[94] Essa tecnologia também provoca a ruptura das células de gordura através das propriedades de aquecimento e coagulação do laser YAG, resultando em homeostase com menos hematomas e tempo de inatividade.[95] O sistema de laser CoolLipo foi aprovado para cirurgia dermatológica geral e autorizado pelo FDA como uma técnica de laser lipólise em janeiro de 2008.[96] Usando um dispositivo de fibra óptica e lipoaspiração, o laser de 1.320 nm foi projetado para provocar a ablação de gordura em áreas como pescoço, queixo e braços. Dessa forma, esse dispositivo supostamente provoca firmeza da pele por meio do aquecimento térmico do colágeno e do tecido conjuntivo.[97]

Tecnologia futura da lipólise

Várias empresas de laser e ultrassom iniciantes estão buscando a aprovação do FDA dos dispositivos para o contorno dos adipócitos e celulite. Os comprimentos de onda do laser de 915 nm, 1.210 nm, 1.715 nm e 2.305 nm têm sido descritos por sua característica de absorver a gordura seletivamente e reduzir o volume dos adipócitos.[98] A pesquisa futura irá determinar a viabilidade da utilização de um comprimento de onda específico para apoptose das células de gordura. Outras empresas afirmam distribuição seletiva no tecido adiposo por cavitação (UltraShape) ou aquecimento (LipoSonix.) Ao focar intensamente a energia do ultrassom abaixo da superfície da pele, a termocoagulação das células de gordura tem sido observada nos ensaios de investigação.

Além disso, o laser SmoothShapes foi recentemente aprovado para redução temporária da celulite. Comprimentos de onda de luz e do laser em 650 nm e 900 nm com um sistema de rolos a vácuo criam a **fotomologia**, atividade celular modificada para obter uma pele com aparência mais firme e mais suave.[99]

O que se espera que o consumidor irá encontrar no futuro é um dispositivo eficaz, indolor, desprovido de riscos, de baixo custo, rápido e fácil de utilizar, com resultados fabulosos na redução da gordura e da celulite. Como profissional da área estética, você estará envolvido nesse processo.

Oitenta e cinco a noventa e oito por cento das mulheres apresentam celulite após a puberdade. Elas têm o tecido subcutâneo separado por septos fibrosos finos, diferente dos homens nos quais há septos fibrosos cruzados que são mais resistentes à herniação. Como os septos estão orientados perpendicularmente à derme, herniação de gordura pode ocorrer com ondulações ou celulite resultante.

DIODOS EMISSORES DE LUZ (LED)

A Fotomodulação da emissão de luz é uma nova aplicação da energia de luz desencadeando uma resposta fotobioquímica em nível celular. Com quatro a oito sessões de tratamento repetidas, os LEDs têm como resultado o rejuvenescimento minimizando linhas finas, poros e eritema cutâneo. Os LEDs são obtidos a partir de uma energia de luz de baixo nível a partir do arranjo de diodos. Eles podem acelerar o metabolismo e a atividade celular. Quando exposta a LEDs, a atividade metabólica da célula aumentada pode aumentar a síntese de colágeno e elastina pelos fibroblastos, com melhora na uniformidade e na textura da pele.[100] A fotomodulação com o LED também pode bloquear a destruição do colágeno que pode ter sido causada por influências ambientais e hormonais.

Os dispositivos LED também são eficazes para reduzir os efeitos das queimaduras solares e queimaduras de primeiro e de segundo grau. Essa eficácia deve-se ao fato de a cicatrização de feridas ser acelerada em 50% em relação à evolução padrão de uma queimadura. O potencial para acelerar a cicatrização de feridas tem amplas indicações em uma variedade de condições médicas tais como eczema atópico, dermatite causada por radiação, acne, úlcera e dores nas articulações.[101]

Tecnologia LED

Existem diversos dispositivos no mercado com uma variedade de comprimentos de onda de LED. Em dezembro de 2005, a Gentlewaves da Light Bioscience™ recebeu a aprovação do FDA para o tratamento de rugas periorbitais. A Gentlewaves e outro dispositivo menor, o Gentlewaves Select, utilizam um sistema de fotomodulação com luz de LED amarela de 590 nm (veja a Figura 4.27). Em ensaios clínicos de 1995, 90 pacientes foram submetidos a oito sessões, duas vezes por semana, para tratamento da pele fotodanificada. Quatro meses após o último tratamento, 85% dos sujeitos tiveram pelo menos 25% de melhora na aparência global da pele.[102] O Gentlewaves tem uma sequência de pulso patenteada que leva 35 segundos para completar um ciclo. Atualmente, uma pesquisa adicional da Light Bioscience™ está em andamento para um novo painel de LED para tratamento da acne em uma sessão de 35 a 45 segundos

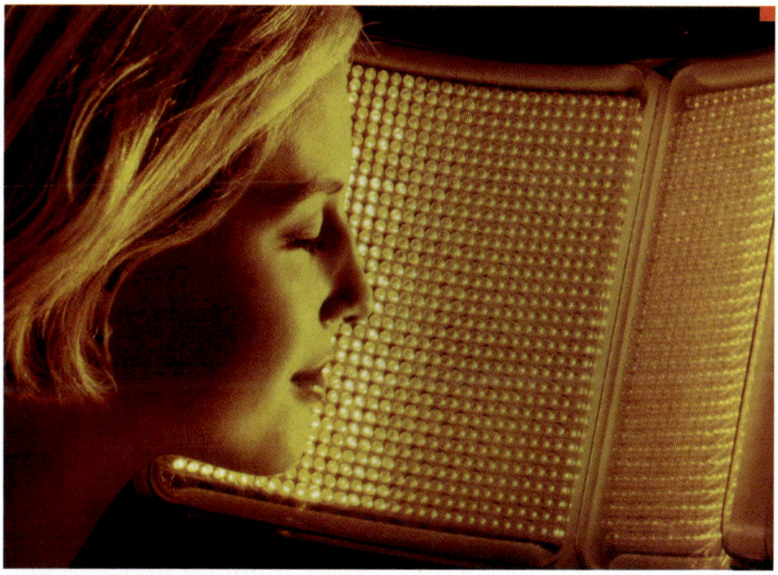

FIGURA 4–27
Dispositivo LED da Gentlewaves para rejuvenescimento facial e bioestimulação. Cortesia da Light Bioscience.

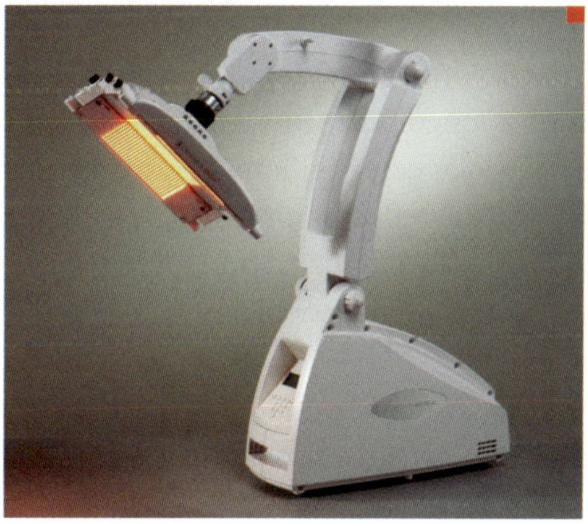

FIGURA 4–28
Dispositivo LED da Omnilux usado para controle da acne, redução da inflamação e bioestimulação. Cortesia da Photo Therapeutics Ltd.

de duração. Outras aplicações podem incluir tratamento da celulite e estimulação do crescimento capilar.[103]

O dispositivo Omnilux® LED da Photo Therapeutics Ltd., mostrado na Figura 4.28, tem uma variedade de comprimentos de onda que podem ser usados para procedimentos estéticos e cosméticos. Pode-se usar uma luz LED vermelha de 633 nm para aumentar a circulação e promover a circulação e a cicatrização. A luz vermelha pode estimular o oxigênio na pele para aumentar a cicatrização de queimaduras e úlceras de pele. Ademais, também pode ser usada para ajudar no controle da dor. O dispositivo Omnilux azul de 415 nm é usado principalmente para programas de manutenção no tratamento da acne. Os sistemas LED de luz azul com comprimento de onda de 407-420 nm podem auxiliar na destruição de bactérias em lesões acneicas. A luz azul pode ser usada associada com o ácido aminolevulínico (ALA) para obter resposta acentuada. Atualmente a luz infravermelha de 830 nm está sendo usada para aumento da cicatrização em conjunção com cuidados pré ou pós-cirúrgicos de feridas. Uma combinação de comprimentos de onda parece produzir uma resposta potencializada. A luz vermelha tende a penetrar mais profundamente que a luz azul e parece ser um complemento significativo no tratamento de acne cística. Em um estudo clínico, 24 pacientes foram submetidos a oito tratamentos realizados duas vezes por semana. Após 12 semanas, o número médio de lesões de acne foi reduzido em 81%.[104]

Pesquisas adicionais devem ser realizadas na área de fotomodulação por LED: quem serão os melhores candidatos, qual o comprimento de onda que irá prevalecer, e quais parâmetros do tratamento irão otimizar o sucesso do tratamento.

DISPOSITIVOS PARA ACNE

Acne Vulgar é uma doença crônica cutânea que afeta mais de 40 milhões de adolescentes e 25 milhões de adultos nos Estados Unidos.[105] Os métodos de tratamentos do passado e do presente geralmente envolvem antibióticos e/ou terapias tópicas. Pesquisas a respeito da segurança das medicações a longo prazo, dos efeitos colaterais indesejados e ineficácia dos tratamentos têm levado os consumidores a buscar outras modalidades de tratamentos. Em uma tentativa de capturar um nicho para terapias não ablativas, que ofereçam segurança, efetividade e facilidade de tratamento, vários fabricantes têm introduzido ou reintroduzido os seus produtos para terapia da acne.

Bactéria como alvo

Na acne, as glândulas sebáceas e os folículos pilosos tornam-se dilatados e obstruídos em função de influências genéticas e hormonais. Essa obstrução leva à produção de sebo ou ao crescimento da bactéria *Propionibacterium acne* (*P. acne*) dentro da glândula sebácea. O espectro azul da luz visível interage com o *P. acne* e naturalmente produz **porfirina**. Essa interação entre a luz solar natural e a bactéria na lesão acneica produz uma reação química que destrói a bactéria residente. Como resultado, a acne é eliminada ao longo do tempo. Porém, ela acaba retornando posteriormente.

No tratamento da acne, os dispositivos têm sido usados para destruir a bactéria *P. acne ou* danificar as glândulas sebáceas produtoras de sebo. A exposição da acne ao espectro da luz visível azul entre 400 e 420 nm provoca a formação de porfirinas, que são muito fotossensíveis. Ocorre então uma reação química na qual radicais livres muito reativos são gerados resultando na destruição bacteriana.[106] A destruição bacteriana reduz as lesões acneicas como aquelas mostradas na figura 4.29.

Diferentes fontes de luz e LEDs disponíveis usam lâmpada de *flash* azul de amplo espectro. O Curelight's Clear 100, cuja fonte é uma lâmpada halógena metálica azul,

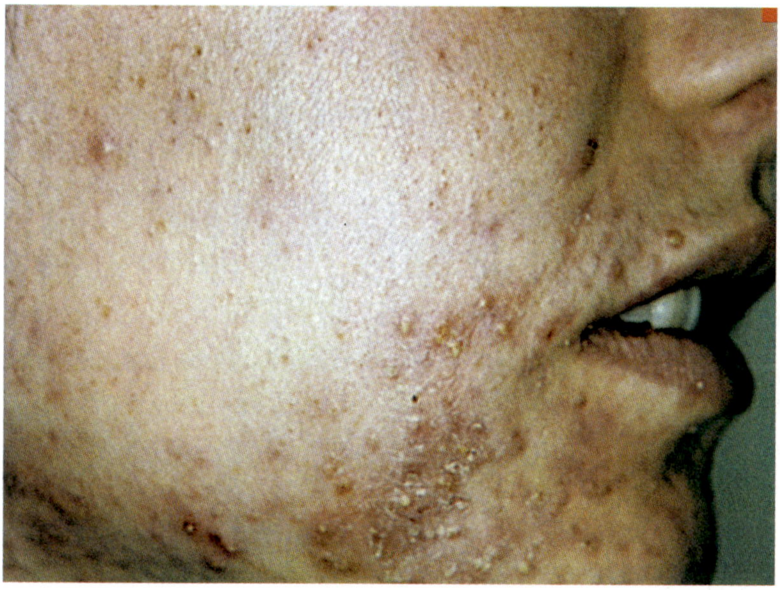

FIGURA 4–29
Lesões de acne severa presentes em um cliente.

foi introduzido para o tratamento de acne leve a moderada na face, costas e peitoral. Os problemas com a luz azul, contudo, são o baixo grau de penetração e a necessidade de tratamentos repetidos.[107] A luz vermelha, por outro lado, penetra profundamente nas glândulas sebáceas e emite resposta anti-inflamatória. Protocolos mais recentes envolvendo o uso de fontes de luz vermelha e azul, após 8 sessões realizadas duas vezes por semana, mostraram a capacidade de reduzir 81% das lesões. Essa redução das lesões foi observada na 12ª semana após a realização do procedimento. [108]

A luz pulsada e a LHE (energia térmica da luz) também são comumente usadas na terapia da acne. Comprimentos de onda de 400 nm a 1.200 nm podem reduzir o eritema juntamente com a redução das pápulas. Além disso, também podem produzir efeitos nas glândulas sebáceas reduzindo a formação de lesões. O Palomar's Lux V, com luz pulsada principalmente violeta-azul e infravermelha, mostrou em 4 semanas de tratamento a capacidade de eliminar 85% das lesões *versus* somente 30% de eliminação na área controle não tratada.[109] O Clear Touch da Radiancy é outro sistema de lâmpada de *flash* que emprega o espectro verde/amarelo para destruição da bactéria e uma bomba de calor para reduzir a inflamação. Gregory et al. realizaram em 2007 um estudo em 50 pacientes submetidos a dois passos de tratamento, duas vezes por semana, por 4 semanas. Os participantes desse estudo mostraram eliminação de 75% das lesões usando esse dispositivo. Observou-se somente eritema como único efeito colateral.[110] O sistema de *Photopneumatic Therapy* da Aesthera emite luz de amplo espectro e um mecanismo de sucção na ponteira do dispositivo para o tratamento de acne, incluindo acne pustulosa moderada e acne papular moderada. Com quatro tratamentos, Shamban em 2008 observou redução de 85% de lesões ativas.[111]

Glândulas sebáceas como alvo

Alguns dispositivos, como descrito previamente, não somente objetivam reduzir a contagem bacteriana, mas também a penetração profunda nas glândulas sebáceas. Inicialmente, os sistemas de lasers vasculares de 532 nm e os lasers de corante pulsado de 585 e 595 nm eram usados para o controle da acne. Esses comprimentos de onda são absorvidos pela hemoglobina tendendo a reduzir o eritema e *P. acne*, e causam dano térmico às glândulas sebáceas. Lee descreveu o tratamento de 25 pacientes com laser de 532 nm em um tratamento em seis sessões. Ela observou eliminação de 60% a 70%. Seaton et al. em 2003 demonstraram redução de 49% de lesões acneicas inflamatórias com o emprego do laser de corante pulsado (585 nm) após uma sessão de tratamento.[112]

Os sistemas de laser infravermelho intermediário (1.320 nm, 1.450 nm e 1.540 nm) têm sido usados com sucesso para o tratamento da acne. O dispositivo CoolTouch (1.320 nm) e o Smoothbeam (1.450 nm) empregam comprimentos de onda da luz invisível que provocam dano térmico e alteram as glândulas sebáceas. Um estudo clínico de 2006 com 20 pacientes demonstrou redução de 75% das lesões ativas. Esse resultado foi observado 12 meses após a realização de três tratamentos com o Smoothbeam.[113] O laser Erbium Glass de 1.540 nm também demonstrou eficácia na redução de lesões da acne. Boineau et al. conduziram em 2006 quatro tratamentos com o laser de 1.540 nm em intervalo de quatro semanas, observando redução de 78% das lesões.[114]

Apesar de todos os benefícios do tratamento da acne com laser/luz, há algumas desvantagens. A eliminação normal da lesão da acne no organismo é de 40% a 50%.[115] Portanto, para promover um programa de tratamento efetivo para o seu cliente, você precisa avaliar a eficácia do dispositivo juntamente com os potenciais benefícios. Dependendo do dispositivo, tratamentos múltiplos são necessários juntamente com um tratamento de manutenção. Além disso, eles não são reembolsáveis pelas seguradoras, podem ser dolorosos às vezes. Também pode ser necessário que o cliente esteja sob cuidados médicos com o uso de medicações tópicas ou orais. Veja a Tabela 4.8 para a lista de dispositivos atualmente disponíveis para tratar acne.

Dispositivos para acne tendo como alvo as porfirinas e a redução das bactérias	
Tipo de dispositivo	**Descrição**
LED de luz azul (Omnilux)	
Photo Therapeutics, Inc.: Omnilux	415 nm

LED de luz vermelha (Omnilux)	
Photo Therapeutics, Inc.: Omnilux	633 nm
Luz intensa pulsada	
Palomar Star Lux: G and V	400–700 nm/870–1.200 nm
Lumenis IPL	515–1.200 nm
Alma: Harmony	540–950 nm
Sciton BBL	410–1.400 nm
Focus Medical: NaturaLight	450–1.200 nm
Syneron: IPL/RF	580–980 nm
DermaMed International: Quadra Q4	500–1.200 nm
Novalis: Clareon, Solarus	420–1.200 nm
Quanta: Eterna	400–1.200 nm
Sybaritic Inc.: NannoLight	410–1.400 nm
Fototerapia	
Lumenis: Clear Light	405–420 nm
Curelight-Clear 100X	407–420 nm terapia fotodinâmica com ALA
Dusa Pharmaceuticals	417 nm ± 5 nm
Energia térmica da luz	
Clear Touch: Radiancy	430–1.100 nm
Laser KTP/Iridex: VariLite	532 nm
Photopneumatic Therapy: Aesthera	Luz de amplo espectro/sucção

Dispositivos para acne tendo as glândulas sebáceas como alvo	
Tipo de dispositivo	**Descrição**
Laser de corante pulsado	
Candela V-Beam	585 nm
Laser Nd:YAG	
Cool Touch	1.320 nm
Laser KTP	532 nm
Radiofrequência	Thermage
Laser Erbium Glass	
Quantel Medical: Aramis	1.540 nm
Diodo	
Candela: Smooth Beam	1.450 nm
Photopneumatic Therapy: Aesthera	Luz de amplo espectro/sucção
Luz intensa pulsada	
Palomar Star Lux: G and V	400–700 nm/870–1.200 nm
Lumenis IPL	515–1.200 nm
Alma: Harmony	540–950 nm
Sciton BBL	410–1.400 nm
Focus Medical: NaturaLight	450–1.200 nm
Syneron: IPL/RF	580–980 nm
DermaMed International: Quadra Q4	500–1.200 nm
Novalis: Clareon, Solarus	420–1.200 nm

Quanta: Eterna	400–1.200 nm
Sybaritic Inc.: NannoLight	410–1.400 nm

TABELA 4-8 Dispositivos para tratamento da acne (com ou sem terapia fotodinâmica – ALA).[116]

DISPOSITIVOS FUTUROS

O que o futuro reserva para os profissionais no mercado cosmético? A lista de desejos inclui uma tecnologia melhorada para tratamentos superiores da flacidez cutânea e firmeza tecidual. Os dispositivos para celulite e escultura/contorno corporal terão de ser mais bem projetados para que se possam obter resultados reproduzíveis, mensuráveis. A tecnologia futura também irá envolver o desenvolvimento de novos lasers fracionados que vão superar os resultados do *resurfacing* a laser com CO_2 sem tempo de inatividade. Também, terão de ser desenvolvidos melhores sistemas vasculares a laser para aumentar a remoção de manchas de nascença resistentes e telangiectasias. Os avanços nos dispositivos para remoção de pelos irão resultar na remoção de todos os pelos permanentemente. Enfim, lasers para tatuagens serão desenvolvidos de modo a remover as cores que se desenvolvem sob o sol em sessões de um ou dois tratamentos.

Outra área da tecnologia futura será o desenvolvimento de dispositivos de uso domiciliar. As vendas estimadas estão projetadas para aumentar de 33,4 milhões de dólares em 2006 para 771,7 milhões de dólares em 2011.[117] Diversas empresas já estão comercializando dispositivos de remoção de pelos com laser contendo baixa energia, dispositivos de microdermoabrasão e equipamentos de *resurfacing* facial. Será interessante observar a mudança do mercado cosmético das clínicas, spas para o domicílio dos clientes.

CONCLUSÃO

Em 1980, existia um único tipo de laser vascular no mercado estético. Hoje, temos observado uma explosão tecnológica. As empresas de laser médico que uma vez desenvolviam dispositivos para aplicação cirúrgica têm complementado a sua linha de produtos com dispositivos a laser para fins estéticos/cosméticos. Temos observado o movimento dos lasers e luz das salas de operação para centros cirúrgicos ambulatoriais, clínicas, spas médicos. Mais recentemente, também temos observado esse movimento para shoppings, salões e até mesmo a casa do cliente. Assim, este capítulo parece ser um exagero descrevendo cada detalhe sobre os últimos avanços tecnológicos. Contudo, no momento em que este livro for impresso, mais dispositivos a laser e luz terão aprovação do FDA e estarão disponíveis para comercialização. O seu desafio no futuro será manter-se informado e dominando cada mudança de tecnologia.

10 DICAS IMPORTANTES

1. Dispositivos de resfriamento da epiderme são essenciais de modo que fluências maiores e mais efetivas possam ser usadas ao mesmo tempo que a epiderme é poupada.
2. Os lasers vasculares têm como alvo específico o cromóforo oxihemoglobina com o intuito de destruir a parede vascular e eliminar a lesão.
3. Os sistemas LIP emitem um espectro filtrado de luz difusa visível e invisível.
4. O tratamento de telangiectasias com luz/laser pode ser difícil pois elas são apenas uma pequena parte de todo sistema circulatório na parte inferior das pernas.
5. O laser tradicional de CO_2 tem ressurgido como uma tecnologia de *resurfacing* com liberação fracionada para reduzir o tempo de recuperação e complicações.
6. A tecnologia ablativa promove a ruptura ou remove a epiderme. E, portanto, deve ser realizada por profissionais autorizados.
7. A remoção de tatuagens com laser *Q-switched* laser produz um efeito fotoacústico, provocando a ruptura seletiva do pigmento-alvo.
8. Os dispositivos para firmeza da pele geralmente provocam a criação/remodelação do colágeno, levando em torno de três a seis semanas para obter o resultado final.
9. Os dispositivos LED empregam luz de baixa energia para modular ou ativar o metabolismo celular aprimorando a cicatrização de feridas.
10. Os dispositivos para acne têm como alvo as glândulas sebáceas ou bactérias com o intuito de reduzir as lesões ativas.

PERGUNTAS DE REVISÃO DO CAPÍTULO

1. Quais dispositivos de laser/luz para remoção de pelos são apropriados para tipos de pele mais escura?
2. Liste os três dispositivos comumente usados para firmeza facial.
3. Quais dispositivos são apropriados para tratamento de veias da perna?
4. Descreva a diferença entre *resurfacing* fracionado e *resurfacing* ablativo.
5. Descreva a tecnologia desenvolvida para os dispositivos de contorno/escultura corporal.

6. O que é fotomodulação induzida por uma fonte de luz LED?
7. Quais dispositivos podem ser usados com a terapia fotodinâmica?

REFERÊNCIAS

1. ROSS, E. V.; ANDERSON, R. R. Laser-tissue interactions. In: GOLDMAN, M. P. (Ed.). *Cutaneous and cosmetic laser surgery*. Philadelphia, PA: Mosby Elsevier Health Sciences, 2006. p. 1-30.
2. HSU, J.; ALAM, M.; DOVER, J. Laser and light of the aging skin. In: RIGEL, D. S., WEISS, R. A.; LIM, H. W.; DOVER, J. S. (Eds.). *Photoaging*. New York: Marcel Dekker, 2004. p. 141–164.
3. ROSS, E. V.; ANDERSON, R. R. *op. cit.*
4. ROSS, E. V.; ANDERSON, R. R. *op. cit.*
5. ROSS, E. V.; ANDERSON, R. R. *op. cit.*
6. (a) MORETTI, M. (Ed.). *The Aesthetic Guide*, v. 11, n. 1, 2008, Jan./Feb., p. 88–120; (b) VANDRUFF, C. (Ed.). *Aesthetic Trends and Technology*, v. 7, n. 7, 2008, Mar./Apr., p. 33–69.
7. HSU, J.; ALAM, M.; DOVER, J. *op. cit.*
8. MARMUR, E. S.; GOLDBERG, D. J. *op. cit.*
9. HSU, J.; ALAM, M.; DOVER, J. *op. cit.*
10. Informações sobre os produtos Cynosure. Disponível em: http://www.cynosure.com/products/. Acesso em: 1 ago. 2016.
11. HSU, J.; ALAM, M.; DOVER, J. *op. cit.*
12. HSU, J.; ALAM, M.; DOVER, J. *op. cit.*
13. HSU, J. T. S.; WEISS, R. A. Leg veins. In: GOLDBERG, D. J. (Ed.), *Lasers and lights: Volume I* Philadelphia, PA: Mosby Elsevier Health Sciences, 2005. p. 29-40.
14. SADICK, N.; SORHAINDO, L. Laser treatment of leg veins. In: GOLDMAN, M. P. (Ed.). *Cutaneous and cosmetic laser surgery*. Philadelphia, PA: Mosby Elsevier Health Sciences, 2006. p. 263-270.
15. WEISS, R. A.; MUNAVALLI, G. Endovenous ablation of truncal veins. *Semin Cutan Med Surg*, v. 24, n. 4, 2005, p. 193–199.
16. WEISS, R. A.; MUNAVALLI, G. *op. cit.*
17. GOLDMAN, M. P.; MAURICIO, M.; RAO, J. Intravascular 1320-nm laser closure of the great saphenous vein: A 6- to 12-month follow-up study. *Dermatol Surg.*, v. 30, n. 11, 2004, p. 1380–1385.
18. HSU, J. T. S.; WEISS, R. A. *op. cit.*
19. Olympic Dermatology and Laser Clinic [Online]. Disponível em: http://www.olympicdermatology.com.
20. HSU, J.; ALAM, M.; DOVER, J. *op. cit.*
21. HSU, J. T. S.; WEISS, R. A. *op. cit.*
22. SADICK, N.; SORHAINDO, L. *op. cit.*
23. HSU, J. T. S.; WEISS, R. A. *op. cit.*
24. HSU, J. T. S.; WEISS, R. A. *op. cit.*
25. ROKHSAR, C.; LEE, S.; FITZPATRICK, R. Review of photorejuvenation: devices, cosmeceuticals, or both? *Dermatol Surg.*, v. 31, n. 9, 2005, September, p. 1166–1178.
26. CARCAMA, A. S.; GOLDMAN, M. P. Skin resurfacing with ablative lasers. In: GOLDMAN, M. P. (Ed.). *Cutaneous and cosmetic laser surgery*. Philadelphia, PA: Mosby Elsevier, 2006. p. 183–248.
27. (a) MORETTI, M. (Ed.). *op. cit.*; (b) VANDRUFF, C. (Ed.). *op. cit.*

28. HSU, J.; ALAM, M.; DOVER, J. *op. cit*.
29. HSU, J.; ALAM, M.; DOVER, J. *op. cit*.
30. Portrait® PSR. Informações sobre o produto em: https://www.accessdata.fda.gov/cdrh_docs/pdf7/K073111.pdf. Acesso em: 1 ago. 2016.
31. JESITUS, J. Plasma versus CO2. [White paper]. *Dermatology Times*. 2006, Nov. 1.
32. Portrait® PSR. Informações sobre o produto em: https://www.accessdata.fda.gov/cdrh_docs/pdf7/K073111.pdf. Acesso em: 1 ago. 2016.
33. ROKHSAR, C.; LEE, S.; FITZPATRICK, R. *op. cit.*
34. GOLDMAN, M. P.; WEISS, R. A.; WEISS, M. A. Intense pulsed light and nonablative approaches to photoaging. In: RIGEL, D. S., WEISS, R. A., LIM, H. W.; DOVER, J. S. (Eds.). *Photoaging*. New York: Marcel Dekker, 2004. p. 165-184.
35. HANSEN, I. Fractional resurfacing. *Medesthetics*, 2007, Jan./Feb., p. 28–35.
36. KRONEMYER, B. Palomar introduces fractional skin resurfacing. *Aesthetic Buyers Guide*, v. 24, 2006, Mar./Apr.
37. Informações sobre os produtos Cynosure. Disponível em: http://www.cynosure.com/products/. Acesso em: 1 ago. 2016.
38. BELLEW, S. G.; LEE, C.; WEISS, M. A.; WEISS, R. A. Improvement of atrophic acne scars with a 1,320 nm Nd:YAG laser: Retrospective study. *Dermatol Surg*., v. 31, n. 9, 2005, p. 1218–1221.
39. MARMUR, E. S.; GOLDBERG, D. J. *op. cit.*
40. MARMUR, E. S.; GOLDBERG, D. J. *op. cit.*
41. MARMUR, E. S.; GOLDBERG, D. J. *op. cit.*
42. KAUFMANN, J. Alexandrite laser may be tool of choice for hair removal. [White paper]. *Dermatology Times*. 2007, May 1.
43. DIERICKX, C. C. Hair removal by lasers and other light sources. In: Goldman, M. P. (Ed.). *Cutaneous and cosmetic laser surgery*. Philadelphia, PA: Mosby Elsevier Health Sciences, 2006. p. 135–154.
44. RAO, J.; GOLDMAN, M. P. Prospective, comparative evaluation of three laser systems used individually and in combination for axillary hair removal. *Dermatol Surg*., v. 31, n. 12, 2006, p. 1671–1677.
45. (a) MORETTI, M. (Ed.). *op. cit.*; (b) VANDRUFF, C. (Ed.). *op. cit.*
46. DIERICKX, C. C. *op. cit.*
47. RAO, J.; GOLDMAN, M. P. *op. cit.*
48. RAO, J.; GOLDMAN, M. P. *op. cit.*
49. DIERICKX, C. C. *op. cit.*
50. DIERICKX, C. C.; ANDERSON, R. R.; CAMPOS, V. B.; Grossman, M. C. Effective, permanent hair reduction using a pulsed, high-power diode laser (Paper presented in progress to FDA). Santa Clara, CA: Coherent Medical, 1999.
51. ANDERSON, R. R. Laser hair removal (Lecture presented to the 77th Congress of the Japan Society of Aesthetic Surgery). Santa Clara, CA: Lumenis, 1999, November 14.
52. DIERICKX, C. C. *op. cit.*
53. RAO, J.; GOLDMAN, M. P. *op. cit.*
54. WEAVER, S. M.; SAGARAL, E. C. Treatment of pseudofolliculitis barbae using the long-pulse Nd:YAG laser on skin types V and VI. *Dermatol Surg*., v. 29, n. 12, 2003, p. 1187–1191.
55. WEAVER, S. M.; SAGARAL, E. C. op. cit.
56. YAGHMAI, D. et al. Hair removal using a combination radio-frequency and intense pulsed light source. *J Cosmet Laser Ther*, v. 6, 2004, p. 201–207.
57. Informações sobre Aesthera Company disponíveis em: http://usedcosmetic.com/lasers/aesthera/. Acesso em: 1 ago. 2016.

58. Idem
59. CAUGER, D. Analytical Report: HOYA ConBio MedLite C6. *Aesthetic Trends and Technologies*, v. 5, n. 3, 2006, May/June, p. 25–34.
60. Informações sobre o produto HOYA ConBio MedLite disponíveis em: https://www.uhs.com/hoya-conbio-medlite-c6-laser-system/. Acesso em: 1 ago. 2016.
61. GOLDMAN, M. et al. Treatment of tattoos. In M. P. Goldman (Ed.), *Cutaneous and Cosmetic Laser Surgery*. Philadelphia, PA: Mosby Elsevier Health Sciences, 2006. p. 109–134.
62. GOLDMAN, M. et al. *op. cit.*
63. Lowe, N. J., Luftman, D., & Sawcer, D. (1994). Q-switched ruby laser. Further observations on treatment of professional tattoos. *J Dermatol Surg Oncol.*, 20(5), 307–311.
64. Candela production information.
65. GOLDMAN, M. et al. *op. cit.*
66. Informações sobre o produto HOYA ConBio MedLite disponíveis em: https://www.uhs.com/hoya-conbio-medlite-c6-laser-system/. Acesso em: 1 ago. 2016.
67. GOLDMAN, M. et al. *op. cit.*
68. GOLDMAN, M. et al. *op. cit.*
69. KRONEMYER, B. Skin tightening, devices evolve to meet patient demand. *Aesthetics Buyers Guide*, 2007, May/Jun., p. 33–52.
70. MORETTI, M. (2007). Body shaping and skin tightening drive global aesthetic industry to $15 billion by 2011 (Market study from Medical Insight, Inc.) [Online]. Disponível em: http://www.surgicenteronline.com
71. (a) MORETTI, M. (Ed.). *op. cit.*; (b) VANDRUFF, C. (Ed.). *op. cit.*
72. FISHER, G. H. et al. Nonablative radiofrequency treatment of facial laxity. *Dermatolog Surg.*, v. 31, s3, 2006, 1237–1241.
73. MARMUR, E. S.; GOLDBERG, D. J. *op. cit.*
74. RUIZ-ESPARZA, J. Noninvasive skin tightening induced by radiofrequency and infrared light devices. In: Goldman, M. P. (Ed.). *Cutaneous and cosmetic laser surgery*. Philadelphia, PA: Mosby Elsevier Health Sciences, 2006. p. 325–349.
75. KAMINER, M.; JACOB, C. Skin tightening with radiofrequency [EA]. In: Goldberg, D. J. (Ed.). *Lasers and lights: volume II*. Philadelphia, PA: Mosby Elsevier Health Sciences, 2005. p. 43–60.
76. BIESMAN, B. S. et. al. Monopolar radiofrequency treatment of human eyelids: A prospective, multicenter, efficacy trial. *Lasers in Surg Med*, v. 38, n. 10, 2006. p. 890–898.
77. Fisher, G. H., Jacobson, L. G., Bernstein, L. J., Kim, K. H., & Geronemus, R. G. (2006). Nonablative radiofrequency treatment of facial laxity. *Dermatolog Surg.*, 31(s3), 1237–1241.
78. Sadick, N. S. (2005). Combination radiofrequency and light energies: electro-optical synergy technology in esthetic medicine. *Dermatol Surg.*, 31(3), 1211–1217.
79. Kronemyer, B. (2007, May/June). Skin tightening, devices evolve to meet patient demand. *Aesthetics Buyers* Guide, 33–52.
80. Kronemyer, B. (2007, May/June). Skin tightening, devices evolve to meet patient demand. *Aesthetics Buyers* Guide, 33–52.
81. Lumenis product information [Online]. Available: http://www.lumenis.com.
82. Kronemyer, B. (2007, May/June). Skin tightening, devices evolve to meet patient demand. *Aesthetics Buyers Guide*, 33–52.
83. Lewis, W. (2007, Mar/Apr). Body Works. *Medical Aesthetics*, 49–56.
84. RUIZ-ESPARZA, J. op. cit.
85. Informações sobre os produtos Cutera. Disponível em: http://www.cutera.com/Home.aspx.
86. Kronemyer, B. Skin tightening, devices evolve to meet patient demand. *Aesthetics Buyers Guide*, 2007, May/Jun, p. 33–52.

87. Cosmetic Laser Solutions Medical Spa. (n.d.). GentleYAG for skin tightening in Boston [Online]. Disponível em: http://www.bostonhealthandbeauty.com.

88. MORETTI, M. (Ed.). (2005). Clinical roundtable (supplement). *European Aesthetics Buyers Guide*, p. 18–22. Disponível em: http://www.eurobg.com.

89. MORETTI, M. (2007). Body shaping and skin tightening drive global aesthetic industry to $15 billion by 2011 (Market study from Medical Insight, Inc.) [Online]. Disponível em: http://www.surgicenteronline.com.

90. (a) MORETTI, M. (Ed.). *op. cit.*; (b) VANDRUFF, C. (Ed.). *op. cit.*

91. SADICK, N.; ROTUND, A.; WANNER, M.; MANSTEIN, D. Technology for fat-related disorders workshop (Conference program). Dallas: American Society of Laser Medicine and Surgery, 2007.

92. Informações sobre os produtos Cynosure. Disponível em: http://www.cynosure.com/products/. Acesso em: 1 ago. 2016.

93. SADICK, N.; ROTUND, A.; WANNER, M.; MANSTEIN, D. *op. cit.*

94. KRONEMYER, B. Smartlipo cleared as first laser lipolysis. *Aesthetics Buyers Guide*, 2007, Jan./Feb., p. 22–24.

95. Informações sobre os produtos Cynosure. Disponível em: http://www.cynosure.com/products/. Acesso em: 1 ago. 2016.

96. Informações sobre os produtos CoolTouch disponíveis em: http://www.cooltouch.com/CoolTouch_medical_laser_products. Acesso em: 1 ago. 2016.

97. Idem.

98. SADICK, N.; ROTUND, A.; WANNER, M.; MANSTEIN, D. *op. cit.*

99. Informações sobre o produto SmoothShapes disponíveis em: http://www.cynosure.com/events/smoothshapes-a-one-two-punch-for-body-shaping/. Acesso em: 1 ago. 2016.

100. WEISS, R. A. et al. Clinical experience with Light-Emitting Diode (LED) photomodulation. Dermatol Surg., v. 31, s3, 2006, p. 1199–1205.

101. WEISS, R. A. et al. *op. cit.*

102. KRONEMYER, B. Gentlewaves obtains the first FDA approval for LED-based wrinkle treatment. *Aesthetics Buyers Guide*, 2005, Jan./Feb., p. 228–229.

103. KRONEMYER, B. New GentleWaves LED Photomodulation device launched. *Aesthetics Buyers Guide*, 2006, Jan./Feb., p. 12–13.

104. GOLDBERG, D. J.; RUSSELL, B. A. Combination blue (415 nm) and red (633 nm) LED phototherapy in the treatment of mild to severe acne vulgaris. *J Cosmet Laser Ther.*, v. 8, n. 2, 2006, Jun., p. 71–75.

105. MARIWALLA, K.; ROHRER, T. Use of lasers and light-based therapies for treatment of acne vulgaris. *Lasers in Surg and Med,* v. 37, n. 5, 2005, p. 333–342.

106. MARIWALLA, K.; ROHRER, T. *op. cit.*

107. ELMAN, M.; LEBZELTER, J. Light therapy in the treatment of acne vulgaris. *Dermatol Surg.*, v. 30, n. 2, 2004, p. 139–146.

108. GOLDBERG, D. J.; RUSSELL, B. A. Combination blue (415 nm) and red (633 nm) LED phototherapy in the treatment of mild to severe acne vulgaris. *J Cosmet Laser Ther.*, v. 8, n. 2, 2006, Jun., p. 71–75.

109. ROSS, V.; UEBELHOER, N. Acne. In: Goldberg, D. J. (Ed.). *Lasers and Lights: volume I*. Philadelphia, PA: Mosby Elsevier Health Sciences, 2005. p. 89–102.

110. HANSEN, I. Light-based acne treatments. *Medesthetics*, 2007, Mar./Apr., p. 24–30.

111. SHAMBAN, A. T. (n.d.). Photopneumatic (PPx) pore-cleansing acne treatment: A breakthrough treatment option for nonresponders to acne therapies [Online]. Disponível em: http://www.aesthera.com.

112. ROSS, V.; UEBELHOER, N. *op. cit.*

113. HANSEN, I. *op. cit.*
114. ROSS, V.; UEBELHOER, N. *op. cit.*
115. ARNDT, K.; DOVER, J. S.; ANDERSON, R. R. The state of non-traditional acne treatments (Supplement). *Skin & aging.* v. 14, n. 12, 2006, Dec..
116. (a) MORETTI, M. (Ed.). *op. cit.*; (b) VANDRUFF, C. (Ed.). *op. cit.*
117. Medical Insights, Inc. (2007, June). Home use devices (Executive summary).

CAPÍTULO 5

As consultas

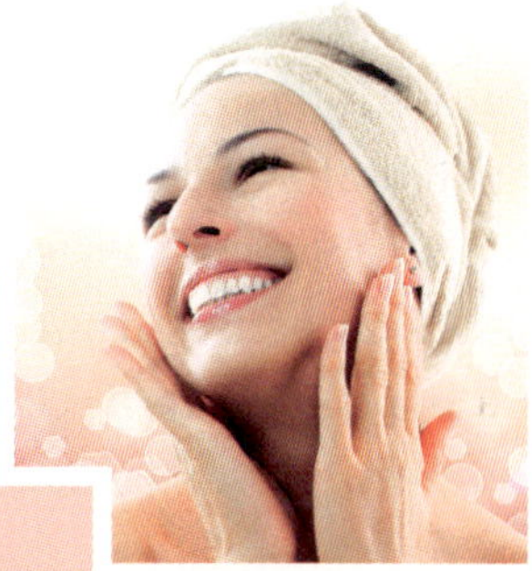

TERMOS-CHAVE

Codificação
Comunicação
Comunicação não verbal
Consulta
Diferenciar
Empatia
Escuta ativa
Escutar
Estratégia *bottom-up*
Estratégia metacognitiva
Estratégia *top-down*
Estratégias de audição
Expectativas irrealistas
Imagem do negócio
Impressões
Percepção
Ruídos externos
Ruídos internos
Transtorno dismórfico corporal (TDC)

OBJETIVOS DE APRENDIZAGEM

Depois de terminar a leitura deste capítulo, você estará apto a:

1. Abordar o processo envolvido em uma consulta.
2. Abordar os componentes de uma consulta que propiciam uma relação cliente-profissional bem-sucedida.
3. Explorar diferentes estratégias de audição.
4. Abordar a finalidade da consulta.
5. Determinar se os seus clientes têm expectativas razoáveis em relação ao tratamento e educá-los, caso não tenham.
6. Compreender como conduzir uma análise completa da pele de seus clientes e de suas circunstâncias individuais.
7. Entender o que envolve o ato de tirar fotografias dos clientes e o valor que esta prática apresenta.

INTRODUÇÃO

Na maioria das empresas, particularmente em um spa, o sucesso será impulsionado pela **impressão** que as pessoas têm de você e da indústria estética. É a **imagem do negócio**. A primeira impressão que um novo cliente tem do seu serviço e da sua competência é baseada, em parte, na limpeza do ambiente, no conhecimento e na cordialidade e aparência da equipe. Na **consulta** ou na sala de tratamento, a capacidade de um cliente ouvir e entender a informação fornecida pode ser afetada por quão confortável ele se sente. Essa *zona de conforto* inclui quão "medicinal" a sala aparenta ser (o que pode ser intimidante), a disposição dos assentos e o seu profissionalismo, aspecto esse que tem relação com a sua aparência, o seu grau de conhecimento e a sua habilidade de comunicar-se. Dominar as habilidades de cordialidade, limpeza, conforto, profissionalismo e comunicação pode ter impacto nas impressões que ficam em seus clientes e na manutenção destes no estabelecimento.

Além disso, a **percepção** que os clientes têm de você se estende ao médico da clínica ou do spa, aos seus companheiros e até mesmo ao diretor do spa. A impressão causada por você e pelas instalações determinará a confiança do cliente, que é a base de qualquer relacionamento.

A consulta, tal como mostrado na Figura 5.1, é o primeiro encontro face a face com o cliente e a primeira e única oportunidade para criar uma impressão positiva, que propiciará uma relação duradoura. Muitas vezes, o cliente decide adquirir um ou mais serviços no momento em que entra na sala de consulta ou de tratamento.

Na consulta, há um objetivo comum entre as partes: melhorar a aparência do cliente. Ele veio até você porque lhe é *necessário* ter uma aparência melhor, e você, por sua formação e experiência, está na posição de *atender* a essa necessidade.

Muitos clínicos conduzem a consulta com base na sua formação ou nas experiências que tiveram em outros locais. Como profissionais que realizam avaliação da pele, devemo-nos **diferenciar** ou nos distinguir de outros para termos sucesso.

Diferenciar-se não significa apenas criar áreas confortáveis, com televisores, bebidas e lanches; essas sutilezas são, na realidade, táticas de marketing que têm pouco a ver com o cuidado dispensado aos clientes. Diferenciar-se significa promover uma mudança no processo, e uma diferença notória nos cuidados dispensados ao cliente ocasionará uma diferença igualmente notável na percepção deste.

As consultas para tratamentos com laser são diferentes daquelas para outros tipos de tratamento. Como os desdobramentos podem ser significativos, estas devem ser aprofundadas e investigativas, não muito diferentes daquelas de cirurgia plástica. Todavia, para ajudar o cliente a compreender e concordar com os objetivos e as modalidades do tratamento, o que também ajudará no resultado final, é preciso que o profissional seja um hábil comunicador e também saiba escutar. Assim, dada a im-

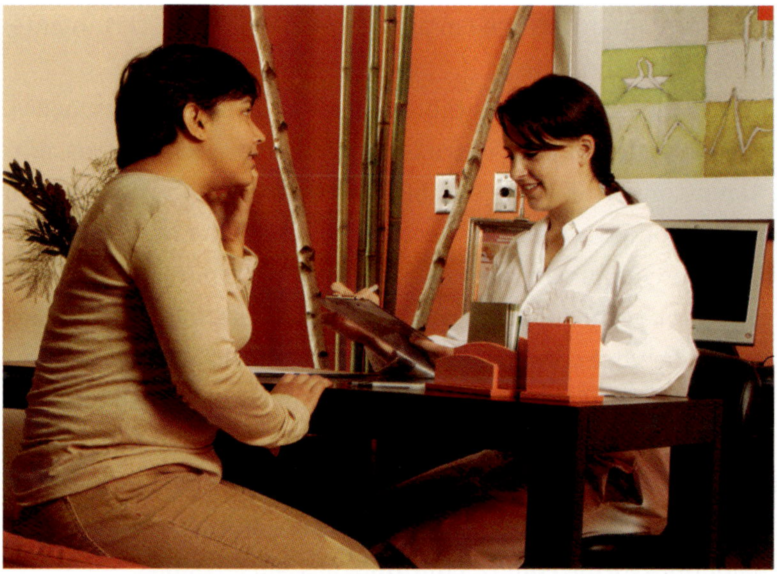

FIGURA 5–1
A consulta é uma oportunidade para criar uma impressão positiva, que irá propiciar uma relação duradoura.

portância da consulta e das habilidades de comunicação, o profissional deve dedicar algum tempo para aprender e aperfeiçoar sua comunicação e suas habilidades auditivas. Uma vez resolvida a questão de como comunicar-se adequadamente, dá-se início ao verdadeiro processo de uma consulta.

TIPOS DE COMUNICAÇÃO

A partir do momento em que acordamos até o momento em que vamos dormir, nós trocamos dezenas de milhares de palavras com as pessoas – do caixa da mercearia aos nossos filhos e ao nosso cônjuge ou parceiro, estamos o tempo todo tentando fazer com que nossos sentimentos e opiniões sejam entendidos. Sem a capacidade de nos comunicarmos adequadamente, seria muito difícil viver de forma ordenada e em sociedade. Precisamo-nos comunicar com os outros por muitas razões e em graus de importância variáveis, mas pode-se argumentar que comunicadores eficazes têm mais chances de ter uma vida sustentável e pacífica.

Cada parte do nosso corpo, os nossos sentidos, a nossa boca e os nossos gestos estão envolvidos em uma transmissão infinita de códigos verbais e não verbais. A partir desses códigos, enviamos e recebemos informações, atribuímos níveis de valor, e retemos ou descartamos informações. Em situações semelhantes, as pessoas à nossa frente atribuirão diferentes graus de importância para as mesmas informações. Na estética, o grau em que podemos ou não nos comunicar pode ter implicações de longo alcance, as quais se estendem desde o bem-estar do cliente, o sustento do profissional e de seus colaboradores e o sucesso global da empresa em que trabalhamos. Falhas em ler os sinais, em ouvir detalhes importantes e em agir apropriadamente, certamente, influenciarão o resultado do procedimento.

A **comunicação** corresponde ao uso de símbolos para transmitir informações. Alguns desses símbolos envolvem palavras, outros envolvem expressão, outros, ainda, o uso de gestos, e alguns envolvem uma combinação de todos. Ao contrário do que alguns podem pensar, a comunicação não necessariamente envolve receber informações. Ao pedir indicações a uma pessoa na estrada, você se comunicou com essa pessoa. Agora, suponha que você está em outro país e não fala o mesmo idioma que a pessoa que encontra na estrada. Você comunicou sua necessidade de orientação, mesmo que ela não tenha entendido? Considere a publicidade: um comercial é veiculado no rádio, e você pode escutá-lo ou desligar o rádio; ainda que você desligue o rádio, o anunciante terá comunicado o produto ou evento. O simples ato de enviar a informação é considerado comunicação. Já a recepção das informações é uma questão diferente. Primeiro, vamos considerar a forma como as informações são enviadas.

Comunicação animal

Os seres humanos não são os únicos que se comunicam. Quase todos os animais usam sons para comunicar-se uns com os outros e, embora muito menos compreendidos, eles também usam a comunicação não verbal. A comunicação entre as espécies é rara, mas não incomum. Por exemplo, os humanos e os seus *pets* são capazes de manifestar necessidades básicas e emoções. Da mesma forma, os animais dependem de outros animais para reunir informações; exemplo disso é a reação de animais terrestres ao comportamento de pássaros no céu ou ao comportamento das árvores para indicar a presença de predador ou de desastre natural.

Telecomunicação

Nós tendemos a pensar em tecnologia ou máquinas quando falamos em telecomunicações; contudo, o termo corresponde ao envio de informações em grandes áreas do espaço. Os meios de comunicação, como televisão, rádio e cinema, ou mesmo os sinais de fumaça são exemplos de telecomunicações. Qualquer forma de comunicação enviada a uma multiplicidade de pessoas separadas por uma distância em que a comunicação interpessoal seja ineficiente é considerada telecomunicação.

Comunicação interpessoal

A comunicação interpessoal, também chamada comunicação diádica, é a comunicação entre uma pessoa e outra. Em geral, envolve audição, diálogo, síntese, paráfrase e gestos. Há maior quantidade de exemplos de recepção nesse tipo de comunicação que em outros tipos; contudo, a informação recebida pode não ser aquela que o remetente desejava enviar. Além disso, essa comunicação utiliza as metodologias verbal e não verbal.

Comunicação verbal

Mais frequentemente, nós usamos as palavras e a linguagem para enviar informações. Quando um remetente em potencial tem um pensamento, uma ideia, a comunicação verbal se inicia. Para o destinatário entender a mensagem, ela precisa estar codificada. **Codificação** é o processo cognitivo pelo qual o remetente organiza ideias em símbolos. Aqueles que são hábeis em comunicação verbal adotam medidas para assegurar que o remetente entenda a mensagem. Para isso, valem-se de palavras, ações e tom de voz, tendo sempre o receptor da mensagem em mente. A mensagem é decodificada e recebida.

A comunicação verbal também envolve o uso de inflexão e de volume de voz para enviar uma mensagem. Quando a pessoa está falando em um tom alto, ela transmite um significado diferente daquele que transmitiria se as palavras fossem ditas em um tom baixo, monótono. Não importa quão bem ou quão precisamente a mensagem é codificada, pois **ruídos internos** e **ruídos externos** podem dificultar o modo como ela será recebida. Tanto remetentes como destinatários experimentam ruídos internos, e a maneira como percebem esse ruído afeta a maneira como o remetente envia a sua mensagem e como o receptor a interpreta. O ruído externo – fatores ambientais de tráfego, conversas laterais ou mesmo perda de audição – também pode interferir.

No caso de consultas para aplicação de laser e na etapa de instruções no pré e no pós-operatório, a escolha das palavras é importante para garantir que os conceitos estejam sendo claramente comunicados.

Comunicação não verbal

A **comunicação não verbal** é o processo de envio de uma mensagem sem sinal verbal que pode ser percebida como um "não" quando, às vezes, significa um "sim". A forma mais comum de comunicação não verbal envolve expressões faciais. A velha expressão "Os olhos são as janelas da alma" é muito oportuna nesse caso, pois os olhos são o mais poderoso elemento de comunicação não verbal. Eles podem dizer aos outros o que você está pensando. Por exemplo, podem informar se você acredita em si mesmo ou se acredita que o produto que recomenda tem valor. Gestos das mãos, movimentos corporais, toque e espaço individual também desempenham papel na comunicação não verbal. Às vezes, o silêncio em si pode transmitir informações. Se você está conversando durante uma aula e o instrutor para de falar e olha para você, ele está lhe dizendo para prestar atenção. Durante uma consulta para aplicação de laser, o medo pode ser observado nos olhos ou até mesmo nos gestos corporais.

Os gestos das mãos e dos braços são uma importante ferramenta de comunicação não verbal – se não estiver aberto a novas ideias ou se sentir entediado com o que estiver escutando, você cruza os braços. Diz-se que braços cruzados refletem uma mente fechada. Ficar batendo os dedos (tamborilando) ou mexendo nas unhas são sinais negativos de comunicação não verbal. Tocar os outros também é um sinal de comunicação não verbal – uma técnica comum é apertar a mão ou tocar o braço para transmitir segurança. Da mesma forma, gestos com as mãos podem ser usados para enfatizar ou expandir a comunicação verbal – se alguém diz alguma coisa enquanto bate no seu punho, ele está tentando enfatizar suas palavras ou emoções. Se alguém estiver falando sobre a forma de um círculo, desenhar um círculo no ar é mais fácil do que explicar que ele é uma curva plana fechada com todos os pontos equidistantes de determinado ponto fixo central.[1]

Os movimentos corporais também podem transmitir um significado, seja ele implícito ou não, intencional ou não. Se alguém está sentado preguiçosamente, com a cabeça apoiada, supomos que esteja cansado. Se queremos demonstrar respeito, nos levantamos quando alguém entra na sala. Até a sua postura ao andar, ao sentar e ao falar informa se há conformidade com as palavras que você emprega. Algumas pessoas usam esses sinais não verbais mais do que as próprias palavras, e a postura delas pode dizer a alguém quanto acreditam no que estão dizendo, ou seja, se estão mentindo ou se sabem sobre o que estão falando. A autoimagem também desempenha um papel na comunicação não verbal: como você se sente sobre si mesmo e como a sua mensagem será refletida em seus sinais não verbais.

O toque e o espaço pessoal são muito importantes. Todo o mundo já teve a experiência de estar em um elevador cheio de gente e de sentir como pode ser desconfortável estar tão perto de pessoas que não conhece. Você já sentiu como é desagradável falar com alguém que se aproxima de nós a uma distância além da considerada confortável? Dê às pessoas o espaço delas e respeite a necessidade de manter distância quando fala. Se alguém estiver bem diante do seu rosto enquanto fala, isso pode ter um significado específico – em nossa cultura, esse é um mecanismo para expressar raiva ou intimidação; em outras, essa aproximação da pessoa com quem se fala é considerado amigável ou respeitoso. Da mesma forma, o toque pode implicar afeto ou agressão, dependendo do grau de pressão aplicada.

AUDIÇÃO

A audição é parte importante da educação e da consulta, independentemente do procedimento. Porém, quando se realiza uma consulta para tratamento com laser ou luz, saber escutar é especialmente importante. Você sabe o que significa realmente escutar? **Escutar** não é apenas ouvir o que outra pessoa diz, mas é um processo ativo de compreensão do que ela está dizendo, tanto verbal como não verbalmente. O processo envolve a tradução dos sinais verbais e não verbais que o orador transmite. Enquanto algumas pessoas são diretas no que querem dizer ou na expressão de como se sentem, outras têm dificuldade em se expressar. Para complicar ainda mais, o grau de audição varia em diferentes situações. Imagine-se em um encontro com alguém por quem você se sente muito atraído: você se prende em cada palavra, tentando buscar significados ocultos; provavelmente, seria capaz de lembrar o mais ínfimo detalhe dessa conversa mais tarde. Agora, se estivesse em um encontro às cegas, com alguém por quem não sente nenhuma atração, você, enquanto o outro fala, poderia estar preocupado se chegará em casa a tempo de assistir ao noticiário da noite. O nosso grau de **escuta ativa** varia muito, dependendo da importância da informação. Quando a informação tem maior significado pessoal, empenhamo-nos mais na escuta ativa. É assim que deve ser no contexto clínico.

No cenário clínico, a informação que está sendo oferecida é de grande importância para você e para o cliente, que fornece a informação. Como mencionado, escutar e ouvir o que a outra pessoa está dizendo não tem o mesmo significado. As boas habilidades de escuta são aprendidas e envolvem mais que simplesmente ouvir as palavras. Aprender a ser um bom ouvinte exige que se compreendam os conceitos de escuta ativa. Ouvintes ativos utilizam as chamadas **estratégias de audição**. O emprego delas os ajuda a manter o foco, ao mesmo tempo que as informações necessárias são extraídas, para assegurar um ótimo resultado.

Estratégias de audição

Existem três tipos de estratégia de audição. Na primeira, a **estratégia *top-down***, o ouvinte usa o conhecimento de base sobre o assunto ou a pessoa com a finalidade de ouvir as ideias principais, prevendo, tirando conclusões e resumindo. Apesar de bastante utilizada por muitos profissionais, não é a melhor estratégia a ser usada, dada a elevada probabilidade de má interpretação, uma vez que, ao examinar a informação que lhe estiver sendo fornecida em relação a assuntos da sua gama de conhecimento, você pode estar minimizando outras informações a respeito da pessoa.

Em seguida, está a **estratégia *bottom-up***, na qual o ouvinte usa linguagem e gramática para entender o significado. Isso inclui escutar para obter detalhes específicos e reconhecer cognatos e padrões específicos de ordem das palavras. Essa seria a estratégia ideal se todos usassem a linguagem da mesma maneira, com o mesmo grau de domínio, mas, infelizmente, não é o caso. Um bom exemplo disso é a utilização da palavra *mau* com conotação de algo positivo.

Por fim, existe a **estratégia metacognitiva**. Ouvintes metacognitivos empregam tanto estratégias *top-down* como estratégias *bottom-up*, podendo usar ambas simultaneamente ou de forma alternada para obter mensagens mais efetivas. Eles podem usar a estratégia que melhor sirva em uma situação em particular, acompanhar a sua compreensão e mudar para outra estratégia, caso as metas de compreensão não estiverem sendo atendidas. Você, futuro clínico, irá, obviamente, beneficiar-se da estratégia metacognitiva; no entanto, será necessário praticar estratégias *top-down* e *bottom-up* primeiramente.

Audição e empatia

Ao tornar-se capacitado em diferentes estratégias de audição, você pode começar a usar alguns sinais de comunicação que transmitirão um senso de entendimento à pessoa com quem você estiver se comunicando, principalmente **empatia**. Empatia consiste em deixar a pessoa que fala saber que os seus sentimentos e intenções foram compreendidos, mas não julgados. Como clínicos, é importante que consigamos usar as habilidades que envolvem a empatia, comunicando-nos com nossos clientes e entendendo e apreciando o que estiverem dizendo e sentindo. Muitas vezes, a ideia de ser empático é a comunicação em que o clínico *respeita* os pontos de vista e os sentimentos do cliente. A capacidade de ser empático e de respeitar as opiniões do cliente é um passo no processo de resolução de problemas. Quando os conceitos de empatia e de escuta se unem, o clínico pode ajudar o cliente, tornando-se um solucionador de problemas. Escutar é uma habilidade difícil de ser dominada, pois é difícil ficar quieto e esperar a sua vez de falar, sobretudo para quem gosta de falar. Contudo, permitir que o cliente fale ininterruptamente é essencial para que os problemas dele sejam ouvidos. Quanto mais você entender os problemas do seu cliente, assim como entender os efeitos desses problemas sobre ele, mais provavelmente você irá desenvolver uma relação profissional de confiança e duradoura com esse cliente. Veja a Tabela 5.1 para uma lista das características de empatia e de boa habilidade de audição.

Coisas que você pode fazer para praticar as estratégias de audição, tanto no contexto clínico como em outras situações:

- Concentre-se em quem estiver falando. Olhe a pessoa nos olhos e observe seus gestos.
- Evite distrações. Feche a porta e preserve o silêncio.
- Esteja ciente de sua comunicação não verbal e de como ela afetará a pessoa que está falando com você.
- Não discuta nenhum ponto abordado.
- Deixe a pessoa terminar o que está dizendo, não a interrompa.
- Faça perguntas abertas, ou seja, aquelas que não podem ser respondidas com "sim" ou "não". Fazendo isso, você permitirá que o cliente explore suas próprias preocupações.
- Faça um resumo dos sentimentos do cliente para ter certeza de que você tem uma visão completa.
- Não faça suposições.

- Não dê garantias sem sentido (por exemplo, "Não se preocupe com isso").
- Não há problema em reagir, desde que de forma adequada e sob um paradigma de neutralidade.
- Lembre-se: se você conduzir todo o processo falando, como poderá escutar?

Características de empatia	**Características de uma boa habilidade de audição**
Colocar-se na posição da pessoa que fala	Focar na pessoa, não em você mesmo
Respeitar quem está falando	Permitir à pessoa que ela complete os seus pensamentos sem interrupção
Não julgar	Esperar a sua vez

TABELA 5–1 Características de empatia e de uma boa habilidade de audição.

Você sabia? O dicionário Webster define empatia como "a identificação com ou experiência indireta dos sentimentos e pensamentos do outro".[2]

A CONSULTA

Superficialmente, o objetivo da consulta é determinar se um indivíduo pode submeter--se a um procedimento específico, como uma depilação a laser. Cumprir esse objetivo mostra pouca ou nenhuma atenção às preocupações ou temores das pessoas, mas apenas à tarefa de coletar informação. Em vez disso, o foco da consulta deve ser o de construir e iniciar um relacionamento. Para que seja mutuamente bem-sucedida, o cliente deve ser capaz de comunicar seus medos, preocupações e objetivos para obter um tratamento em um ambiente seguro e de confiança.

Muitas pessoas ficam nervosas quando procuram esses serviços, pois têm preocupações com vaidade, custos e problemas potenciais de tratamentos que não dão certo. Pense na consulta como uma busca de informações para uma "caça ao tesouro". Lembre-se de que nenhuma caça ao tesouro é sempre a mesma; portanto, nunca um atendimento será igual a outro!

O processo leva aproximadamente 30 minutos de tempo do cliente. Ela inclui todas as informações necessárias e os componentes tradicionais de uma consulta: análise de pele, fotografias e diferenciação.

É importante compreender a motivação individual antes de fazer recomendações essenciais. Para atingir esse fim, várias táticas podem ser utilizadas, incluindo uma ficha tradicional, com informações do cliente, além de ficha do histórico da pele e do histórico de saúde. O cliente deve preencher todos esses documentos na sala de espera ou em casa, se estes puderem ser enviados antecipadamente, por e-mail. Os documentos devem ser anexados a uma prancheta na seguinte ordem: ficha de informações do cliente, ficha de histórico da pele e ficha de histórico de saúde. Embora possa parecer muito papel, as informações que eles contêm o ajudarão a conduzir uma consulta bem-sucedida.

A *ficha de informação do cliente* captura informações sociais, informações de contato, incluindo endereço de e-mail, e fontes de referência. O propósito é obter informações sobre o indivíduo e como entrar em contato com ele. Esse formulário também deve capturar informações sobre o interesse na clínica ou spa, incluindo os procedimentos sobre os quais ele gostaria de ter mais informações. Essas informações devem ser inseridas no banco de dados do computador da clínica para que se tenha acesso a informação demográfica de todos os clientes. A informação demográfica dos clientes pode ser útil em estratégias de marketing da clínica ou no envio de e-mails. Uma vez que essa ficha é a fonte de informações de referência do indivíduo, ela é útil quando você quiser agradecer ou premiar essas fontes de referência. Ademais, também pode ser útil quando quiser avaliar qual tipo de publicidade foi mais eficaz e a melhor forma de realizar o orçamento publicitário.

A *ficha do histórico da pele* corresponde a um questionário detalhado sobre a pele do cliente. Inclua nesse formulário perguntas que forneçam informações sobre o estado de saúde da pele atual e anterior. Alguns itens específicos que você precisa saber são: hábitos atuais e anteriores de bronzeamento, histórico de queimaduras solares (na infância e na idade adulta), histórico de diagnósticos de câncer de pele e, em caso positivo, a localização deste. Além disso, pergunte sobre lesões que preocupam o cliente e sua localização. Você também deve obter informações sobre a ocorrência de acne atual ou no passado e o uso de medicamentos orais e/ou tópicos para o tratamento. É importante ter ciência dos tratamentos prévios da pele, tratamentos com raios X para acne, tratamentos PUVA (psoraleno + luz UVA) para a psoríase, tratamentos de spa (por exemplo, tratamentos faciais, tratamentos para o corpo) e problemas associados a esses tratamentos. Você pode considerar o uso do sistema de classificação da pele de Fitzpatrick e incluir essa informação para obter dados completos. Por fim, investigue a condição da pele: se é oleosa, seca, sensível ou mista. Esse formulário o ajudará a compreender a saúde geral da pele do cliente e também lhe fornecerá um histórico mais explícito, e não somente o que o cliente opta por informar verbalmente.

A consulta por telefone

A primeira vez que você "encontra" o cliente pode ser por telefone. Os clientes, muitas vezes, fazem perguntas como: Quantos tratamentos serão necessários para resolver o problema? Quais produtos são os melhores para mim? Os tratamentos com laser irão funcionar para mim? Obviamente, essas questões exigem uma consulta face a face. Definir a data para este atendimento presencial deve ser o principal objetivo da consulta por telefone.

A ficha do histórico da pele também pode ajudar a descrever a sua clientela. Por exemplo: "Quantos de seus clientes tiveram câncer de pele? Quantos têm acne? Quantos se bronzeiam?" Manter um resumo dessas informações será útil ao criar planos de marketing ou futuras promoções.

Por sua vez, a *ficha do histórico de saúde* é constituída de perguntas detalhadas sobre o estado de saúde atual e anterior. Nesse documento estão incluídas questões relacionadas a alergias, doenças atuais e antigas, tabagismo, gravidez, medicação diária e eventos cirúrgicos. O objetivo do histórico da saúde é obter informações detalhadas e instantâneas da saúde do cliente de maneira eficiente. O formulário deve ser criado em um formato de caixa de seleção. Embora os clientes possam considerar alguns itens de saúde irrelevantes, as respostas a esse questionário podem ajudar a criar um guia de cuidado. Portanto, é importante ter todas as perguntas respondidas. O histórico de saúde é vital, pois é ele que revelará eventuais contraindicações.

Cumprimentando o cliente

A papelada está terminada e o cliente está ansioso para conhecê-lo (veja a Figura 5.2). Essa é a sua oportunidade de criar uma impressão positiva e duradoura. O respeito ao cliente deve ser seu primeiro objetivo. Sempre dê uma espiada no espelho antes de conhecê-lo, para certificar-se de que seu cabelo está arrumado, seu rosto está limpo e sua maquiagem está aplicada uniformemente. Ao fazer o primeiro contato, você deve apresentar-se e, em seguida, perguntar como cada pessoa prefere ser tratada. A conversa deve começar com algo assim: "Olá, senhora Smith. O meu nome é Susan. É um prazer conhecê-la. Prefere que eu a chame de 'senhora Smith' ou de 'Maria'?" A preferência informada pelo cliente deve ser documentada. Lembre-se de que consultórios médicos podem ser assustadores, mesmo que os clientes estejam vindo para realizar procedimentos sobre os quais estejam animados. Explique o layout físico da instalação da clínica, por exemplo, a localização da sala de espera, da sala de tratamento ou da sala de consulta, que será utilizada naquele dia, e como sair da clínica. Uma simples passagem por toda a instalação costuma ajudar as pessoas a se sentir à vontade.

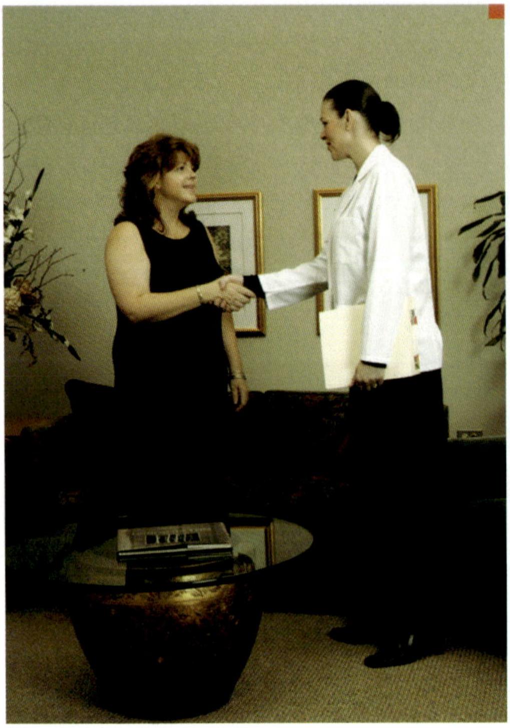

FIGURA 5–2
Receber bem um cliente é excelente para criar uma impressão positiva e duradoura.

Revisando a ficha de informação do cliente

A ficha de informação pessoal preenchida pelo cliente contém uma riqueza de dados importantes, que incluem endereço da residência, endereço do trabalho (se aplicável), *status* de relacionamento e interesse nos tratamentos. Uma observação atenta a essa ficha fornece pistas sobre o potencial de vendas e pode, ainda, revelar a principal motivação da procura pela clínica (por exemplo, proximidade do aniversário, casamento, divórcio ou viuvez recente). Todas essas informações são valiosas para a compreensão das necessidades do cliente e para a construção do relacionamento com ele.

Revisando o histórico de saúde e da pele

Certifique-se de que o cliente tenha preenchido completamente o histórico da saúde e da pele.

Esses históricos representam um bom ponto de partida para iniciar uma conversa: "Senhora Smith, vou levar um momento para familiarizar-me com o seu histórico. Por favor, tenha paciência comigo enquanto eu leio este documento". Reveja as informações que o cliente forneceu e faça perguntas relevantes para preencher as lacunas. Em geral, uma resposta incompleta quer dizer "não", mas às vezes pode acontecer de o cliente não querer fornecer a informação ou tê-la ignorado involuntariamente. Não deixe espaços em branco e, se uma área estiver incompleta, peça ao cliente que termine o preenchimento. Certifique-se de rever o histórico de saúde e da pele. Faça anotações em sua ficha da consulta, mas não adicione notas na ficha que o cliente preencheu. Encare seriamente essa parte da consulta.

Como, em geral, as pessoas gostam de falar de si mesmas, rever essas fichas é um bom momento para construir um relacionamento com o cliente. Aproveite a oportunidade como um "quebra-gelo". Se um cliente for tímido ou estiver constrangido, isso o ajudará a sentir-se confortável e a compartilhar informação. Avaliar os documentos do cliente antes de vê-lo na sala de tratamento é contraproducente, pois tira de você a oportunidade de construir um relacionamento com ele.

Atualização do estado de saúde

O estado de saúde do cliente deve ser questionado regularmente, e a atualização da sua ficha médica deve ser feita anualmente. Alterações relevantes de saúde incluem modificação de medicação, novas doenças, novas cirurgias ou tratamentos médicos, e tudo isso pode ser importante, pois pode, por exemplo, surgir uma contraindicação antes não existente. Tomemos o exemplo de um cliente recentemente diagnosticado com câncer de mama ou com diabetes – essa mudança em seu estado de saúde pode fazer o clínico ou outro profissional considerar que seus procedimentos devem ser conduzidos em uma clínica ou spa que tenha um médico responsável. A nova informação requer uma atualização da consulta, da avaliação e do exame do cliente? A resposta é "sim". O novo estado de saúde exige que se reavalie o plano de remoção de pelos? As alterações no estado de saúde não significam que o cliente deve renunciar a seu programa com laser ou terapia de luz. Na verdade, esses tratamentos podem ser uma parte importante de cura emocional, ao mesmo tempo que o paciente lida com a doença. Porém, por uma questão de segurança, o plano necessita de revisão.

Avaliando a solicitação do cliente

Uma vez que o histórico de saúde foi revisto e as adições ou os esclarecimentos foram feitos, é momento de identificar o que o cliente quer melhorar. Essa avaliação é alcançada perguntando-se ao cliente quais são os seus interesses. Alguns podem achar o processo um pouco intimidante, mas será útil, especialmente se você conseguir incentivá-los a descrever seus interesses e identificar os problemas percebidos. Esse processo lhe dará uma visão da imagem que o indivíduo tem do próprio corpo, do que é importante para ele e do que ele está disposto a fazer para obter o resultado desejado. À medida que escuta o paciente analisar seus problemas, tente avaliar se ele está sendo realista. Mantenha-se atento aos sinais de **desordem dismórfica corporal**, a qual é uma preocupação patológica com defeito imaginário do próprio corpo.

Tome notas enquanto os clientes estiverem falando, para garantir que obteve todas as informações; isso ajudará a criar planos de cuidado completos e úteis. Depois da análise, peça permissão para fazer a sua. Pedir permissão é um passo importante na construção do relacionamento porque demonstra respeito e inspira confiança.

Muitas vezes, as pessoas não sabem qual é o problema, mas apenas sabem que não gostam da própria aparência, e cabe então ao esteticista identificar e elaborar quais os problemas a serem tratados. Uma vez que esse processo esteja concluído e que paciente e profissionais concordem com as áreas específicas de interesse, é o momento de realizar a avaliação formal da pele.

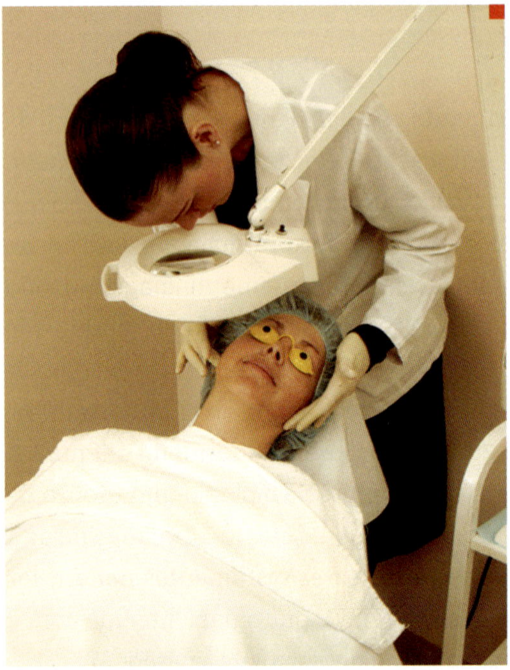

FIGURA 5–3
A análise da pele é realizada não só para avaliar a condição, mas também para determinar o tipo de pele do cliente.

A análise da pele

A análise da pele é realizada com o intuito de avaliar a condição da pele e determinar o seu tipo, o que é especialmente importante quando se considera a remoção de pelos com laser. A classificação da pele proposta por Fitzpatrick pode prever a resposta da pele ao tratamento, ajudando a determinar a modalidade mais adequada.

Antes de iniciar o exame da pele, o cliente deverá retirar a sua vestimenta e colocar um avental. Isto permitirá uma melhor avaliação da pele, sem a possibilidade de sujar a roupa da pessoa.

Esta análise da pele, mostrada na Figura 5.3, é um processo padrão. Porém, com a finalidade de revisão, discutiremos os passos envolvidos.

Limpeza

Uma vez que o cliente tenha se trocado e esteja confortável na mesa de tratamento, cubra o cabelo dele com uma touca cirúrgica ou tiara e, usando uma gaze macia ou uma esponja descartável, limpe delicadamente o rosto com um agente de limpeza suave e seque-o. Certifique-se de limpar suavemente a pele. O objetivo nesse momento é remover a maquiagem, e não estimular a pele. Se essa for superestimulada, será difícil observar irregularidades, como as telangiectasias.

Análise e avaliação

Use uma lupa ou uma luz de ampliação, como mostrado na Figura 5.3, para observar a pele, e tome nota da sua sensibilidade. Por exemplo, a pele ficou rosa durante o processo de limpeza? Existem áreas de hiper ou hipopigmentação? Aborde potenciais áreas de preocupação que podem ter sido esquecidas na abordagem inicial. Entregue ao cliente um espelho, manifeste as suas preocupações e peça a opinião dele.

Documentação

Após a análise da pele, documente os resultados na ficha clínica do cliente. Informe, por exemplo, se há cicatrizes, e documente onde se encontra e a sua extensão. Se o cliente puder descrever seu histórico de cicatrizes, documente também. Se houver uma área de hiperpigmentação, observe a sua localização e cor. Faça anotações a respeito da textura e do tom da pele, descrevendo a sua aparência. Anote também tudo o que possa interferir no resultado; a sensibilidade, por exemplo, pode tornar certos procedimentos mais dolorosos do que outros. Certifique-se de anotar o tipo e a condição da pele. Qualquer informação colocada no formulário será útil ao longo do tempo e na conclusão do tratamento. O próximo passo é tirar fotografias. *Quaisquer anotações adicionais feitas pelo médico devem ser rubricadas pelo cliente, evitando que, eventualmente, este possa alegar que uma condição preexistente foi causada por um procedimento realizado pelo clínico.*

Tirar fotografias

O ato de tirar fotos é muitas vezes negligenciado, contudo é parte essencial do cuidado. As fotografias gravam a aparência na primeira visita. Ao realizar tratamentos de remoção e crescimento de pelos, de alterações na pigmentação ou de flacidez da pele, as fotografias são importantes, pois registram com precisão a aparência do indivíduo antes do tratamento. Depois de dois a quatro tratamentos, médicos e clientes muitas vezes entusiasmam-se com os resultados, mas as fotografias mostram a realidade. As fotografias também podem proteger os clínicos de possíveis litígios.

Idealmente, os médicos devem utilizar um sistema de fotografia digital com armazenamento em computador e impressão colorida. Se esses recursos não estiverem disponíveis, uma sofisticada câmera colorida Polaroid funcionará. Para garantir a precisão e a consistência da fotografia, os spas devem desenvolver uma política e um procedimento a serem seguidos pelo médico. Essa política e esse procedimento devem incluir tópicos como detalhes, cuidado e manutenção da câmera, *flash*, técnicas de iluminação, foco e enquadramento, garantia da obtenção de fotografias precisas e solução de problemas da câmera. Neste texto, abordaremos especificamente a questão da garantia de fotografias precisas, pois existem muitas câmeras com instruções variáveis; todavia, nem todas essas especificações poderão ser abordadas aqui.

É importante observar que alguns clientes, por motivos religiosos ou outros, podem não querer ser fotografados, e isso deve ser respeitado. Porém, é importante dizer que o principal motivo para tirar fotografias é fornecer o melhor cuidado possível. Independentemente da localização, as fotografias são um elemento vital do tratamento, mas o *cliente deve conceder permissão assinada para que as fotografias sejam tiradas*. Um estúdio fotográfico com um fundo monocromático neutro, iluminação apropriada e marcadores de distância apropriados devem estar posicionados no mesmo local. Assim, cada vez que o cliente for fotografado, serão usadas variáveis idênticas de distância de luz e foco.

Política e procedimentos para fotografias precisas

A necessidade de fotografias precisas não pode ser subestimada. A existência de um documento de procedimento e de uma política retratando com precisão o processo, como mostrado na Figura 5.4, é um bom começo, pois criará parâmetros constantes nas fotografias (por exemplo, a distância, o ângulo da face, a cor). Ao comparar o antes e o depois das fotografias, esses parâmetros constantes são fundamentais para detectar mudanças na aparência.

EXPECTATIVAS DO CLIENTE

Uma vez que os documentos foram revistos, as informações que estavam faltando foram preenchidas e as fotografias foram tiradas, o cliente pode iniciar o tratamento. Após o médico descrever o plano de cuidados, miniobjetivos de melhora são estabelecidos. Esse plano deve ser documentado e guardado em uma ficha duplicada, uma das quais o paciente levará para casa. Os clínicos têm por função manter as expectativas realistas e usar o plano como um guia para o sucesso. Uma das tarefas mais difíceis para eles é avaliar e projetar resultados finais. Mesmo o melhor médico, com anos de experiência, pode ser surpreendido por um resultado inesperado. A melhor atitude é "não fazer promessas e sempre alcançar mais que o esperado". Esse profissional deve ter sempre em mente que ele não está sempre no controle total da situação. No entanto, facilmente pode ser tomado por uma explosão emocional de expectativas não atendidas. Ademais, devemos lembrar que as expectativas do cliente também influenciam os resultados.

Política e procedimento padrão
Estética facial
Garantia de fotografias precisas

Título: Garantia de fotografias precisas.
Política: Todas as pessoas devem seguir este procedimento.
Propósito: Garantir que as fotografias estejam com foco e enquadradas adequadamente, fornecendo um histórico fotográfico documentado.
Alcance: Todos os funcionários.

Procedimento:

1. Segure a câmera a uma distância aproximada do cliente para selecionar a magnificação. Isso pode ser obtido mediante marcações específicas no chão para a câmera e para o cliente, em distâncias previamente determinadas.
2. Olhe através da câmera para garantir que o cliente esteja enquadrado e o alvo desejado esteja no lugar correto.
3. Tire a fotografia.
4. Verifique a fotografia.
5. Se estiver usando uma câmera Polaroid, certifique-se de que a data esteja na fotografia. Se estiver usando uma câmera digital, garanta que a data correta esteja sendo gravada.
6. Tire várias fotos do cliente em ângulos diferentes.
7. Imprima as fotografias tiradas e assegure-se de que o nome do cliente apareça nas fotos.
8. Arquive a fotografia na ficha do cliente.

FIGURA 5–4 Exemplo de uma política para garantir fotografias precisas.

Expectativas realistas

Quando o cliente diz coisas como "Eu sei que a minha pele não fica assim à noite", é sinal de que suas expectativas são realistas e de que ele compreende as possibilidades. Definir e manter expectativas realistas do seu cliente é um processo contínuo e fluido, e também uma das tarefas mais difíceis para os clínicos. A melhor abordagem é auxiliar os clientes a reconhecer a melhora mediante três táticas: obter fotografias, não fazer promessas e não ter como objetivo resultados perfeitos.

As fotografias são a melhor documentação possível para sustentar as expectativas do cliente. O velho ditado que diz *"Uma imagem vale mais que mil palavras"* é relevante nesses tipos de tratamentos. O processo fotográfico não deve ser desconsiderado. Certifique-se de compartilhar fotografias do progresso com os clientes, o que os ajudará a constatar as mudanças e, assim, a discussão e a alteração das modalidades de tratamento tornam-se possíveis.

Expectativas irrealistas

Clientes irrealistas são um pesadelo para os clínicos. Aqueles com **expectativas irrealistas** muitas vezes acabam infelizes e contam aos amigos e à família sobre a sua infelicidade. Para evitar esse problema, devemos estar cientes de que há momentos notórios dentro do tratamento contínuo em que os clientes podem se tornar infelizes.

Primeiramente, a consulta pode revelar se um cliente é irrealista, e você o reconhece em pessoas que dizem coisas como "Eu quero que a minha pele pareça melhor depois de um tratamento porque tenho uma reunião e preciso aparentar ter 20 anos a menos". Esses clientes também discutirão sobre os potenciais resultados. Por exemplo, "Minha amiga Sandy fez um tratamento com luz e ela não tem nenhum defeito na pele; quero que o meu rosto fique como o dela". Pessoas com essas expectativas devem ser informadas sobre o processo, e se este não for aceito, o profissional também deverá se recusar a realizar o procedimento. Logo, o cliente deverá ser encaminhado para a porta de saída da clínica.

Em segundo lugar, se o processo tiver sido iniciado, as pessoas infelizes, às vezes, podem tornar-se impacientes ou acreditar que não tiveram nenhum resultado. Esse é o momento em que as fotografias podem ser úteis: use as fotos iniciais, faça fotos no dia do tratamento e mostre-as a esses indivíduos. Muitas vezes, eles se esquecem da aparência que tinham antes do início do tratamento, mesmo que isso tenha ocorrido há apenas algumas semanas. Na maioria dos casos, as fotos do "antes" revelam se houve alguma melhora.

Estabelecendo um plano de cuidados

O plano de cuidado é um roteiro que ajuda o clínico e o cliente a entender o processo para alcançar o objetivo. Em geral, ambos se esquecem de que os melhores resultados são alcançados quando o cliente está consciente da continuidade das consultas, dos prós e contras de cada modalidade de tratamento, de como o programa clínico irá progredir, da frequência e da intensidade dos tratamentos e da associação com outros tratamentos. Esses fatos, e a progressão do processo, devem ser incluídos no plano de cuidados.

CONCLUSÃO

As primeiras impressões são as que ficam é um mantra, sobretudo em um spa médico. Como você se comporta, como se veste, como fala com o cliente e o seu conhecimento de técnicas de luz e laser são determinantes para o seu sucesso. Os clientes buscam o seu profissionalismo e conhecimento, e depende de você transmitir-lhes essas informações. Eles têm uma necessidade e você tem as habilidades para satisfazer essa necessidade. A maneira como você vai transmitir uma informação fará a diferença quanto aos clientes ouvirem a sua recomendação. À medida que você se torna mais experiente no processo de uma consulta e comunicação, mais fácil se tornará.

Finalmente, definir o roteiro de consultas e de expectativas irá auxiliar a conquistar as oportunidades para o sucesso. A comunicação aberta, a busca pelo conhecimento e a capacidade de escolher os programas corretos conduzirão você e seu cliente pelo caminho certo.

10 DICAS IMPORTANTES

1. Certifique-se de tirar fotografias.
2. Instrua o seu cliente sobre o processo de tratamento.
3. Apresente ao cliente as suas fotografias para mostrar os resultados a longo prazo.
4. As primeiras impressões são as que ficam.
5. Certifique-se de que a sala de tratamento esteja limpa e convidativa.
6. Conheça aquilo que você faz.
7. Tenha cuidado para documentar com precisão o histórico de saúde e as intenções do cliente.
8. Empregue o processo envolvido em uma consulta.
9. Ouça as preocupações do cliente.
10. Use a papelada que o cliente preencher para aprimorar o processo de andamento da consulta.

PERGUNTAS DE REVISÃO DO CAPÍTULO

1. O que faz você ser diferente de seus concorrentes?
2. Por que é importante desenvolver um plano de cuidados?
3. Como tratar um cliente com expectativas irreais?
4. O que deve ser feito quando um cliente está infeliz?
5. Quais são os passos para realizar uma consulta?

REFERÊNCIAS

1. WEBSTER'S COLLEGE DICTIONARY. (1992). Nova York: Random House.
2. WEBSTER'S COLLEGE DICTIONARY. (1992). Nova York: Random House.

CAPÍTULO 6

Tipos de pele e o tratamento com laser

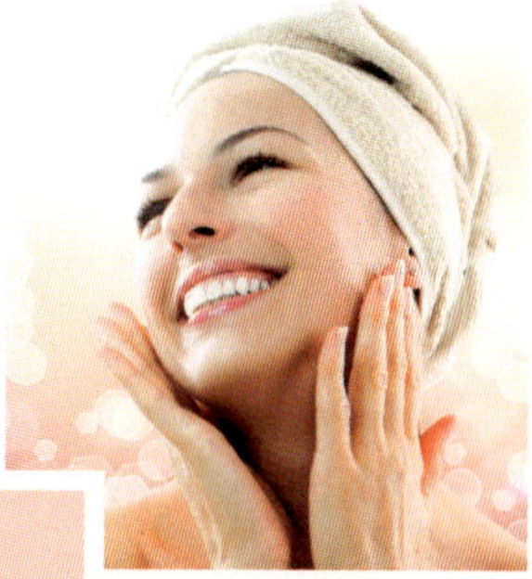

TERMOS-CHAVE

Classificação de Fitzpatrick
Condição da pele
Hiperpigmentação
Hiperpigmentação pós--inflamatória (HPI)
Melanócitos
Tipo de pele

OBJETIVOS DE APRENDIZAGEM

Depois de terminar a leitura deste capítulo, você estará apto a:

1. Abordar a classificação do tipo de pele descrita por Fitzpatrick.
2. Conhecer como diferentes tipos de pele respondem aos tratamentos, especialmente com laser.
3. Empregar a escala de classificação de Fitzpatrick.
4. Avaliar os clientes utilizando o método de classificação de Obagi.

INTRODUÇÃO

A resposta às terapias de pele é diferente de cliente para cliente em razão de variáveis biológicas; por exemplo, quando falamos em doses recomendadas de fármacos, nós as calculamos com base no peso do indivíduo. Para determinar quem, quando, como e porquê da pele, também precisamos ter critérios que ajudem a prever a adequação e a eficácia de um procedimento específico. Uma variedade de métodos de classificação foi desenvolvida para nos auxiliar, e o mais simples é a classificação de **condição da pele**: normal, oleosa, seca, sensível ou mista. Um tipo diferente de classificação que vamos discutir é o **tipo de pele**.

Em relação aos tratamentos a laser, duas principais modalidades de classificação do tipo de pele são empregadas. A primeira, e mais comum, é a classificação de pele de Fitzpatrick, que emprega variáveis amplas, incluindo a genética, a reação após exposição ao sol e o histórico de exposição solar prévia, para determinar a compatibilidade do indivíduo a um tratamento, para que se obtenha um ótimo resultado. A segunda modalidade, a **classificação de Obagi**, é um método de classificação que utiliza variáveis específicas da pele do indivíduo que busca tratamento, levando em consideração a exposição solar no passado ou no presente.

CLASSIFICAÇÃO DA PELE PROPOSTA POR FITZPATRICK

É evidente que uma pessoa não responderá a um tratamento exatamente da mesma maneira que outra; portanto, o profissional precisa entender como o tipo de pele de cada indivíduo responde a diferentes tratamentos, sobretudo naqueles com laser e/ou luz. A análise do tipo de pele permite entender quais clientes podem receber tratamentos agressivos e quais requerem mais cautela.

Muitos anos de pesquisa clínica têm mostrado que vários fatores impactam a resposta da pele à lesão, tais como genética, cor dos olhos, cor do cabelo, origem étnica e cor natural da pele. Em 1975, o dr. Thomas Fitzpatrick criou um sistema de categorização dos diferentes tipos de pele que ficou conhecido como **classificação da pele de Fitzpatrick** (Tabelas 6.1 a 6.6). Esse método de análise é, talvez, a forma de classificação da pele mais empregada atualmente para prever a resposta a uma variedade de terapias. O método também auxilia na determinação de quais clientes têm maior risco de complicações como ocorrência de cicatrizes e pigmentação após vários tratamentos. As especificidades da categorização e os modos para determinar o tipo de pele de um cliente são discutidos em detalhes a seguir.

Para obter o tipo de pele usando essa classificação, faça uma série de perguntas aos pacientes, em combinação com um exame da pele. Adicione a pontuação total correspondente à soma das três sessões da pontuação.

Tipo de pele	Cor da pele	Cor dos olhos e dos cabelos	Reação ao sol	Considerações étnicas comuns
Tipo I	Branca	Cabelos louros e olhos verdes	Sempre queima, sempre apresenta sardas.	Ingleses e escoceses
Tipo II	Branca	Cabelos louros e olhos azuis	Sempre queima, sardas, difícil de bronzear.	Norte-europeus
Tipo III	Morena-clara	Cabelos louros/castanhos e olhos azuis/castanhos	Bronzeia após várias queimaduras, pode ter sardas.	Alemã
Tipo IV	Morena	Cabelos e olhos castanhos	Bronzeia mais que a média, raramente se queima e raramente tem sardas.	Mediterrâneo, europeus do sul, hispânicos
Tipo V	Morena-escura	Cabelos castanhos/pretos e olhos castanhos	Bronzeia com facilidade, raramente se queima e não tem sardas.	Asiáticos, indianos, alguns africanos
Tipo VI	Negra	Cabelos pretos e olhos castanhos/pretos	Bronzeia, nunca se queima, profundamente pigmentada, nunca apresenta sardas.	Africanos

TABELA 6–1 Escala de classificação da pele proposta por Fitzpatrick.

Cor da pele

A cor da pele é essencialmente uma característica racial e étnica hereditária. Contudo, mesmo dentro da mesma raça e etnia, há variações (veja a Figura 6.1).

	0	1	2	3	4	Pontuação
De que cor são seus olhos?	Azul-claro, cinza ou verde	Azul, cinza ou verde	Azul	Castanho-escuro	Preto-acastanhado	
Qual a cor natural de seus cabelos?	Louro-escuro avermelhado	Louro	Amendoado ou louro-escuro	Castanho-escuro	Preto	
Qual é a cor de sua pele (áreas não expostas)?	Avermelhada	Muito pálida	Pálida com tonalidade bege	Marrom-clara	Marrom-escura	
Você tem sardas em áreas não expostas?	Muitas	Várias	Poucas	Eventuais	Nenhuma	
					Predisposição genética – Total da pontuação	

TABELA 6–2 Predisposição genética.[1]

	0	1	2	3	4	Pontuação
O que acontece quando você fica muito tempo ao sol?	Vermelhidão dolorosa, formação de bolhas, descamação	Formação de bolhas seguida por descamação	Às vezes queima, seguido por descamação	Queimaduras raras	Nunca queima	
Em que medida você fica bronzeado?	Dificilmente ou não totalmente	Bronzeado leve	Bronzeado razoável	Bronzeia muito facilmente	Escurecimento rápido da pele	
Você se torna bronzeado com várias horas de exposição ao sol?	Nunca	Raramente	Às vezes	Frequentemente	Sempre	
Como a sua face reage ao sol?	Muito sensível	Sensível	Normal	Muito resistente	Nunca teve problema	
					Reação à exposição ao sol – Total da pontuação	

TABELA 6–3 Reação à exposição ao sol.[2]

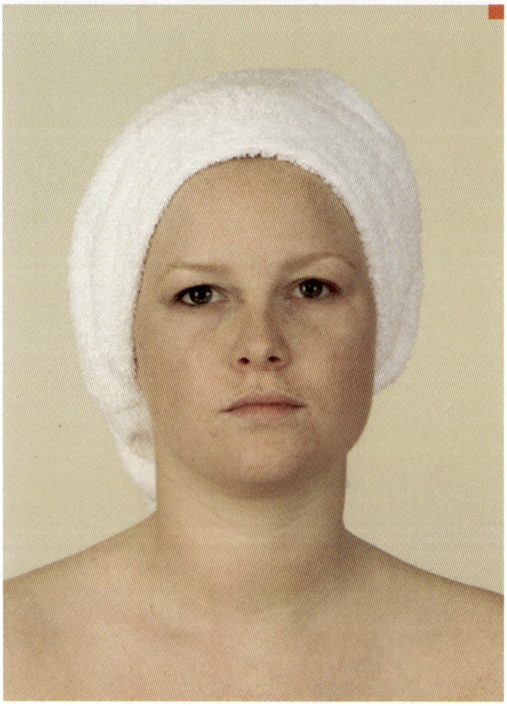

FIGURA 6–1
A classificação de Fitzpatrick permite ao clínico prever a resposta ao tratamento.

Caucasiano

Dentro do grupo caucasiano, é importante lembrar que a cor *branca* pode apresentar variações de tons e que isso terá impacto no fato de o cliente ter um tipo de pele I, II ou mesmo III na classificação de Fitzpatrick. No tipo I, as origens étnicas são o inglês, escocês, irlandês, norueguês, sueco e islandês. São pessoas de pele muito clara, com sardas, olhos verdes ou azul-claros e cabelo de cor clara. Esses indivíduos costumam ser bons candidatos à luz intensa pulsada (LIP) ou tratamentos Foto Facial®.

Caucasiano não hispânico

As pessoas classificadas nesse grupo têm cabelo mais escuro, principalmente loiro-escuro e castanho. Nessa categoria também pode haver diversas variações nas tonalidades da pele branca e morena, e os indivíduos, provavelmente, se enquadram nas categorias III e IV. A cor dos olhos é azul, azul-escuro e castanho, e a origem dessa etnia geralmente se encontra no Mediterrâneo e Sul da Europa, o que inclui gregos, pessoas do Oriente Médio e italianos. Uma vez que os indivíduos apresentam cor de pele mais escura, deve-se tomar cuidado no tratamento com lasers e luz.

Hispânico

Pessoas desse grupo têm pele, cabelo e olhos mais escuros (Figura 6.2). Seus cabelos são castanho-escuros ou pretos, e seus olhos, castanhos. Geralmente classificadas nos tipos IV e, talvez, V, essas pessoas ou seus familiares são de países como Espanha, México,

América do Sul e Cuba. O tratamento com laser nesses indivíduos pode ser um desafio, em razão do potencial desenvolvimento de hiperpigmentação pós-inflamatória (HPI).

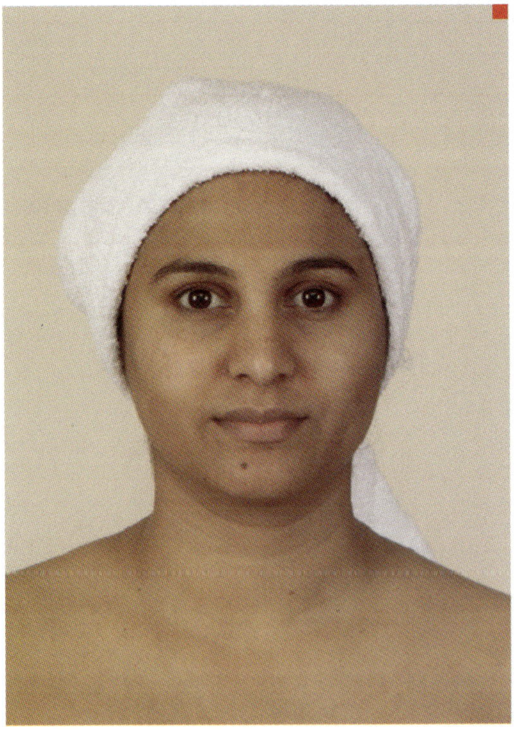

FIGURA 6–2 Exemplo do tipo de pele hispânica.

	1	2	3	4	5	Pontuação
Quando foi a última exposição de seu corpo ao sol (ou luz de bronzeamento artificial/creme bronzeador)?	Mais de três meses atrás	Dois a três meses atrás	Um a dois meses atrás	Menos de um mês atrás	Menos de duas semanas atrás	
Você expõe ao sol a área a ser tratada?	Nunca	Quase nunca	Às vezes	Frequentemente	Sempre	
					Hábitos de bronzeamento – Total da pontuação	

TABELA 6–4 Hábitos de bronzeamento.[3]

Resumo	Pontuação
Total para disposição genética (Tabela 6.2)	____________
Total para reação à exposição solar (Tabela 6.3)	____________
Total para hábitos de bronzeamento (Tabela 6.4)	____________
	Pontuação para tipo de pele

TABELA 6–5 Pontuações.[4]

Pontuação do tipo de pele	Tipos de pele de Fitzpatrick
0-7	I
8-16	II
17-25	III
26-30	IV
Mais de 30	V-VI

TABELA 6–6 Tipo de pele de acordo com Fitzpatrick.[5]

Afro-americano

As pessoas desse grupo, que inclui africanos e afro-americanos, têm pele mais escura (veja a Figura 6.3), variando de morena clara, como no caso dos hispânicos, a morena muito escura até a cor negro-azulada. O cabelo é naturalmente preto, mas a cor dos olhos pode variar do castanho ao preto. A classificação é do tipo VI em pessoas com coloração mais escura, mas também pode ser do tipo V.

Asiático a morador das ilhas do Pacífico

Nesse grupo, as pessoas têm tipos de pele que vão da cor morena a morena clara, e o cabelo, em geral, é castanho-claro, podendo variar de castanho-avermelhado a castanho-escuro (Figura 6.4), com olhos castanhos e, eventualmente, castanho-escuros. Os indivíduos com esses tipos de pele têm origens étnicas no Japão, na China e nas ilhas do Sul do Pacífico. Tipicamente, a pele é dos tipos IV e V.

Índio norte-americano ou nativo do Alasca

As pessoas desse grupo têm pele morena clara a morena, com a cor do cabelo variando do castanho ao preto. Esses grupos raciais são encontrados em várias partes dos Estados Unidos; em geral, o tipo de pele é IV e, possivelmente, V.

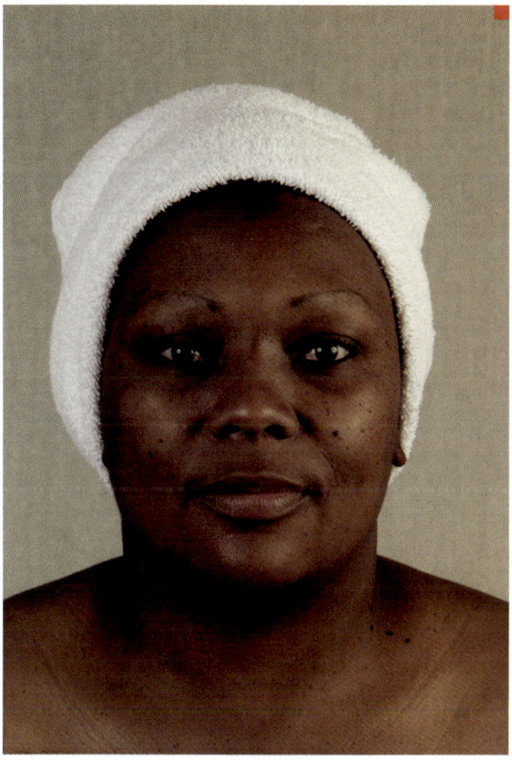

FIGURA 6–3
Exemplo do tipo de pele africana ou afro-americana.

Identificando a cor da pele

Vamos aprender a identificar a cor da pele. Na clínica, para fazer a análise da pele, você pode usar estes três passos fáceis: (1) escolha três áreas do corpo para avaliar, que podem ser o rosto, a pele sob o peito ou abdome e o antebraço, lembrando-se de que a face deve estar sem maquiagem; (2) procure por sardas, por telangiectasias e pelo tom de pele; (3) determine a cor da pele baseando-se no que você vê.

Cor dos olhos

A cor dos olhos é determinada geneticamente, assim como a cor da pele. Isso pode parecer simples, mas não é bem assim. Existem três cores básicas de olhos: azul, castanho e verde (Figura 6.5). Essas são ainda mais ampliadas: azul-claro, azul, azul-esverdeado, avelã, castanho-claro, castanho, castanho-escuro e preto. Obviamente, o grau da cor é determinado geneticamente, mas também se relaciona com o tom de pele. Se você estiver buscando determinar corretamente o tipo de pele segundo a

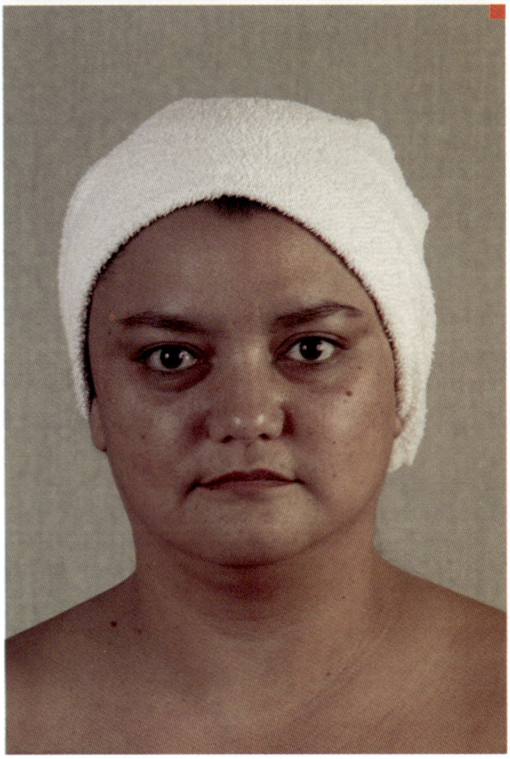

FIGURA 6–4
Exemplo do tipo de pele de asiáticos e de moradores das ilhas do Pacífico.

classificação de Fitzpatrick, observar a cor dos olhos pode ajudá-lo a definir. Porém, pessoas com esses tipos de pele têm cores de olhos azuis e verdes variadas, o que pode confundir até mesmo o profissional mais experiente. Além disso, clientes que usam lentes de contato coloridas devem ser orientados a trazer o estojo de lentes para a consulta, para que possam removê-las a fim de que a cor dos olhos possa ser avaliada mais precisamente.

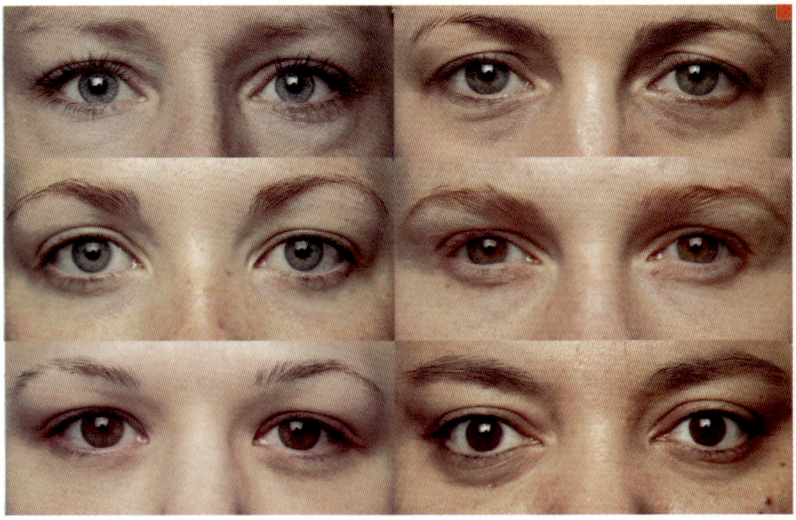

FIGURA 6–5
As cores primárias dos olhos (azul, verde e castanho) são bastante variáveis.

Cor do cabelo

A cor do cabelo é, provavelmente, o mais difícil de avaliar. A maioria das mulheres tinge o cabelo de alguma forma, seja fazendo luzes, seja tingimento completo ou ambos os procedimentos (veja a Figura 6.6). A cor do cabelo pode ser determinada na raiz. E se a cliente acabou de tingir os cabelos? Além disso, comparar o cabelo tingido com o natural pode ser um erro. Talvez seja o caso de observar as sobrancelhas, mas estas também podem ser tingidas, estar desbotadas ou, de alguma forma, alteradas. Se a cor do cabelo do seu cliente estiver alterada, tente fazê-lo descrever a cor natural. Essa cor será um indicador que você poderá ou não considerar, dependendo do potencial de erro.

Resposta à luz UV com proteção FPS

Além da identificação do tipo de pele com base na análise da pele e da cor dos olhos e dos cabelos, a avaliação da resposta da pele à luz UV é o indicador mais importante do tipo de pele. A maneira como você pergunta isso ao cliente é fundamental para a precisão da resposta, pois a questão requer honestidade do cliente, e ele nem sempre estará disposto a dizer-lhe a verdade. Você quer saber como a pele responde ao sol *sem o uso* do protetor solar, mas o problema é que ninguém quer admitir a exposição ao sol sem protetor solar. Em geral, o cliente irá responder que nunca se expõe ao sol ou que nunca o faz sem protetor solar; então, a melhor maneira de perguntar é a seguinte:

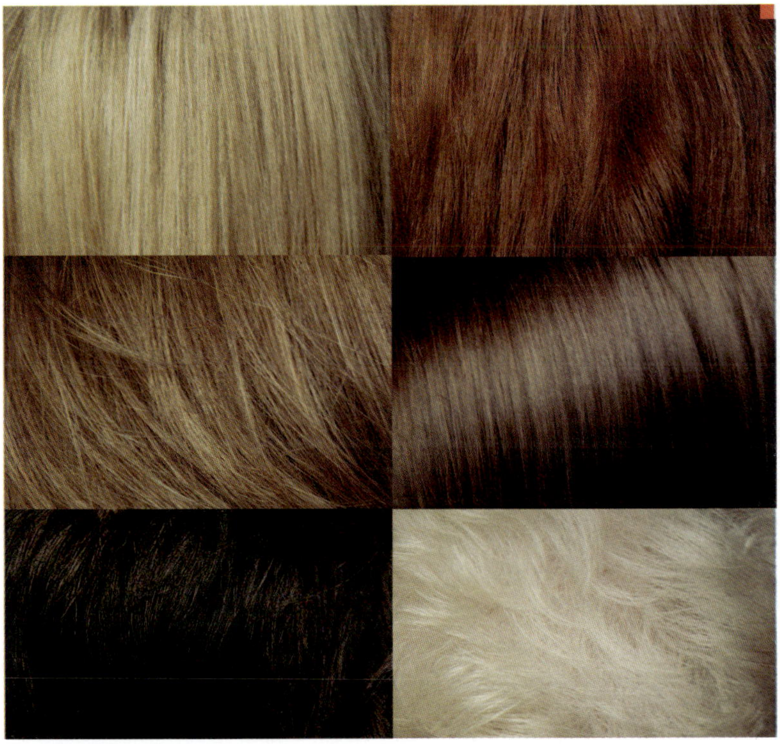

FIGURA 6–6 A cor do cabelo poderá ou não ser considerada na sua avaliação, uma vez que nela há predomínio do processamento de cores.

"Você teve queimadura solar quando criança?" Se a resposta for afirmativa, obtenha detalhes. Por exemplo, você quer saber se a queimadura solar ocasionou bolhas e, em caso afirmativo, em que parte do corpo. Se não tiver ocasionado bolhas, pergunte se o indivíduo consegue se lembrar por quanto tempo a pele ficou dolorida ou vermelha. Se ele não se lembrar, aprofunde um pouco mais: "Quando criança, você passou férias na praia? Como a sua pele respondeu? Quando criança, você costumava nadar no verão? Como a sua pele respondia à natação? Quando estava na faculdade, você tomava sol? Chegou a usar óleo de bebê para se bronzear? O que aconteceu com a sua pele?" A próxima pergunta a ser feita é se ele já fez peeling de ácido glicólico ou TCA. Se a resposta for positiva, peça detalhes: "Qual foi a concentração? Por quanto tempo o peeling permaneceu na pele? Quais foram os resultados? Houve alguma complicação?" Lembre-se, a análise de Fitzpatrick diz-nos como a pele reage aos cuidados e tratamentos de pele avançados.

Usando o sistema

Agora que coletou todas as informações, você fará uma análise do tipo de pele de Fitzpatrick usando definições específicas. A determinação é baseada no que você vê: a herança étnica (origem geográfica dos antepassados), a cor dos olhos e a resposta à luz UV. Você também deve considerar a cor do cabelo, se for natural. Há uma tendência espontânea em, primeiramente, avaliar a pele quando se realiza a classificação dos tipos de pele. Aprenda a olhar para todas as características associadas com a classificação de Fitzpatrick. A pele mais difícil de classificar será diferenciada por detalhes, como a cor dos olhos e a resposta da pele ao sol (especialmente quando o cliente era criança).

Você sabia? A classificação de Fitzpatrick tem seis categorias, e sua determinação é baseada no que você vê e nas perguntas que faz a seu cliente.

Fitzpatrick I é o indivíduo com pele *muito clara*. Essa pessoa costuma ter cabelos loiros ou ruivos, olhos claros, azuis ou verdes, e sua pele se queima após 10 a 16 minutos de exposição ao sol sem protetor solar, com formação de sardas. Muitos irlandeses, ingleses ou escoceses têm esse tipo de pele. O indivíduo tipo I é um bom candidato a tratamentos com laser e luz.

Fitzpatrick II é o indivíduo com pele *clara*, cabelo loiro (às vezes, um loiro aguado) e olhos azuis ou verdes. Eles toleram um pouco mais a exposição solar antes da ocorrência de queimadura, talvez 30 a 40 minutos. Esse indivíduo ainda tem muitas sardas e dificuldade de bronzeamento. Muitas pessoas do norte da Europa, da Suécia, da Finlândia e da Noruega têm esse tipo de pele e são, também, bons candidatos a tratamentos com laser e luz.

Fitzpatrick III é o indivíduo que ainda tem pele clara, porém bronzeia-se mais facilmente e tem menos sardas que os tipos I e II. O cabelo pode ser loiro, mas é mais provável que a cor fique entre o castanho-claro e o castanho-médio. A cor dos olhos, em geral, é azul-escuro ou castanho. Esses indivíduos podem ficar expostos ao sol por 60 a 70 minutos sem protetor solar antes de iniciar o desenvolvimento de queimaduras. Alemães, pessoas do Norte da Itália e franceses muitas vezes têm esse tipo de pele, e também são bons candidatos a tratamentos com laser e luz.

Fitzpatrick IV é o indivíduo com cor de pele morena, que se bronzeia facilmente e, em geral, sem ocorrência de sardas. Esses indivíduos podem ficar expostos ao sol à vontade e raramente se queimam. A cor do cabelo costuma ficar entre o castanho e o castanho-escuro, e os olhos são castanhos. Muitos gregos, pessoas do Sul da Itália, alguns asiáticos e alguns hispânicos têm esse tipo de pele. Os tratamentos com laser e luz devem ser realizados com cuidado, e o cliente deve usar hidroquinona para evitar o máximo possível o desenvolvimento de hiperpigmentação pós-inflamatória (HPI).

Fitzpatrick V é o indivíduo com cor de pele morena-escuro, que se bronzeia facilmente e, em geral, não tem sardas. Essas pessoas podem se expor ao sol à vontade, sem o risco de desenvolver queimaduras. O cabelo costuma ser castanho ou preto, e os olhos, castanhos. Alguns asiáticos, hispânicos e africanos, além de indianos do Oriente Médio, têm esse tipo de pele. Deve-se ter cuidado ao empregar terapia com luz e laser nesses indivíduos.

Fitzpatrick VI é o indivíduo de pele *negra*, que se bronzeia com facilidade, não desenvolve sardas e é totalmente pigmentado. As pessoas com esse tipo de pele têm cabelo preto e olhos castanhos ou pretos. Os africanos têm esse tipo de pele. Esses candidatos devem também ser tratados com extremo cuidado.

A identificação do tipo de pele é tanto uma ciência como uma arte. Em geral, um componente das características da pele será mais dominante que outros, o qual será um fator determinante para o tipo de pele. Muitas vezes, os clientes simplesmente não se encaixam em uma categoria, parecendo ter atributos de várias categorias, o que os torna indivíduos com pele tipo I + ou tipo III–, por exemplo. Como definir em qual categoria um cliente assim se enquadra?

Pele de cor mista

À medida que as pessoas adquiriram mais mobilidade, o mundo tornou-se um lugar menor e as cores de pele tornaram-se mistas. A cor mista, como a mostrada na Figura 6.7, é um fator importante para o profissional avaliar, além de ser uma tarefa mais desafiadora. Portanto, compete a ele fazer perguntas sobre a origem étnica e racial dos clientes. A maioria das pessoas tem orgulho de sua origem e entende que a genética afeta a aparência; mas, antes de iniciar as perguntas, explique ao cliente que a cor da pele é influenciada pela genética e que é por isso que você precisa perguntar sobre a origem dele. Ainda que a pessoa seja mais parecida com um dos pais, é útil saber a origem de ambos os pais, se possível.

E se o cliente for adotado? A não ser que ele conheça a origem dos seus pais biológicos, essa informação estará perdida. Nesse caso, será muito importante fazer perguntas suficientes sobre a exposição prévia ao sol para ter uma compreensão do tipo de pele. E se o cliente conhece apenas um dos pais? Faça perguntas vastas sobre o parente conhecido, pois estas o ajudarão a avaliar se ele se assemelha a esse parente. Em seguida, tal como para clientes adotados, use suas habilidades clínicas para chegar a uma conclusão precisa. As suas observações e a análise do que você vê irão guiá-lo nessas situações.

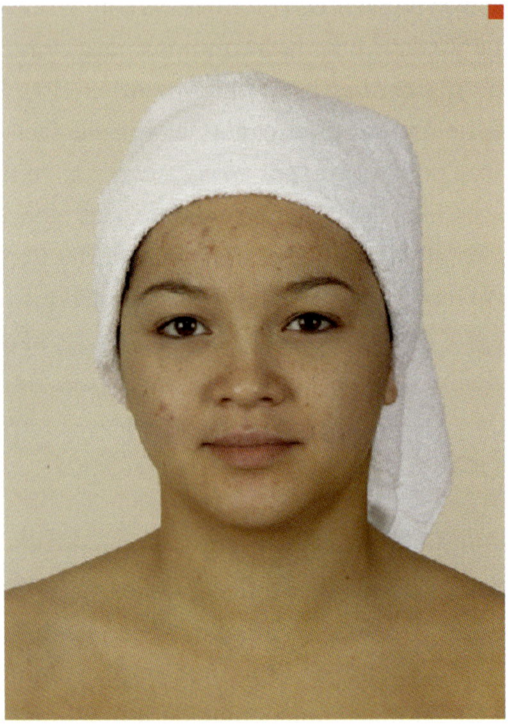

FIGURA 6–7
Exemplo de uma pele de cor mista.

Alterações pigmentares

Alterações pigmentares são mudanças relacionadas a danos na pele, à exposição solar e ao envelhecimento. Quando a pele é exposta ao sol, é provável que ocorram alterações pigmentares. A pigmentação se apresentará na forma de bronzeado ou de sardas, e o dano subsequente pode causar lentigos, telangiectasias e envelhecimento prematuro. Contudo, algumas alterações são secundariamente relacionadas ao sol e, principalmente, a medicamentos ou gravidez (Figura 6.8). A origem dessa modificação não é especificamente apontada na classificação de Fitzpatrick; contudo, você vai querer saber a origem da discromia, que representa uma irregularidade na cor:

hiperpigmentação ou hipopigmentação. Mais sutilmente, a alteração pigmentar também se refere à aparência opaca e amarelada da pele que ocorre ao longo do tempo, à medida que envelhecemos.

Hipopigmentação

Os **melanócitos** ficam entre a epiderme e a derme e secretam o pigmento conhecido como melanina, que confere cor à pele, ao cabelo e aos olhos. O número relativo de melanócitos é o mesmo para homens e mulheres de todas as raças, e sua contribuição para a cor da pele relaciona-se à sua *atividade* e não à quantidade. Assim, a hipopigmentação ocorre quando os melanócitos cessam a produção de melanina, fazendo que áreas da pele fiquem sem pigmento. Essa condição pode ocorrer em doenças como o vitiligo ou em lesões provocadas por tratamentos com laser e/ou luz malconduzidos. Na hipopigmentação, os maus-tratos danificam o melanócito, causando o seu mau funcionamento ou ausência de função, o que o impede de atuar corretamente. Embora a hipopigmentação seja rara, pode ocorrer em todos os tipos de tratamentos de pele, incluindo *peeling*, tratamentos com laser ablativo ou não ablativo e tratamentos de radiofrequência.

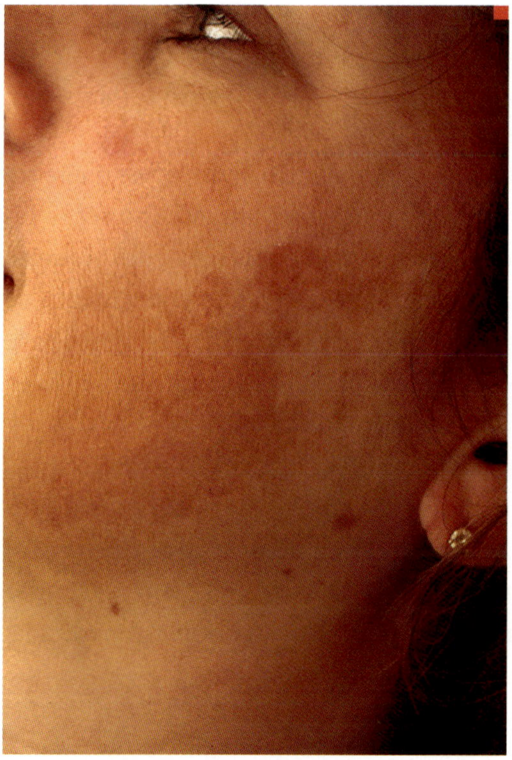

FIGURA 6–8
O melasma ocorre como uma mancha escura ou áreas escuras na face e no pescoço.

Hiperpigmentação

A **hiperpigmentação** resulta do aumento da deposição de melanina, o que leva a pele a desenvolver manchas de cor mais escura. Ela é especialmente comum em tipos de pele mais escura, tipicamente os tipos IV, V e VI. Exposição solar, gravidez, medicamentos, contraceptivos e doenças dermatológicas são algumas das origens da pigmentação irregular. Porém, assim como na hipopigmentação, a hiperpigmentação também pode ocorrer quando a pele é danificada por tratamentos agressivos.

O tratamento para a hiperpigmentação varia de acordo com a sua provável causa. Em geral, é necessário um creme despigmentante à base de hidroquinona a 4%, muitas vezes associado ao uso de tretinoína. Obviamente, o uso de protetor solar é recomendado. Alguns clientes, de maneira equivocada, supõem que o uso de um creme despigmentante seja suficiente para resolver o problema, mas não é; por isso, o profissional precisa auxiliá-los a compreender a importância da aplicação diária de protetor solar e de roupas de proteção. Sem tais medidas, a área de pigmentação em que a hidroquinona deveria supostamente atuar fica ainda mais vulnerável aos danos UV, fazendo com que o processo de despigmentação perca o sentido.

Hiperpigmentação pós-inflamatória

Tanto lesão quanto inflamação podem causar aumento na produção de melanina. Esse problema é conhecido como **hiperpigmentação pós-inflamatória (PIH)** e é uma complicação conhecida de procedimentos como microdermoabrasão, *peeling* e tratamentos com luz intensa pulsada (LIP) ou laser.

Uma vez que a pele tenha sido classificada, é importante verificar se o cliente tem um histórico dessa hiperpigmentação pós-inflamatória. Pergunte-lhe sobre lesões anteriores e como se deu a progressão da cicatrização em tais situações. Aqueles com hiperpigmentação pós-inflamatória irão relatar uma pigmentação escura que se manteve por um período após a cicatrização da ferida, que pode ter levado meses para desaparecer. Na verdade, em alguns casos, especificamente naqueles em que não houve tratamento, o pigmento se manteve escurecido indefinidamente.

Se o cliente tem histórico de PIH, o tratamento do problema deve ser feito antes do tratamento com laser e/ou luz. A maioria dos médicos recomenda o uso de hidroquinona duas vezes por dia na área afetada. Após o tratamento com laser, é recomendada uma combinação de hidroquinona com cortisona de uso tópico, sob prescrição médica. Essa combinação deve ser aplicada duas vezes por dia na área a ser tratada, durante uma semana.

CLASSIFICAÇÃO DE OBAGI

Criado pela renomada dermatologista Zein Obagi M.D., a classificação de Obagi é considerada por muitos como o mais abrangente mecanismo de classificação da pele. Essa classificação inclui cor, espessura, firmeza, fragilidade e condição da pele. Nessa classificação, a cor da pele tem uma abordagem diferente da usada por Fitzpatrick, sendo mais simplificada e de mais fácil identificação. A espessura trata das diferentes espessuras da pele em todo corpo e de que forma elas afetam o tratamento. Firmeza da pele é diferente de espessura e, nessa classificação, relaciona-se à idade. A fragilidade da pele refere-se à sua capacidade de suportar lesões. Por fim, a condição da pele é importante, especialmente quando analisa o bronzeamento da pele.

Cor da pele

Como já mencionado, a cor da pele é essencialmente uma característica hereditária racial e étnica. No entanto, mesmo dentro da mesma raça e etnia, a cor da pele pode variar. Ao contrário da classificação de Fitzpatrick, a de Obagi usa mais de uma escala evolutiva para determinar a cor da pele, a qual é dividida em duas categorias simples: original (branca clara, negra escura e asiática escura) e desviada (morena, branca, negra clara, negra média, asiática clara, asiática média e a pele mista). Os tratamentos com laser são recomendados somente aos tons de pele branco claro e branco.

Espessura da pele

Como mencionado no Capítulo 2, a pele é um órgão em constante mudança que contém muitas células e estruturas especializadas. A espessura da pele varia muito, dependendo da localização, sendo mais fina nas pálpebras e mais espessa nas regiões palmar e plantar. Em relação à antecipação da viabilidade de um cliente a um procedimento que envolve fontes de laser e/ou luz, a espessura da pele tem grandes implicações. A pele pode ser espessa, fina ou média, dependendo não apenas de sua localização, mas também do próprio indivíduo. Por exemplo, a pele facial pode ser mais espessa em uma pessoa que em outra.

Além disso, a espessura é determinada pelo toque, o que exige alguma delicadeza e experiência. O ato de beliscar a pele será aperfeiçoado com a experiência. O tipo de pele ideal para tratamentos com laser é aquela que não é excessivamente espessa nem excessivamente fina; em outras palavras, a pele de espessura média é a ideal. Contudo, seja ela espessa ou fina, os parâmetros definidos no equipamento de laser ou luz farão a diferença na segurança.

Firmeza da pele

Firmeza é uma questão relacionada não apenas à localização da pele, como também à idade do indivíduo. Como abordado no Capítulo 2, muitos agentes proporcionam a firmeza da pele, como colágeno, filagrina e outras substâncias, como os fatores de hidratação. De acordo com o método de classificação de Obagi, a pele pode ser firme ou flácida. Na área médica, essa característica da pele é referida como turgor da pele. Enquanto a maior parte da pele é considerada firme, o tempo e a gravidade são especialmente brutais em algumas áreas, incluindo a parte de trás dos braços, as bochechas e o queixo.

Embora tanto a pele flácida quanto a firme possam ser submetidas a procedimentos com laser e luz, técnicas diferentes são necessárias para cada caso (mais informações sobre este assunto serão fornecidas mais adiante, no texto).

Fragilidade da pele

Fragilidade é o grau de esforço ou lesão que a pele pode suportar, e certas circunstâncias ou condições podem impedi-la de exercer essa função. Quando a pele é capaz de resistir a altos graus de estresse, diz-se que ela é resistente. Por outro lado, se for suscetível a lesões em situações semelhantes, é chamada de frágil.

Em geral, a flacidez da pele está associada à anatomia: na sola dos pés, por exemplo, a pele é mais fina que nos braços. No entanto, é variável de um indivíduo para outro, pois a espessura da pele do braço de um indivíduo, por exemplo, pode ser diferente da de outro. O profissional experiente poderá determinar a flacidez da pele mediante um teste da preensão.

Há muitas razões para que um indivíduo apresente pele frágil. Genética, idade, medicamentos e doenças desempenham uma função nesse processo. Muitas doenças e circunstâncias fazem com que a pele fique frágil (Figura 6.9). Alguns termos associados à pele flácida incluem *delgado* e *esticado*. Tratamentos com laser são contraindicados para a pele que puder ser descrita por esses termos, ou esteja associada a condições que possam causá-los.

- Acrogeria
- Síndrome de Cockayne
- Desordens do tecido conjuntivo
- Síndrome de Cushing
- Síndrome de Ehlers-Danlos
- Homocistinúria
- Líquen escleroso
- Síndrome de McCune-Albright
- Síndrome de Neu-Laxova

FIGURA 6–9 Condições que afetam a fragilidade da pele.

Condição da pele

Na maioria das vezes, o tipo e a condição da pele constituem fatores isolados. No sistema de classificação da pele de Obagi, a condição da pele é considerada. Embora tratável e controlável, a condição da pele deve ser avaliada em relação ao seu teor de umidade global e se o cliente costuma bronzear-se rotineiramente.

TIPO DE PELE E TRATAMENTOS COM LASER

A chave para o tratamento a laser bem-sucedido é a avaliação precisa do tipo de pele e de cabelo do cliente, de acordo com a classificação de Fitzpatrick ou de Obagi. Com essa informação, pode-se, em seguida, dar continuidade aos parâmetros de tratamento sugeridos pelo fabricante do equipamento para aquele tipo de pele. Caso não se sigam tais orientações e parâmetros, o que se pode obter, na melhor das hipóteses, é um tratamento ineficaz, com um resultado ruim e um cliente insatisfeito. E, na pior das hipóteses, uma lesão grave e desfigurante, seguida, possivelmente, de um processo judicial por negligência.

CONCLUSÃO

Agora entendemos o método pelo qual os profissionais coletam informações sobre cor do cabelo e da pele, tipo de pele e envelhecimento. A análise aprofundada ajudará na escolha do método de tratamento adequado para os seus clientes. A análise da cor da pele revela não apenas quem é capaz de tolerar tratamentos moderados e agressivos, mas também mostra como proteger o indivíduo contra HPI e lesões.

A determinação do tipo de pele é um elemento importante no geral, para o sucesso do tratamento do cliente. Embora, inicialmente, o domínio dos métodos de classificação de Fitzpatrick ou de Obagi possa ser um desafio, o esforço é válido. Independentemente de qual tratamento com laser for realizado, o tipo de pele desempenhará papel no sucesso global do tratamento e na aparência da pele e, por fim, também influenciará na satisfação do seu cliente com os resultados do tratamento.

10 DICAS IMPORTANTES

1. A classificação de Fitzpatrick é um método comumente aceito na avaliação da resposta da pele à luz UV.
2. A classificação de Fitzpatrick pode auxiliar a prever a resposta da pele aos tratamentos com laser.

3. O método de classificação de Fitzpatrick deve ser usado em cada cliente a fim de assegurar que o plano de tratamento adequado foi selecionado.
4. O profissional deve informar-se sobre a história étnica e de exposição solar do cliente para realizar a classificação de Fitzpatrick corretamente.
5. A cor dos olhos e a cor natural dos cabelos são indicadores na classificação de Fitzpatrick.
6. Em geral, a maioria dos tipos de pele é "mista", requerendo estudo para que o seu tipo correto seja determinado.
7. Fazer perguntas sobre a resposta da pele ao sol quando o cliente era criança facilitará a determinação do tipo de pele de maneira mais precisa.
8. Conhecer a classificação da pele de Fitzpatrick ajuda a determinar quais tipos de pele necessitam de pré-tratamento para hiperpigmentação pós-inflamatória.
9. A classificação do tipo de pele excluirá certos clientes dos tratamentos com laser e/ou luz.
10. A classificação do tipo de pele ajudará os técnicos na previsão de problemas potenciais, independentemente do procedimento a laser.

PERGUNTAS DE REVISÃO DO CAPÍTULO

1. O que é a escala proposta por Fitzpatrick?
2. Por que precisamos determinar o tipo de pele do cliente antes de realizar qualquer tipo de procedimento com laser?
3. Como você identifica o tipo de pele de alguém que está bronzeado?
4. Como você identifica o tipo de pele de alguém com cabelo tingido?

REFERÊNCIAS

1. FITZPATRICK SKIN TYPING CHART (Part 1 – *Genetic Disposition*). Usado com autorização do Medical Procedure Center, P.C. e adaptado de várias fontes.
2. FITZPATRICK SKIN TYPING CHART (Part 2: *Reaction to Sun Exposure*). Usado com autorização do Medical Procedure Center, P.C. e adaptado de várias fontes.
3. FITZPATRICK SKIN TYPING CHART (Part 3 – *Tanning Habits*). Usado com autorização do Medical Procedure Center, P.C. e adaptado de várias fontes.
4. FITZPATRICK SKIN TYPING CHART (Part 4 – *Scoring*). Usado com autorização do Medical Procedure Center, P.C. e adaptado de várias fontes.
5. FITZPATRICK SKIN TYPING CHART (Part 5 – *Your Fitzpatrick Skin Type*). Usado com autorização do Medical Procedure Center, P.C. e adaptado de várias fontes.

BIBLIOGRAFIA

APA Optics, Inc. (18 mar. 2004). *Personal UV monitor* [Online]. Disponível em: http://www.apaoptics.com. Acesso em: 2006.

BICKMORE, H. *Milady's hair removal techniques*. Clifton Park, NY: Cengage Learning, 2004.

COHEN, A. J.; ALAITI, S. (31 maio 2007). *Laser tissue resurfacing* [Online]. Disponível em: http://www.emedicine.com. Acesso em: 2006.

D'ANGELO, J.; DEAN, P.; DIETZ, S.; HINDS, C.; LEES, M.; MILLER, E.; ZANI, A. *Milady's standard: Comprehensive training for estheticians*. Clifton Park, NY: Cengage Learning, 2003.

DEITZ, S. *Milady's the clinical esthetician*. Clifton Park, NY: Cengage Learning, 2004.

GENETREE. (28 fev. 2004). *Genetree eye color inheritance chart.* [Online]. Disponível em: http://www.genetree.com. Acesso em: 2006.

INSTITUTE FOR MEDICINE, PHYSICS, AND BIOPHYSICS. (27 fev. 2004). *Definitions* (working group UVR) [Online]. Disponível em: http:// www.i115srv.uv-wein.ac.at. Acesso em: 2006.

PARKS, J.; PIERCE, M. (maio 2002). *Effectively treating ethnic skin* [Online]. Disponível em: http://www.skinandaging.com. Acesso em: 2006.

SCIENCE EDUCATION PARTNERSHIP. (28 fev. 2004). *The genetics of human eye color* [Online]. Disponível em: http://www.seps.org. Acesso em: 2006.

THOMAS, C. L. (Ed.). (1997). *Taber's cyclopedic medical dictionary* (V. 18). Philadelphia, PA: F.A. Davis Company. Disponível em: http://www.wrongdiagnosis.com. Acesso em: 2006.

CAPÍTULO 7

Fundamentos dos cuidados da pele

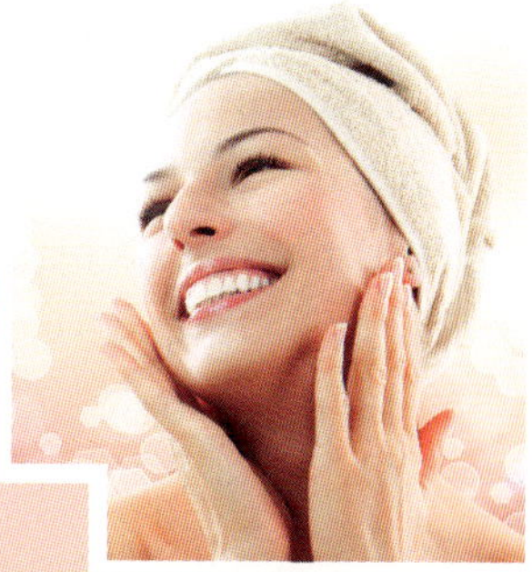

TERMOS-CHAVE

Ácido
Ácido azelaico
Ácido glicólico
Ácido kójico
Ácido L- ascórbico
Alcalino
Antimicrobianos
Antranilatos
Ascorbil fosfato de magnésio
Benzofenonas
Cânforas
Cinamatos
Cocoamidopropil betaína
Conservantes
d-alfa-tocoferol
Detergentes
Dibenzoilmetanos
Dióxido de titânio
Emolientes
Eritema
Filtros solares
Hidratantes
Hidroquinona
Lauril isetionato de sódio
Lauril sulfato de sódio
Manto ácido
Micro®
Neutro
Nicotinamida
Óxido de zinco
PABA
Palmitato de ascorbila
Palmitato de retinol
Parsol 1789®
pH
Protetores solares
Radicais livres
Renova®
Retin A®
Retinol
Salicilatos
Selênio
Tensoativos
Tirosinase
Ubiquinona
Umectantes
Vitamina B
Vitamina C
Vitamina E

OBJETIVOS DE APRENDIZAGEM

Depois de terminar a leitura deste capítulo, você estará apto a:

1. Abordar a importância de cosmecêuticos em associação aos tratamentos com luz e laser.
2. Constatar a importância de hidratantes e produtos de limpeza em combinação com tratamentos com luz e laser.
3. Abordar o uso e a importância dos hidratantes e produtos de limpeza nos tratamentos com luz e laser
4. Descrever o uso e a importância da vitamina C associado aos tratamentos com luz e laser.
5. Discutir o uso e a importância de filtros solares nos tratamentos com luz e laser.
6. Discutir o uso e a importância dos retinoides nos tratamentos com luz e laser.

INTRODUÇÃO

Embora o foco deste livro seja os tratamentos com laser e luz, eles não ocorrem de forma isolada. Um bom programa de tratamento é representado por três componentes: o plano de pré-tratamento, o tratamento clínico e o plano de cuidados pós-tratamento. Os produtos do segmento de uso doméstico (pré-tratamento e pós-tratamento) de um programa de luz e laser incluem cosmecêuticos, **protetores solares** de qualidade, **hidratantes** e agentes de limpeza. Além disso, produtos de venda controlada podem ser incluídos. Como profissional que cuida da pele, você já tem conhecimento dos princípios e do valor da qualidade dos protetores solares. Já os produtos de limpeza e os hidratantes, ainda que pareçam básicos demais, terão mais impacto no sucesso ou no fracasso do programa do que podemos entender. As prescrições são necessárias em um programa médico, especialmente quando se prepara ou cuida de clientes que passaram por um tratamento a laser. Esse conceito pode ser novo para você, mas deve ser completamente explorado para garantir que o seu cliente esteja recebendo os melhores cuidados. Por fim, cosmecêuticos são produtos a respeito dos quais você deve não apenas entender, mas também saber como apresentá-los a seus clientes. Este capítulo será direcionado aos cuidados médicos da pele, incluindo os produtos que são absolutamente necessários para alcançar o resultado do procedimento e aqueles que farão uma diferença perceptível se indevidamente selecionados.

USO DE COSMECÊUTICOS EM ASSOCIAÇÃO AOS TRATAMENTOS COM LUZ E LASER

Os cosmecêuticos são encontrados em salões de beleza, redes de compras por catálogo e em prateleiras de lojas de varejo em porcentagens e **pH** variáveis, fazendo com que seu uso, e consequentemente seus resultados, seja um pouco imprevisível para o consumidor. Contudo, os cosmecêuticos são essenciais para o indivíduo que está sendo submetido a um tratamento com luz ou laser. Por quê? Esses produtos melhoram a pele e seu poder de cicatrização, além de melhorar o resultado final. O cliente que inicia o tratamento com laser ou luz deve estar incluído em um programa avançado de cuidados da pele que inclui: produtos de limpeza de alta tecnologia, ácido glicólico ou outro AHA puro, como ácido láctico ou combinações de AHA, **vitamina C** ou combinações de vitaminas para aplicação tópica, protetor solar, **retinol** ou **Retin A®**, hidroquinona e Co-Q_{10}. Todos esses produtos irão aumentar e melhorar os resultados do tratamento com laser. Então, vamos focar nesses produtos, naquilo que os torna cosmecêuticos e no motivo de eles serem importantes.

O uso de cosmecêuticos é uma responsabilidade. A educação de funcionários e clientes, assim como um marketing consciente e ético, é fundamental para o sucesso de cosmecêuticos, tanto em um spa como em um spa médico.

PRODUTOS DE LIMPEZA

Um produto de limpeza avançado terá um efeito imediato, visível na pele, mas nem todos os produtos de limpeza são iguais. Então o que faz um produto de limpeza ser "bom"? Vamos começar com o pH. O pH (potencial de hidrogênio) define qualquer bom agente de limpeza ou sabão (Tabela 7.1). Uma regra básica é que, quanto mais **alcalino** o produto – pH superior a 7 –, maior o seu poder de ressecamento da pele. Como o pH normal da pele fica entre 4,5 e 7,5,[1] o uso de um agente de limpeza ou sabonete corporal mais alcalino irá, provavelmente, fazer a pele ficar esticada e seca. Um sabonete em barra hidratante como o Dove™ contém **lauril isetionato de sódio** e tem pH de 5 a 7, um pH que ainda não é **ácido** o suficiente para evitar a ruptura do manto ácido.

Sentimo-nos à vontade para declarar que, em geral, sabonetes comercializados livremente, ou seja, sem necessidade de prescrição médica, são mais alcalinos e os agentes de limpeza são mais ácidos.

A pele seca e a "sensação de repuxamento" não é indício de limpeza, mas da remoção do manto ácido do estrato córneo. Isso é um ponto que deve ser ensinado aos seus clientes, sobretudo àqueles com pele oleosa ou com tendência ao desenvolvimento de acne. O manto ácido deve estar sempre íntegro quando se realiza o tratamento da pele com luz e laser.

O segundo componente importante dos produtos de limpeza é a capacidade real de limpeza da pele. A limpeza torna-se possível por uma variedade de substâncias, incluindo **detergentes**, **tensoativos**, **antimicrobianos**, **emolientes**, hidratantes, **umectantes** e **conservantes**. Exemplos de ingredientes comumente encontrados em produtos de limpeza são: **lauril sulfato de sódio**, **cocamidopropil betaína** e DEA (dietanolamina) e isohexadecano. Todos esses ingredientes removem substâncias oleosas, sujidades e maquiagem, foram usados por muitos anos sem qualquer complicação para o homem e é sabido que funcionam e são seguros para uso em torno dos olhos e da boca.

Sabonete	pH
Camay®	9 a 10
Dial®	9 a 10
Dove®	6,5 a 7,5
Irish Spring®	9 a 10
Ivory®	9 a 10
Lever 2000®	8,5 a 9,5
Palmolive®	9,5 a 10,5
Zest®	9,5 a 10,5

TABELA 7–1 Sabonetes* comuns para mãos e corpo.[2]

A escolha de um produto de limpeza para o seu cliente é baseada em dois importantes fatores que acabamos de abordar: pH (Tabela 7.2) e capacidade de limpeza.

Fabricante	Produto**	pH
Hymed®	Hymed Liquid Soap	5,5 a 6,5
	Hymed Facial Cleanser	4 a 5
	Super Hydrating Lotion	5,5 a 6,5
La Roche®	Limpeza purificante	5,25 a 5,8
	Emulsão hidroativa	5,5 a 6,5
Jan Marini®	Glycolic Cleanser	3 a 4
	BioCleanser	4,5 a 5,5

* No Brasil, há outros sabonetes comumente utilizados: sabonetes da marca Granado, Natura, Johnson's®, Avon. (N.T.T.)

** Alguns produtos relacionados neste livro não são comercializados no Brasil. Os nomes originais foram mantidos. (N.T.T.)

Jan Marini®	Hidratantes	Neutro (7)
Nia Skin Care®	Facial Cleanser	6,5 a 7,5
	Hidratante	6,5 a 7,5
Skinceuticals®	Limpeza de pele normal a seca	4 a 6
	Pele oleosa/mista	4 a 6
	Hidratante	7,1 a 7,7
Dermalogica®	Produto de limpeza	4,5 a 5,5
	Hidratante	4,5 a 5,5
Neostrada®	Produto de limpeza	3,5 a 4,5
	Produto de limpeza antibacteriano	3,5 a 4,5
	Hidratante diurno	8 a 15
MD Formulations®	Pele oleosa/mista	3,5 a 4,5
	Pele seca/normal	3,5 a 4,5
Murad®	Refreshing Cleanser	5,5 a 6,1
	Clarifying Cleanser	3,8 a 4,5

TABELA 7–2 Produtos de limpeza e hidratantes comuns no spa médico.

O **manto ácido** é um fino revestimento do estrato córneo que tem pH de 4 a 6,5 e cuja finalidade é proteger a pele de infecções bacterianas e fúngicas. O rompimento constante do manto ácido pode tornar a pele sujeita ao desenvolvimento de infecções, sendo importante selecionar hidratantes e produtos de limpeza que evitem esse risco. Os sabonetes, em sua maioria, são alcalinos, e a pele pode levar até 36 horas para se recuperar da limpeza com um produto alcalino. Para os nossos clientes, devemos selecionar produtos **neutros** ou ligeiramente ácidos para evitar infecções e a desidratação excessiva da pele.

Um produto de limpeza, todavia, não é adequado para todos os tipos ou condições de pele; por isso o clínico deve avaliar a pele de cada cliente e escolher os produtos de limpeza cuidadosamente. Por exemplo, a pele oleosa requer produto de limpeza que contenha ácido salicílico; já a pele seca deve ser limpa de forma suave, com produtos de limpeza que não contenham AHA. Ao fazer uma avaliação cuidadosa do tipo e da condição da pele de seu cliente, você poderá selecionar o produto de limpeza apropriado.

Orientação ao cliente sobre produtos de limpeza

A maioria das pessoas sabe como usar produtos de limpeza e hidratantes. No entanto, mesmo a tarefa mais simples, às vezes, pode ser decisiva quando se inicia um novo programa de cuidado da pele. Portanto, explique como usar cada produto, iniciando com o produto de limpeza.

Esses produtos devem ser usados com a ponta dos dedos: massageá-los no rosto molhado, removê-los e dar ligeiras batidinhas na pele seca. Toalhas e esponjas faciais têm várias desvantagens e não são recomendadas por dois motivos: (1) podem abrigar bactérias e, (2) quando lavadas, dificilmente se consegue remover completamente o detergente ou o sabão em pó (isso pode ser observado na formação de espuma ou filme de espuma que ocorre quando se mergulha uma toalhinha ou esponja em uma bacia de água), produtos esses que, indiretamente, acabam sendo adicionados ao seu produto de beleza.

Se o cliente insistir em usar toalhas ou esponjas, ensine-o a limpar o acessório após cada utilização, recomendando que, uma vez concluída a rotina de limpeza facial, a esponja e toalha sejam lavadas na máquina de lavar. O ideal é que esses itens sejam de uso único, e o mais prudente é orientar os clientes a usar esponjas descartáveis. Sendo o item descartável, deve ser jogado fora, sem tentar usá-lo mais de uma vez. Por fim, se o cliente escolher usar um acessório para limpeza facial, a tendência é que a pele seja empurrada com mais força e de maneira mais agressiva do que aconteceria se ele usasse as pontas dos dedos.

Esfoliação

Esfoliação é uma parte importante da rotina de limpeza, sobretudo para os usuários de cosmecêuticos e produtos sob prescrição médica. Produtos como os AHAs e o Retin A tendem a esfoliar a pele e compactar o estrato córneo, disso resultando uma descamação semelhante a uma dermatite seborreica.

Muitos clientes preferem usar grânulos para provocar a esfoliação, mas esses são potencialmente prejudiciais à pele porque, em geral, são usados de forma muito agressiva. Eles não devem ser utilizados antes de um tratamento com luz ou laser. Uma máscara, por outro lado, não tem o potencial de danificar o estrato córneo. Máscaras de papaína são especialmente eficazes na esfoliação sem provocar o rompimento do estrato córneo, e podem ser utilizadas em combinação com grânulos finos para ajudar a remover os restos de pele, uma vez que o tratamento com luz ou laser tenha cicatrizado, o que levará de sete a dez dias. Estando a máscara na face, os clientes se sentem menos tentados a tocar na pele, causando assim menos mal a ela.

ALFA-HIDROXIÁCIDOS

Os alfa-hidroxiácidos são muito mais prevalentes hoje do que foram em 1990, quando a aplicação consistia em um gel simples e sua finalidade ainda estava sob investigação. Atualmente, temos mais conhecimento a respeito desses ácidos, e seu uso na indústria de cuidados com a pele é quase que universal em produtos de limpeza, hidratantes e produtos de tratamento. Por exemplo, os alfa-hidroxiácidos podem modificar a condição da barreira lipídica da pele, permitindo que produtos possam penetrar mais rapidamente. Isso é importante para quem estiver sendo submetido a tratamentos com laser ou luz porque os hidratantes devem atuar de forma mais eficaz na hidratação da pele.

Você sabia? Os alfa-hidroxiácidos (AHAs) são ácidos orgânicos ou de frutas. Eles são derivados de produtos como o açúcar da cana (**ácido glicólico**), maçã (ácido málico), uva (ácido tartárico), frutas cítricas (ácido cítrico) e leite (ácido láctico).

Muitas vezes, o ácido glicólico é selecionado para uso em cosméticos em razão de seu tamanho molecular reduzido e de sua facilidade de penetração na pele. Atualmente, sabemos que os AHAs atuam sobre a derme e a epiderme: na epiderme, provocam o "descolamento" das células e permitem o desprendimento dos queratinócitos no estrato granuloso,[3] e na derme aumentam a substância fundamental e impulsionam a remodelação do colágeno. Clinicamente, observamos o funcionamento dos AHAs quando vemos uma desidratação inicial seguida por aspecto roliço da pele.

Além de haver diferentes AHAs (glicólico *versus* láctico), há duas outras considerações importantes na escolha de um AHA: o pH e a porcentagem do ácido. Se o pH for baixo e a porcentagem for alta, haverá maior biodisponibilidade do ácido, o que permitirá à pele absorvê-lo de forma rápida e eficiente. O pH e a porcentagem funcionam em conjunto, e o equilíbrio adequado entre ambos é fundamental para o sucesso pleno do produto. A faixa de pH deve ser de aproximadamente 3 a 4, e a porcentagem, de 12% a 18% para que se obtenha o melhor resultado.

Orientação ao cliente sobre alfa-hidroxiácidos

Em 1997, o Food and Drug Administration (FDA) avaliou a segurança dos AHAs, e a informação proveniente dessa avaliação originou recomendações específicas sobre as porcentagens de ácido glicólico apropriado para uso controlado e em salões de beleza/spa. Além disso, o FDA recomendou a importância de usar protetor solar quando se utiliza AHA.

A orientação ao cliente sobre AHA deve concentrar-se na aplicação e utilização do produto. Ele precisa entender, especificamente, que o uso excessivo irá causar irritação, **eritema** e, por fim, frustração. Esse processo de orientação é aperfeiçoado quando se realiza uma demonstração do uso correto do produto, seguida de orientações por escrito.

VITAMINA C

Os **radicais livres** causam danos às células, acelerando o processo de envelhecimento. Os radicais livres originam-se quando átomos ou grupos de átomos têm um número ímpar de elétrons (desemparelhado). Tabagismo, poluição do ar e exposição ao sol estimulam esses radicais, causando danos à pele. O simples fato de expor a pele ao sol faz o nível de vitamina C na pele cair em 30%,[4] E, subsequentemente, os radicais livres são formados. Os antioxidantes ligam-se aos radicais livres a fim de neutralizar o elétron desemparelhado. A vitamina C é reconhecida por suas potentes propriedades antioxidante e fotoprotetora,[5] embora *nunca* seja recomendado que ela substitua o protetor solar. Uma vez que os tratamentos com laser e luz provocam a renovação da pele, os antioxidantes são ingredientes-chave no programa de cuidados da pele.

A vitamina C tópica está disponível em duas formas: L-ascórbico (solúvel em água) e ésteres (solúvel em água e lipídio). Os ésteres e o ácido L-ascórbico são distintos. O ácido L-ascórbico tem rápida penetração e é empregado imediatamente pela pele, mas se deteriora muito depressa, pela oxidação, se estiver contido em um recipiente de cor clara, sendo exposto ao ar a cada vez que o cliente utiliza o produto. É por esse motivo que, muitas vezes, a vitamina C vem acondicionada em recipientes âmbar ou a vácuo. Os ésteres de vitamina C são o **palmitato de ascorbila** e o **ascorbil fosfato de magnésio**, que têm vida útil mais longa e são liberados gradualmente na pele. O fenômeno dessa liberação gradual tem a ver com o tempo necessário para que a pele converta o éster em uma forma de vitamina C utilizável pelo organismo humano. Os ésteres têm uma absorção mais uniforme em comparação com o ácido L-ascórbico e também são menos irritantes. Ademais, deve-se dar importância ao pH, que deve ser de 3,5 ou menos para criar o melhor ambiente para a absorção do produto.

Você sabia? A vitamina C oral, seja na forma de alimentos, seja na forma de suplementos, não é adequada como antioxidante para a melhora da condição da pele, pois quando ela é administrada por esta forma não consegue chegar até a derme. Então, é recomendado que os programas terapêuticos incluam vitamina C tópica.

Orientação ao cliente sobre vitamina C

Como a vitamina C é um passo extra do programa, alguns clientes relutam em adicionar o produto como um componente separado do tratamento. Porém, dado o seu alto poder antioxidante, cada cliente deve utilizar vitamina C tópica, principalmente os indivíduos submetidos a tratamentos com laser ou luz.

É importante compreender as porcentagens porque os clientes vão sempre questionar. Se você estiver usando o L-ascórbico, a porcentagem poderá ser determinada; mas se estiver usando um éster isso não será possível, pois os ésteres são precursores da forma ativa da vitamina C e, desse modo, não há como determinar a porcentagem real.

O mais importante é que o cliente tenha ciência do poder antioxidante dessa vitamina. Outro fator importante é que a pele, tal como o restante do corpo, somente irá aproveitar a quantidade de vitamina C que puder absorver – a quantidade excedente permanecerá na superfície da pele sem ser absorvida. Assim, uma quantidade maior nem sempre é o melhor.

HIDRATANTES

É difícil definir o que constitui a pele seca. Dizer que a pele carece de água é demasiadamente simples para um problema tão complexo. Alguns médicos descrevem a pele seca com definições multifacetadas, valendo-se de conceitos de perda de água transepidérmica (TEWL) e fatores de hidratação natural (NMF). Outros a definem apenas pelo aspecto da pele: áspera, vermelha, escamosa, sensível e assim por diante.

A pele seca pode ter uma variedade de causas. Novamente, há pouco consenso sobre a sua origem. Podemos, no entanto, concordar sobre vários fatores que provocam essa condição, incluindo a falta de umidade no ar, extremos de temperatura, doenças da pele e doenças sistêmicas que, secundariamente, causam a secura da pele. A pele seca também pode ser originada pela exposição a um ambiente que contenha substâncias químicas capazes de reagir na pele. O fornecimento de hidratação extrema durante os tratamentos com laser ou luz aprimora o resultado final. Além disso, pode diminuir a possibilidade de um tratamento agressivo não intencional.

Criar um hidratante perfeito não é tão simples quanto entender a composição dos fatores de hidratação natural e substituir os componentes em falta ou depletados na pele. Na realidade, fatores como capacidade de reter água, penetração e grau de solvência desempenham papel importante.

Composição do fator de hidratação natural [6]

Porcentagem dos componentes do fator de hidratação natural

Aminoácidos: 40

Ácido pirrolidona carboxílico: 12

Lactato: 12

Ureia: 7

Na, Ca, K, Mg, fosfatos, cloreto: 18,5

NH_3, ácido úrico, glicosamina, creatinina: 1,5

Restante não identificado

Orientação ao cliente sobre hidratantes

À medida que buscamos hidratantes para um cliente, devemos ter em mente o estado da sua pele, os tratamentos com laser ou luz que ele realizou ou está realizando, o impacto dos alfa-hidroxiácidos e do Retin A e os objetivos que se está tentando alcançar. É importante que o cliente tenha noções básicas sobre hidratantes e seja capaz de compreender a razão específica pela qual você selecionou determinado hidratante para ele.

Filtros solares e hidratantes

Ainda não há um ponto final quando se fala de hidratantes, que é o conceito de hidratantes associados a filtros solares. Há, provavelmente, muitas opiniões sobre esse assunto. Os clientes gostam dessa associação porque é uma etapa a menos em sua rotina, mas alguns médicos não gostam porque acreditam que tais produtos não cumprem tão bem a função de hidratantes como cumpririam se não contivessem filtros solares. Na realidade, produzidos com abundância de umectantes, esses produtos devem funcionar muito bem e são uma ótima maneira de simplificar o programa. Além disso, essa pode ser a única maneira que você conseguirá fazer o seu cliente usar protetor solar, o que é importante para quem está realizando terapia com laser ou luz.

PROTETORES SOLARES

Os protetores solares são usados com o propósito de proteger a pele do fotodano causado pelos raios ultravioleta (UVA e UVB). Essa proteção ajuda a reduzir o fotoenvelhecimento e todos os problemas a ele associados, como depleção de colágeno, discromias e câncer de pele. Há duas modalidades de filtros solares: químicos e físicos.* A descrição de *bloqueador solar*, uma vez empregada para descrever esses produtos, evoluiu à medida que o FDA tem pressionado a indústria a utilizar o termo *protetor solar*, reconhecendo que bloqueador é um equívoco. É preciso deixar claro que o protetor solar é um componente importante do programa de cuidados da pele do paciente que estiver realizando tratamento com luz e laser.

Mais do que hidratantes

É compreensível que os consumidores se sintam confusos com a variedade de opções que lhes são apresentadas em lojas de departamentos ou supermercados. Muitas vezes, eles são mal informados sobre a própria pele e qual dos muitos produtos é o mais adequado. Também, muitas vezes, são os aditivos do hidratante que levam o cliente a comprar, e não a substância química dele. E por que escolhem dessa maneira? Porque vitaminas e antioxidantes são muito mais interessantes e simples de entender que os efeitos da ureia e do lactato na pele.

Existem algumas informações sobre antioxidantes que devem ser discutidas, incluindo **vitamina E**, selênio, **nicotinamida** e Co-Q_{10}. A vitamina E, também chamada de ***d*-alfa-tocoferol**, tem mostrado dois benefícios importantes para a pele: proteger as membranas celulares e inativar radicais livres.[7] Embora possa ser considerada como um bom agente tópico para tratar cicatrizes, isso não é verdadeiro. A sua utilização deve ocorrer em razão dos benefícios conhecidos e na forma de creme.

O **selênio** também tem mostrado ser um antioxidante poderoso para a pele, ajudando a protegê-la do câncer de pele induzido pelo sol. Contudo, funciona melhor quando combinado com a vitamina E.

A nicotinamida, ou **vitamina B**, frequentemente encontrada em hidratantes como niacina, tem se mostrado bem-sucedida no tratamento do envelhecimento, por meio da redução da perda de água transepidérmica (TEWL),[8] e estudos também apontam a sua eficácia no tratamento da acne.

A Co-Q_{10}, ou **ubiquinona**, pode ser encontrada tanto como sérum, em produto separado, quanto como um constituinte de um hidratante. Há pouca informação disponível a respeito da sua ação na pele; no entanto, os poucos estudos existentes são promissores. A coenzima 10 é um antioxidante celular, sendo encontrada em quase todos os tecidos do corpo, incluindo a pele. Um estudo recente demonstrou redução de 27% em rugas periorbitais após a aplicação de ubiquinona.

Antioxidantes tópicos são agentes únicos que atuam como captadores de radicais livres, e um hidratante que contenha a totalidade ou a maioria dessas substâncias tem, sem dúvida, um alto potencial antioxidante.

* Hoje, filtros químicos têm sido chamados de filtros orgânicos e filtros físicos, de inorgânicos. (N.T.T.)

Os clientes, quando estiverem sendo submetidos a algum tratamento, devem usar pelo menos um FPS 35 diariamente. A escolha de protetor solar deve incluir proteção UVA e UVB. Cada um dos ingredientes químicos encontrados nos filtros solares é eficaz em certos comprimentos de onda. Os filtros solares químicos absorvem a luz UV, e para obter um protetor solar mais eficaz os fabricantes costumam combinar os filtros físicos com filtros químicos. Os filtros químicos usados no protetor solar incluem **PABA**,* derivados do PABA, **salicilatos**, **benzofenona**, **cinamatos**, **dibenzoilmetanos**, **cânforas**, **antranilatos** e diversos outros ingredientes.[9] O **Parsol 1789®** é a avobenzona, que é classificada como dibenzoilmetano.[10] Esse produto tornou-se popular e o ingrediente químico preferido dos protetores solares graças à sua eficácia. No passado, o Parsol desestabilizava-se no recipiente em que estivesse armazenado; contudo, conservantes mais recentes resolveram este problema. Se um protetor solar à prova d'água for o produto escolhido, você, como clínico, deve garantir que a formulação inclua um cinamato, pois os cinamatos são insolúveis em água, constituindo o melhor filtro solar para os protetores à prova d'água. Filtros físicos, como o **óxido de zinco** ou o **dióxido de titânio**, são aqueles que dispersam e refletem a luz em vez de absorvê-la. Talvez alguém ainda se lembre do material branco que os pais costumavam colocar em seus filhos na piscina ou na praia... era óxido de zinco. Os filtros solares físicos bloqueiam o sol, mas costumam deixar um efeito esbranquiçado.**

Orientação ao cliente sobre protetores solares

O protetor solar é o produto mais importante que você deverá abordar com o seu cliente. Com o aumento alarmante da taxa de câncer de pele induzido pelo sol, cabe ao clínico mostrar ao seu paciente a importância de usar o protetor solar. Isso é especialmente importante para quem está sendo submetido ou submeteu-se a tratamentos com luz e laser, pois a pele estará rejuvenescida e a exposição solar deve ser evitada. Além disso, à medida que adiciona AHA, Retin A e agentes despigmentantes ao programa do cliente, você coloca a pele dele em maior risco de desenvolver queimadura quando exposta ao sol. Resumindo: nossos clientes devem usar protetor solar. Então, seja associado a um produto hidratante, seja de forma isolada, adicione o protetor solar aos programas e instrua o cliente sobre o seu uso.

Um FPS de pelo menos 15 e, preferivelmente 20***, deve ser usado todos os dias. Quando alguém está ativamente exposto aos raios solares, a recomendação é aplicar

* No Brasil, alguns outros filtros solares químicos são permitidos. Consulte a Resolução RDC n. 47, de 16 de março de 2006, para obter a lista dos filtros permitidos pela Agência Nacional de Vigilância Sanitária (Anvisa). (N.T.T.)

** Atualmente, existem filtros solares físicos (inorgânicos) que deixam um menor efeito esbranquiçado na pele. (N.T.T.)

*** O FPS preferencial recomendado comumente no Brasil é 25 ou 30, pois ambos apresentam proteção muito similar no que tange ao bloqueio da radiação. Porém, o FPS 30 está disponível no mercado em maior quantidade, sendo mais fácil encontrar. (N.T.T.)

um FPS 30 a cada duas horas. O protetor solar contido em bases de maquiagem não é adequado porque, geralmente, o FPS está entre 8 e 15. Para quem nunca usou protetor solar, essa recomendação, certamente, representará uma mudança, e alguns podem sentir-se incomodados com a forma como o produto "flutua" sobre a pele e deixa a sensação de oleosidade. Para esses clientes, o melhor será um hidratante com protetor solar, porque é geralmente menos perceptível.

Além da simples adição do protetor solar nos programas de cuidados da pele, os clientes precisam aprender a usar quantidades adequadas. Infelizmente, a maioria das pessoas aplica o protetor solar minimamente, com a formação de apenas um pequeno filme. O FDA recomenda a aplicação de uma quantidade de 2 mg/cm^2, o que corresponde a cerca de 28 ml para todo o corpo.[11] Além disso, o produto deve ser aplicado pelo menos 30 minutos antes da exposição ao sol, a fim de garantir que suas substâncias químicas possam ficar aderidas ao estrato córneo.

HIDROQUINONA

A **hidroquinona**, um agente despigmentante comum no spa clínico, disponível somente sob prescrição médica, pode ser encontrada naturalmente em produtos uva-ursina, *cranberry*, *cowberry* e *bearberry* e em algumas variedades de pera. A hidroquinona, que oxida (reação química que ocorre na presença de oxigênio) facilmente quando exposta a soluções alcalinas e ao ar, atua sobre os melanócitos, inibindo da produção de **tirosinase**, a enzima que produz melanina nos melanócitos. A superprodução de melanina está associada a melasmas e a outros tipos de hiperpigmentação. A hidroquinona comercial está disponível em concentração de 2% (no Brasil, nessa concentração, dispensa prescrição médica), 3% (Melaquin®) e 4% (Eldopaque®). Os agentes despigmentantes em geral, e sobretudo a hidroquinona, são úteis quando um paciente está sendo submetido a tratamento com luz e laser, pois auxiliam no tratamento da hiperpigmentação pós-inflamatória (PIH) e também são úteis na pigmentação persistente.

O **ácido kójico** é um agente despigmentante muitas vezes utilizado em combinação com a hidroquinona. Derivado de bactérias de cogumelos japoneses, ele é mais eficaz quando usado em associação com hidroquinona e outros produtos terapêuticos. Trata-se de um produto menos irritante para a pele do paciente, porém pode ser menos eficaz que a hidroquinona. Em geral, é utilizado na forma de solução a 2%.

O **ácido azelaico** é um antibacteriano normalmente utilizado para tratamento da acne que também se mostrou eficaz na redução de alterações de cor na pele. Usado em porcentagens de 15% a 20%, o produto pode ser tão eficaz quanto a hidroquinona, mas sem o potencial de irritação.[12] Como a hidroquinona em porcentagens mais elevadas, o ácido azelaico é um medicamento cuja venda requer prescrição médica. Em casos de hiperpigmentação pós-inflamatória significativa, deve ser usado na parte da manhã, associado com AHAs e vitamina C (na mesma situação, a hidroquinona deve ser utilizada à noite, com Retin-A) – essa abordagem irá dar um verdadeiro impacto ao programa e melhorar as discromias mais rapidamente. Esse programa pode ser especialmente útil no tratamento da hiperpigmentação com terapias a luz ou laser.

Orientação ao cliente sobre hidroquinona

Em concentrações mais elevadas, como as superiores a 6%, a hidroquinona pode ser irritante para a pele; às vezes, o produto é a real fonte de irritação, e não os habituais suspeitos da culpa, como o Retin A ou os AHAs. É possível o desenvolvimento de uma vermelhidão tardia, que aparece à tarde, após a hidroquinona ter sido usada na noite anterior. Se isso estiver ocorrendo com o seu cliente, há duas causas possíveis: quantidade ou frequência. Em primeiro lugar, o cliente pode estar usando uma quantidade excessiva; nesse caso, lembre-o de que uma quantidade do tamanho de uma ervilha é suficiente, pois *a hidroquinona é um medicamento, não um hidratante*. Em segundo lugar, usar o produto toda noite pode ser uma frequência alta. Então, avaliar a quantidade e a frequência é a melhor maneira de determinar a causa do problema.

A hiperpigmentação também pode ocorrer com o uso da hidroquinona. Há duas maneiras pelas quais isso pode acontecer. A primeira é que o cliente deixa de usar protetor solar, pensando que a hidroquinona irá resolver todo o problema, o que não é verdadeiro. Seu cliente deve estar ciente da importância de usar protetor solar como uma condição do tratamento e, além disso, ele deve ser informado sobre como a pigmentação ocorre, a fim de que possa trabalhar em conjunto *com* você para resolver o problema. A segunda reside no fenômeno da hiperpigmentação pós-inflamatória. Para os tipos de pele muito sensíveis, a hiperpigmentação pós-inflamatória e a irritação provocada pela hidroquinona ou por qualquer outro produto terapêutico podem aumentar a quantidade de pigmento em vez de reduzi-lo. A maneira de evitar esse fenômeno tem duas vias: manter as porcentagens dos produtos em concentrações baixas e a uma aplicação mínima e, em seguida, incluir alguns esteroides de uso tópico associados à aplicação da hidroquinona. Isso fará toda a diferença no programa. O cliente, obviamente, não vai poder utilizar o esteroide (anti-inflamatório esteroidal) indefinidamente, mas é útil ao iniciar o programa. Consulte o médico antes de implementar essa medida.

RETINOIDES

Derivados da vitamina A, os retinoides agem mediante a normalização do crescimento e a diferenciação dos queratinócitos. O Retin A (tretinoína) é verdadeiramente o padrão ouro de produtos para cuidados da pele. Formulações contendo tretinoína, retinol e outra vitamina A tópica têm demonstrado efeitos positivos sobre a pele. O uso do Retin A ou retinol é obrigatório em tratamentos com luz ou laser, e algo a que o paciente deve aderir, pois isso irá aprimorar o resultado do tratamento e acelerar o processo. O uso do Retin A também é desejável no auxílio da reversão do processo de envelhecimento, sobretudo do fotoenvelhecimento.

O Retin A é um medicamento de uso controlado; contudo, os derivados de vitamina A, como o retinol e o **palmitato de retinol**, podem ser adquiridos sem prescrição médica. A diferença entre Retin A e retinol ou palmitato de retinol é que os dois últimos devem ser convertidos em ácido retinoico, a forma ativa do produto que é utilizada pela pele. De qualquer forma, é importante que o cliente esteja usando um produto com vitamina A antes, durante e após os tratamentos com luz e laser.

Orientação ao cliente sobre retinoides

Todos os retinoides podem ser potencialmente irritantes. A sobredosagem desses produtos nos clientes não interessa a ninguém, pois a vermelhidão, a descamação e a pele sensível apresentadas quando o produto é usado em demasia tornam os clientes relutantes em levar o programa adiante. Ninguém precisa ficar com aspecto de "carne crua" quando usa esses produtos. Ademais, eles são medicamentos e não hidratantes, e os clientes devem ser devidamente orientados sobre isso. Instrua seus clientes a colocar uma quantidade do tamanho de uma ervilha no dorso da mão (o produto pode ser misturado com a hidroquinona, para que ambos sejam aplicados de uma única vez) e a espalhar a quantidade toda sobre o rosto e o pescoço – qualquer extra deve ser massageado no dorso das mãos.

Assim como a hidroquinona e os AHAs, esses produtos podem causar irritação e eritema. O processo investigativo continua o mesmo: quantidade ou frequência. Os clientes são propensos a usar mais produto que o necessário talvez porque seja difícil espalhar uma quantidade equivalente ao tamanho de uma ervilha em toda a face e o pescoço. Misturar o produto com hidroquinona pode ajudar, mas se os clientes precisarem de um volume ainda maior para a aplicação adicione um pouco de creme hidratante. Se essa solução para a adequação da quantidade não diminuir os sintomas, o problema pode estar na frequência. Alguns profissionais acreditam que os clientes devem "aguentar" os efeitos do produto e passar pelo processo inicial de descamação e irritação; no entanto, diminuir a frequência de utilização do produto para cada dois dias não é um problema. Afinal, queremos que o cliente tolere o tratamento e que este seja bem-sucedido. A última opção é alterar a concentração do retinoide ou o veículo. Especificamente, no caso do Retin-A, o veículo carreador pode ser alterado para **Renova®** ou **Micro®**, para auxiliar na penetração, pois esses produtos são mais hidratantes e propiciam uma penetração mais moderada.

CONCLUSÃO

Cada spa médico deve ter um protocolo sobre a distribuição de cosmecêuticos. O acompanhamento dos clientes que utilizam cosmecêuticos e produtos sob prescrição de uso tópico associados a terapias de luz e laser é fundamental para o resultado final. Como clínico, é responsabilidade sua fazer a distribuição desses produtos com sabedoria e cuidado. Cada produto deve vir acompanhado de um folheto informativo separado (detalhando o que o produto faz) e de uma folha de instruções (detalhando como usar o produto). O sucesso do programa depende desses passos simples.

10 DICAS IMPORTANTES

1. O pH de um produto fará com que este tenha ação mais intensa (pH mais baixo) ou menos intensa (pH mais elevado).
2. Um produto de limpeza com pH mais baixo evitará que a pele se torne demasiadamente seca. Os sabonetes de banho costumam ter pH mais alcalino.
3. Usar uma toalha no rosto pode causar desidratação da pele em razão dos resíduos de sabão em pó remanescentes da lavagem da peça.
4. Hidroquinona, Retin A ou Renova devem ser considerados no programa terapêutico.
5. A vitamina C está disponível na forma de um éster (hidrossolúvel ou lipossolúvel) ou como L-ascórbico (hidrossolúvel apenas).
6. A hidroquinona isoladamente não será capaz de solucionar o problema de pigmentação. O protetor solar é necessário para eliminar a estimulação da síntese de melanina.
7. Os produtos podem causar irritação se usados em excesso. Lembre-se do princípio de quantidade e frequência.
8. Retin A é a vitamina A, e é considerado o padrão ouro para programas com fins terapêuticos.
9. Um protetor solar de FPS 15, no mínimo, e de preferência um de FPS 20, deve ser usado todos os dias para proteger a pele dos danos solares.
10. Os hidratantes podem ser de dois tipos: umectante (hidratante) e emoliente (lubrificante).

PERGUNTAS DE REVISÃO DO CAPÍTULO

1. Quais são os principais componentes de um produto de limpeza?
2. Quais ingredientes devem estar presentes em um hidratante?
3. O que são cosmecêuticos?
4. Por que o termo *cosmecêuticos* é importante?

5. Quais são os melhores produtos esfoliantes?
6. O que são os alfa-hidroxiácidos?
7. Quantos alfa-hidroxiácidos existem?
8. Qual é a origem dos alfa-hidroxiácidos?
9. Por que a vitamina C deve ser utilizada em um programa de cuidados da pele?
10. Por que os protetores solares são importantes?
11. O que é hidroquinona?
12. Cite três retinoides importantes.

REFERÊNCIAS

1. DRAELOS, Z. (7 jan. 2002). *Skin hair and cleansers* [Online]. Disponível em: htp://www.emedicine.com. Acesso em: 2006.
2. YOSIPOVITCH, G. (mar. 2003). The importance of skin pH. *Skin & Aging* [Online]. Disponível em: http://www.skinandaging.com. Acesso em: 2006.
3. RUBIN, M. *Manual of chemical peels: Superficial and medium depth*. Philadelphia, PA: Lippincott, Williams & Wilkins, 1995.
4. AMERICAN ACADEMY OF DERMATOLOGY. (25 fev. 2002). *Vitamins to protect against and reverse aging: The truths vs. the tall tales.* [Online]. Disponível em: http://www.aad.org. Acesso em: 2006.
5. AMERICAN FITNESS. (1998, November). *C no wrinkles.* [Online]. Disponível em: http://www.findarticles.com. Acesso em: 2006.
6. ELSNER, P.; MAIBACH, H. L. (Eds.). *Cosmeceuticals: Drugs vs. cosmetics.* Nova York: Marcel Dekker, Inc., 76, 2000.
7. AMERICAN ACADEMY OF DERMATOLOGY. (25 fev. 2002). *Vitamins to protect against and reverse aging: The truths vs. the tall tales.* [Online]. Disponível em: http://www.aad.org. Acesso em: 2006.
8. CHUI, A.; KIMBALL, A. B. (17 nov. 2003). Topical vitamins, minerals, and botanical ingredients as modulators, of environmental and chronological skin damage. *British Journal of Dermatology*, v. 149, n. 4, p. 681-691.
9. BENNETT, M.; PETRAZZUOLI, M. (jul. 2001). What clients should know about sunscreen: *Skin & aging.* [Online]. Disponível em: http:// www.skinandaging.com. Acesso em: 2006.
10. BENNETT, M.; PETRAZZUOLI, M. *op. cit.*
11. BENNETT, M.; PETRAZZUOLI, M. *op. cit.*
12. BREATHNACH, A. S. (jan. 1996). Melanin hyperpigmentation of skin: Melasma, topical treatment with azelaic acid, and other therapies. *Journal of Cutis.*, v. 57, n. 1S, p. 36-45.

CAPÍTULO 8

Pré-tratamento para a terapia com laser e luz

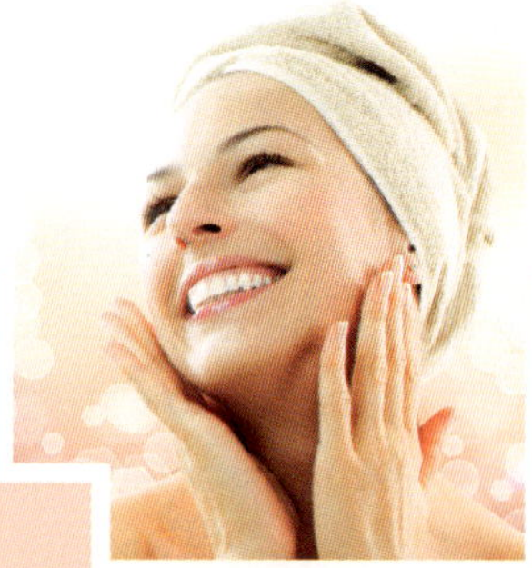

TERMOS-CHAVE

Ácido fenilbenzimidazol sulfônico
Ácido hialurônico
Corneócitos
Finacea™
Glicerina
Hiperqueratinização
Metoxicinamato de octila
Petrolato
Pré-tratamento
Programa terapêutico
Rosac®

OBJETIVOS DE APRENDIZAGEM

Depois de terminar a leitura deste capítulo, você estará apto a:

1. Conhecer os componentes de um programa terapêutico completo.
2. Educar o cliente sobre o seu programa de pré-tratamento.
3. Avaliar as conclusões do pré-tratamento.
4. Avaliar estudos de caso como exemplos de pré-tratamento.

INTRODUÇÃO

Neste capítulo, discutiremos a necessidade de **pré-tratamento** nas terapias de laser e luz e os produtos necessários para atingir o resultado desejado. Quanto mais padronizados forem esses programas de pré e de pós-tratamento, melhor será o resultado do procedimento. Criar regimes padronizados é, em grande parte, uma função do controle do laser ou da luz aos danos apresentados. Ao utilizar lasers e luzes, os danos existentes na pele são classificados como tipo A, B ou C, conforme desenvolvido por Goldman et al.[1]

A categoria de dano tipo A é ampla em sua definição e inclui alterações como manchas pigmentadas, lentigos e alterações vasculares, como telangiectasias e eritema.[2] Esse dano é tipicamente superficial, embora possa também incluir alterações vasculares associadas a rosáceas e melasmas.

A categoria de dano tipo B não é tão superficial, atingindo tanto a epiderme quanto a derme. Inclui alterações como rugas, poros dilatados, flacidez da pele e cicatrizes de acne, que se tornam mais visíveis com o processo do envelhecimento.

A categoria de dano tipo C é definida como alterações actínicas avançadas, com flacidez de pele severa e queratose actínica ou, talvez, câncer de pele em estágio inicial.

Você sabia? Produtos de prescrição médica melhoram a condição das células, vitaminas combatem os radicais livres e protetores solares protegem a pele. Quando esses itens são combinados, a pele estará preparada para o rigor dos tratamentos com laser e luz.

Sempre se atribuíram os cuidados médicos da pele ao entendimento de que o pré-tratamento é a base para um bom resultado. Mesmo no início de 1980, o Retin A e a hidroquinona já eram considerados um passo importante antes da realização de um *peeling* com fenol ou ácido tricloroacético. Hoje em dia, isso continua sendo verdadeiro quando se utiliza terapias com lasers ou luz. A complexidade do pré-tratamento e a compreensão da sua necessidade agora são bastante avançadas. Previamente ao tratamento clínico, o pré-tratamento com uma rotina avançada de cuidados domiciliares é, agora, considerado o padrão ouro no cuidado do paciente.

Nesses programas, cada produto deve ter um uso específico. Os programas devem ser básicos, permitindo fácil implementação e os ajustes recomendados para cada tipo de pele e cada tipo de dano – A, B ou C.

O PROGRAMA TERAPÊUTICO COMPLETO

O **programa terapêutico** completo será diferente para cada tipo de pele e cada categorização. Entre os produtos que serão incluídos no programa domiciliar estão: MetroGel ou outros medicamentos de prescrição médica, para rosácea; Retin A ou um produto com retinol, alfa-hidroxiácidos e vitaminas, para tratar danos solares; e hidroquinona, para tratar a pigmentação (veja a Tabela 8.1).

Produto	Sequência de aplicação
AHA	Pela manhã
Antioxidantes ou vitaminas	Pela manhã
Medicações tópicas (MetroCream)	Pela manhã
Protetor solar	Pela manhã
Retin A	À noite
Antioxidantes ou vitaminas	À noite
Hidroquinona	À noite

TABELA 8–1 Exemplo de um programa terapêutico completo para paciente que irá realizar terapia com laser ou luz.

Os programas para peles com danos tipo A têm como alvo a epiderme. Tais problemas são normalmente superficiais, e os produtos escolhidos devem incluir aqueles que abordam problemas como hiperpigmentação, dano solar leve, algumas telangiectasias e rosácea. O programa deve incluir um AHA leve, vitamina E, vitamina C e protetor solar com elevado FPS pela manhã, e, à noite, podem-se introduzir Retin A, retinol ou Renova, de forma moderada. O uso de Co-Q_{10} ou idebenona também é útil. A não ser que haja danos significativos, a hidroquinona é desnecessária. Dada a sensibilidade de alguns pacientes com rosácea, o retinol ou o Retin A pode ou não ser tolerado. Às vezes, é preciso sugerir vários tipos de produtos antes que um possa cumprir sua função terapêutica e ser tolerado pela pele.

Os programas para peles com danos tipo B são mais agressivos e têm como alvo a epiderme e a derme. A flacidez da pele é um problema primário nessa categoria, incluindo rugas, pele frouxa e outros problemas que resultam da flacidez. Aqui, os programas devem incluir AHA pela manhã, juntamente com vitaminas e protetor solar. Já a rotina da noite deve incluir Retin A ou Renova em uma dosagem a alta, juntamente com hidroquinona e vitaminas tópicas.

Os programas para peles com danos tipo C são projetados para aqueles indivíduos com danos solares significativos. Em geral, eles apresentam queratose actínica, além de outras características de pele danificada pelo sol. Da mesma forma como no programa para o tipo B, os programas para o tipo C devem incluir altas dosagens de AHA, Retin A e vitaminas.

É evidente dizer que bons produtos de limpeza e hidratantes são importantes para peles com qualquer tipo de dano.

À primeira vista, produtos de limpeza e hidratantes não parecem ser tão importantes para o programa domiciliar ou para o tratamento clínico. Muitas vezes, pensamos nesses produtos como básicos e assumimos que qualquer "bom" produto irá desempenhar essas ações, mas esse é um pensamento falho, e a escolha desses produtos exige uma análise mais detalhada. O que é um "bom" agente de limpeza? O que é um "bom" hidratante?

A estabilização do pH da pele começa com uma limpeza e uma hidratação adequadas, e o pH correto desses produtos, como é sabido atualmente, protege a pele contra infecção e estimula a penetração dos produtos prescritos. Os produtos de limpeza padrão que você escolhe para um programa terapêutico devem ser ligeiramente ácidos; eles devem conter quantidades suficientes de lauril sulfato de sódio e de cocamidopropil betaína[3], para dissolver oleosidade, sujidade e maquiagem.

Os hidratantes também precisam ter um pH mais baixo para proporcionar melhor penetração. Aqueles que contêm **petrolato** ou **glicerina** em grandes quantidades tornam-se hidratantes com ação mais lubrificante que hidratante, modificando a finalidade do produto.

O uso de produtos de limpeza e hidratantes adequados pode começar a estabilizar o pH da pele dentro de 36 horas, estabelecendo um pH adequado antes da aplicação do medicamento.

Você sabia? O pré-tratamento com Retin A e AHA melhora a capacidade da pele de acelerar os movimentos celulares através da epiderme, aumentando o **ácido hialurônico** na substância fundamental e reforçando a capacidade de cicatrização da pele.

Retin A e alfa-hidroxiácidos

O Retin A (tretinoína) é o padrão ouro contra o qual todos os outros produtos são comparados. Antes, os indicadores de eficácia incluíam vermelhidão, descamação e irritação; agora, não mais. Nos últimos anos, melhorias nos sistemas de liberação tornaram o Retin A mais fácil de usar, abrindo caminho para o seu emprego em quase todos os tipos de pele. A eficácia do Retin é agora medida por estudos científicos, com base em anos de pesquisa avançada. Lembre-se: à medida que envelhecemos, o movimento celular através da epiderme diminui em um processo que cria uma situação chamada **hiperqueratinização**, ou espessamento da epiderme, e uma das ações do Retin A é justamente reduzir a hiperqueratinização e compactar o estrato córneo.

A compactação do estrato córneo permite a obtenção de um resultado superior. Os resultados observados em pessoas que fizeram o tratamento com Retin A são visivelmente superiores em comparação com clientes tratados sem o produto. Você pode usar Retin A para melhorar a penetração dos produtos utilizados no programa domiciliar ou para melhorar a penetração de produtos como o Levulan®. Os resultados terapêuticos com Retin A começam em duas semanas; e os resultados a longo prazo, em cerca de sete semanas. Agora, também sabemos que os resultados da terapia com Retin A se mantêm por vários meses após o uso do produto ser descontinuado.

As informações científicas disponíveis sobre os alfa-hidroxiácidos (AHA) não são tantas quanto as que temos sobre o Retin A. Sabemos que os AHA provocam o desprendimento dos **corneócitos**, que são mantidos unidos como uma "cola" na epiderme, e que seu uso aprimora o movimento celular na epiderme. Na prática clínica, observamos que os AHA tornam a pele mais lisa, mais suave e mais carnuda. Além disso, podemos ver que as áreas oleosas tornam-se menos oleosas, enquanto a pele seca torna-se hidratada. Acredita-se que esses resultados devem-se ao aumento do ácido hialurônico. Embora haja bastantes informações gerais sobre AHA e sua capacidade de provocar o "descolamento" ou a esfoliação, pouco se sabe sobre a sua ciência, ou seja, *como* esse fenômeno ocorre. Especificamente, não há nenhuma informação sobre o tempo que leva para que os AHA comecem a atuar sobre as células nem sobre o tempo que leva para que se integrem completamente à pele. Em nossa experiência clínica, sabemos que os efeitos dos alfa-hidroxiácidos são vistos dentro de alguns dias, e acredita-se que os efeitos celulares comecem dentro de uma a duas semanas.

Às vezes, o uso do Retin A, do retinol ou do Renova pode ser descontinuado ou somente o uso do Renova pode ser descontinuado por vários dias ou semanas antes do início da terapia com laser e luz. Esses produtos tendem a provocar o ressecamento da pele, podendo originar um problema com a reação da pele, a tolerância e o processo de cicatrização pós-tratamento. Cada dispositivo (laser ou luz) tem instruções específicas quanto aos cuidados da pele no pré e no pós-tratamento. Então, é prudente verificar com o fabricante do dispositivo quais são essas instruções antes de sugerir determinado regime de cuidados da pele.

Como os AHA têm a capacidade de provocar a descamação dos corneócitos, eles atuam em conjunto com o Retin A, suavizando e compactando todas as camadas da epiderme. O aumento da substância fundamental também é importante para melhorar a aparência da pele. Além disso, a tretinoína em baixa concentração pode ser usada para controlar acne ou pápulas da rosácea.

Hidroquinona

A prescrição da hidroquinona é muitas vezes ignorada, exceto se o paciente apresentar hiperpigmentação; contudo, ela é um componente necessário do programa domiciliar não apenas para o paciente com intensa pigmentação. A hidroquinona também protege a pele contra a potencial resposta de hiperpigmentação pós-inflamatória aos tratamentos com luz ou laser, caso o paciente tenha predisposição para esse problema. Como você compreende agora, quando Retin A e hidroquinona são utilizados em conjunto, a hidroquinona penetra de forma mais eficiente. Mais uma vez, não há muitos dados que nos digam exatamente quanto tempo é necessário para que a hidroquinona atue nos melanócitos e a inibição da produção de melanina comece a ocorrer. A maioria dos dados da literatura simplesmente aponta o fato de que a hidroquinona pode causar irritação dentro de 24 horas, mas o real efeito sobre a melanina é gradual, variando de pessoa para pessoa. Podem se passar até seis semanas para que os resultados se tornem aparentes. Há no mercado uma variedade de produtos contendo hidroquinona na concentração de 4%.

Tri-Luma®

Tri-Luma, uma forma de hidroquinona que combina um esteroide tópico e Retin A, é especialmente útil no tratamento de melasma e de hiperpigmentação antes do tratamento com LIP. A combinação desses produtos permite uma melhora na integridade da pele. O uso do creme contendo o esteroide fluocinolona acetonida em concentração de 0,01% é bastante útil para reduzir a irritação da pele ao mínimo possível. Porém, a hidroquinona e o Retin A podem ser irritantes e provocar a desidratação da pele quando combinados.

5-aminoácido levulínico (Levulan)

Levulan é uma solução frequentemente utilizada antes do tratamento com LIP em casos de acne e de condições da pele com danos tipo C. O produto é distribuído em um tubo pela Dusa Pharmaceuticals; uma ampola dupla é quebrada para adicionar 1,5 ml de solução no Levulan na forma seca e, então, um aplicador existente na extremidade é usado para aplicar o produto sobre a pele. O produto adere-se a queratoses actínicas, tornando-as mais vulneráveis aos tratamentos de luz, seja LED ou LIP.

O uso de Levulan ou ALA (ácido 5-aminolevulínico) pode tornar a pele fotossensível por 48 horas após o procedimento. Durante esse período, os clientes devem permanecer em ambientes fechados, e na primeira semana após o tratamento com laser e/ou luz devem precaver-se quanto à exposição solar. Portanto, indivíduos que tomam medicamentos que já criam sensibilidade ao sol, como os relacionados na Tabela 8.2, podem não ser bons candidatos a esse tratamento.

MetroCream

O metronidazol, ou MetroCream, é utilizado para o tratamento da rosácea. Os efeitos colaterais mais comuns são pele seca, coceira e irritação da pele. O MetroCream, quando utilizado com o LIP, pode ser eficaz no tratamento de pacientes com rosácea, quando o produto deve ser usado pela manhã e à noite, em combinação com outros produtos de uso tópico apropriados para a condição específica da pele. Outros produtos que podem ser usados para a rosácea incluem o creme **Rosac®** (100 mg de sulfacetamida de sódio e 50 mg de enxofre em um creme com avobenzona), **Finacea™** (ácido azelaico) e Plexion® ou Clenia® (sulfacetamida de sódio e enxofre) para reduzir inflamação, eritema e pápulas.

Categoria do fármaco	Uso típico
Tiazidas	Tratamento de hipertensão
Tetraciclinas, fluorquinolonas, griseofulvina ou sulfonamidas	Tratamento de infecções
Sulfonilureias	Tratamento de diabetes
Fenotiazinas	Tratamento de problemas emocionais graves

TABELA 8–2 Fármacos que causam sensibilidade ao sol.[4]

Vitaminas e enzimas

Super-heróis de qualquer programa de cuidados da pele, os captadores de radicais livres geralmente passam despercebidos em favor de produtos como Retin A. O Retin A e os AHA atuam melhorando a saúde das células da pele, a hidroquinona atua na descoloração da pele, mas são as vitaminas (C e E) e as enzimas (Co-Q_{10}) que combatem os radicais livres, atuando como antioxidantes – você deve se lembrar de que os antioxidantes ligam-se ao elétron desemparelhado dos radicais livres, com o intuito de neutralizá-lo e evitar mais danos (envelhecimento) à pele. Nós sabemos que a melhor forma para *manter* a melhora da condição da pele é por meio de antioxidantes, que não proporcionam melhoras diretas na superfície da pele, mas são capazes de *sustentar* os resultados obtidos. Assim, vitaminas e enzimas tópicas são fundamentais para o sucesso de um programa com terapia de laser ou luz.

A vitamina C é absorvida pela pele quase imediatamente, e quando o cliente usa o ácido *l*-ascórbico, a vitamina C terá uma meia-vida de quatro dias.[5] O pH e a porcentagem parecem ser críticos para a absorção, especialmente quando se utiliza o ácido *l*-ascórbico. Para garantir a absorção adequada, a vitamina C deve estar em uma concentração de 15% a 20% de ácido *l*-ascórbico e ter o pH de 3,5.[6] Já para o palmitato de ascorbila e para o ascorbil fosfato de magnésio, é necessário haver enzimas no interior da pele a fim de que haja a conversão para o ácido *l*-ascórbico. No entanto, uma vez convertido, o produto permanecerá na pele por até dois dias.[7] A aplicação diária é necessária para manter os níveis ideais. Como esses produtos são precursores do ácido *l*-ascórbico, uma abordagem sobre porcentagens não é aplicável.

A vitamina E (*d*-alfa-tocoferol) é normalmente encontrada em hidratantes para proteger as membranas celulares, mas também tem sua ação antioxidante, oferecendo uma proteção celular importante nas terapias com laser e luz. A enzima ubiquinona (Co-Q_{10}) é particularmente eficaz como antioxidante. Trata-se de um antioxidante novo e muito popular, que tem se mostrado bastante eficaz quando combinado com a LIP. Portanto, todas as vitaminas e enzimas têm papel vital na manutenção da pele após a terapia com laser ou uma série de tratamentos com LIP.

Protetor solar

Protetor solar é o componente do programa que atua para sustentar o resultado e evitar ainda mais danos extrínsecos (dano solar), o que é especialmente importante em pacientes submetidos a terapia com laser ou luz. Um bom protetor solar é aquele que protege contra os raios UVA e UVB, sendo a radiação UVB o nosso principal problema, por causa da diminuição de ozônio na atmosfera e por essa radiação também ser responsável pelo envelhecimento causado pelo sol. Os protetores solares devem ser aplicados diariamente, quer o cliente se exponha ao sol, quer não. Muitos pacientes questionam essa exigência, sem entender que pelo menos 70% dos danos solares resultam da exposição acidental à luz, aquela sem a intenção de se bronzear.

Para ser eficaz, o protetor solar tem de aderir à pele, e por isso deve ser aplicado de 30 a 45 minutos antes da exposição ao sol. As recomendações mais recentes indicam que, quando se usa um FPS de 30, a reaplicação tem de ser feita a cada duas horas. É imperativo que clientes que jogam ou que trabalham ao sol lembrem-se de que uma aplicação uma vez ao dia, pela manhã, não é suficiente. Os protetores solares preferidos para o paciente submetido à terapia com luz e laser incluem tanto filtros solares químicos quanto físicos, que protegem das radiações UVA e UVB. Os ingredientes ativos e respectivas porcentagens assemelham-se aos seguintes: **metoxicinamato de**

octila 5,5%, óxido de zinco a 6,8%, **ácido fenilbenzimidazol sulfônico** 2,0%, e dióxido de titânio 1,9%.*

Como muitos pacientes não usam protetor solar diariamente, o produto deve ser inicialmente associado a outros, como Retin A, AHA e hidroquinona. Deve ser usado um FPS de pelo menos 15 e, de preferência, 20 no caso de exposição intermitente durante o dia. Lembre-se: é necessária uma camada espessa de protetor solar para atingir o FPS anunciado no rótulo do produto; portanto, se o paciente costuma utilizar uma quantidade muito pequena de protetor solar, recomenda-se que use um FPS superior.

CONCLUSÃO

Os produtos de uso domiciliar devem ser simples para facilitar a adesão do cliente ao plano. Os produtos devem incluir Retin A ou retinol, AHA (ácido glicólico ou láctico), hidroquinona em concentração de 4% a 8% (ácido kójico, *bearberry* e/ou alcaçuz no ambiente de spa), protetor solar, além dos produtos de limpeza e hidratantes adequados. Esses produtos devem ser aplicados duas semanas antes de um tratamento, e sua aplicação deve continuar indefinidamente.

10 DICAS IMPORTANTES

1. Quanto mais padronizados os programas de pré e de pós-tratamento, mais bem-sucedido será o resultado do procedimento.
2. Ao utilizar lasers e luzes, considere os danos existentes na pele, que, segundo Goldman et al., são classificados em três tipos: A, B ou C.
3. O programa terapêutico completo é diferente para cada tipo de pele e cada categorização.
4. O pré-tratamento com Retin A e AHAs melhora a capacidade da pele de acelerar o movimento celular através da epiderme, aumentando o ácido hialurônico na substância fundamental e reforçando a capacidade de cicatrização da pele.
5. Às vezes, o uso do Retin-A, do retinol ou do Renova pode ser descontinuado por vários dias ou semanas antes de uma terapia com laser e luz. Esses produtos tendem a provocar o ressecamento da pele e podem criar problemas com a reação da pele, a tolerância e o processo de cicatrização nos pós-tratamento.
6. A hidroquinona é um componente necessário do programa domiciliar, e não apenas para pacientes intensamente pigmentados.

* As concentrações permitidas de filtros podem variar conforme o país. Para informações a respeito das concentrações máximas permitidas dos filtros solares no Brasil, consulte a Resolução RDC n. 47, de 16 de março de 2006, da Anvisa. (N.T.T.)

7. Tri-Luma é uma forma de hidroquinona que combina um esteroide tópico e Retin A, especialmente útil no tratamento de melasma e hiperpigmentação antes do tratamento com LIP.
8. Levulan é uma solução frequentemente utilizada antes do tratamento com LIP em casos de acne e pele com danos tipo C.
9. Os super-heróis de qualquer programa de cuidados da pele são os agentes que combatem os radicais livres.
10. Protetor solar é o componente do programa que atua dando sustentação ao resultado e evitando mais danos extrínsecos (dano solar).

PERGUNTAS DE REVISÃO DO CAPÍTULO

1. Por que é importante padronizar os regimes de pré e pós-tratamento?
2. O que é a escala de danos à pele determinada por Goldman et al.?
3. O que é Retin A? E hidroquinona? Por que esses produtos são valiosos no pré--tratamento de procedimentos com luz e laser?
4. Qual seria o programa terapêutico para a pele com danos tipo A? E com danos tipo B? E com danos tipo C?
5. O que é hiperqueratinização? Qual é o seu papel nos tratamentos com laser e luz?
6. O que são os AHA? Por que eles são valiosos no pré-tratamento de procedimentos com luz e laser?
7. O que é Tri-Luma? Por que esse produto é valioso no pré-tratamento de procedimentos com luz e laser?
8. De que maneira vitaminas e minerais atuam em um pré-tratamento?
9. Por que o protetor solar é tão importante no programa de cuidados da pele?

REFERÊNCIAS

1. NESTOR, M.; GOLDBERG, D.; GOLDMAN, M.; WEISS, R.; RIGEL, D. New Perspective on photorejuvenation. *Skin and Aging*, v. 11, n. 5, maio 2003, p. 68-74.
2. NESTOR, M. et al. *op. cit.*
3. VERMONT SOAPWORKS. (2 mar. 2004). *Sodium Laurel Sulfate*. [Online]. Disponível em: http://www.vermontsoap.com. Acesso em: 2006.
4. FOOD AND DRUG ADMINISTRATION. Disponível em: http://www.fda.gov.
5. DeBUYS, H. V. et. al. Topical l-ascorbic acid: Percutaneous absorption studies. *Dermatol Surg.*, v. 27, n. 2, fev. 2001, p. 137-142.
6. DeBUYS, H. V. et al. *op. cit.*
7. BLANOCK, K. et. al. Inhibitory effects of magnesium ascorbyl phosphate on melanogenisis. *Nippon Keshohin Gijutsusha Kaishi*, v. 27, n. 3, 1993, p. 409-414.

BIBLIOGRAFIA

AGING SKIN NET. (25 fev. 2004). *Aging skin update September 2001: Protection against photoaging.* [Online]. Disponível em: http://www.skincarephysicians.com. Acesso em: 2006.

BENNETT, M.; PETRAZZUOLI, M. (jul. 2001). *What patients should know about sunscreen: Skin & aging.* [Online]. Disponível em: http://www.skinandaging.com. Acesso em: 2006.

BISACCIA, E.; SCARBOROUGH, D. A.; ARA, C., Khan, A.; TORRES, O. (out. 2003). Exploring the options for treating perioral signs of aging. *Skin & Aging,* v. 11, n. 10, p. 59-71.

BLANOCK, K. et. al. Inhibitory effects of magnesium ascorbyl phosphate on melanogenisis. *Nippon Keshohin Gijutsusha Kaishi*, v. 27, n. 3, 1993, p. 409-414.

BRENNAN, H. G. Skin care in my practice: The spectrum concept. *North American Journal of Facial and Plastic Surgery*, v. 9, n. 3, 2001, apr., p. 383-394.

COSMETIC SURGERY TIMES. (jun. 2002). *Anatomic basis for appearance of aging cheeks.* [Online]. Disponível em: http://www.cosmeticsurgerytimes.com. Acesso em: 2006.

D'ANGELO, J.; DEAN, P.; DIETZ, S.; HINDS, C.; LEES, M.; MILLER, E.; ZANI, A. *Milady's standard: Comprehensive training for estheticians*. Clifton Park, NY: Cengage Learning, 2003.

DEL ROSSO, J. Q. (jul. 2002). *Topical retinoid therapy.* [Online]. Disponível em: http://www.skinandaging.com. Acesso em: 2006.

___________. (jan. 2003). *The psychosocial impacts of acne: Skin & aging.* [Online]. Disponível em: http://www.skinandaging.com. Acesso em: 2006.

DRAELOS, Z. (7 jan. 2002). *Skin hair and cleansers* [Online]. Disponível em: http://www.emedicine.com. Acesso em: 2006.

DeBUYS, H. V.; LEVINE, M.; OMAR, M.; PINNELL, S.; RIVIERE, N. M.; WANG, Y.; YANG, H. Topical l-ascorbic acid: Percutaneous absorption studies. *Dermatol Surg.*, v. 27, n. 2, 2001, feb., p. 137-142.

ELSNER, P.; MAIBACH, H. L. (eds.). *Cosmeceuticals: Drugs vs. cosmetics.* Nova York: Marcel Dekker, 2000.

GAIL, S. (1 maio 2003). *Managing your patients' expectations: A fresh approach.* [Online]. Disponível em: http://www.cosmeticsurgerytimes.com. Acesso em: 2006.

GERSON, J. *Milady's standard: Fundamentals for estheticians*. 9. ed. Clifton Park, NY: Cengage Learning, 2004.

HARPER, J. C. (2002, September). *Uncovering acne imposters: Skin&aging.* [Online]. Disponível em: http://www.skinandaging.com. Acesso em: 2006.

HARTMANN, A.; BROCKER, E. B.; BECKER, J. C. (2004). *Hypopigmentary skin disorders: Current treatment options and future directions.* [Online]. Disponível em: http://www.niams.nih.gov. Acesso em: 2006.

JEVELLE INTERNATIONAL. (27 fev. 2004). *Hydroquinone.* [Online]. Disponível em: http://www.health-and-beauty.us. Acesso em: 2006.

LEE, W. R.; SHEN, S. C.; KUO-HSIEN, W.; HU, C. H.; FANG, J. Y. Lasers and microdermabrasion enhance and control topical delivery of vitamin C. *Journal of Investigative Dermatology*, v. 121, n. 5, nov. 2003, p. 1118-1125.

LIM, J. T. Treatment of melasma using kojic acid in a gel containing hydroquinone and glycolic acid. *Dermatol Surg.*, v. 25, n. 4, 1999, abr., p. 282-284.

LOWE, N.; SELLAR, P. *Skin secrets: The medical facts versus the beauty fiction.* Nova York: Collins & Brown, 1999.

MURPHY, R. (mar. 2003). *Cosmeceuticals: Can science support the claims*? [Online]. Available: http://www.skinandaging.com. Acesso em: 2006.

OBAGI, Z. *Skin health restoration and rejuvenation*. Nova York: Springer-Verlag, 2000.

PARKS, J.; PIERCE, M. (maio 2002). *Effectively treating ethnic skin.* [Online]. Disponível em: http://www.skinandaging.com. Acesso em: 2006.

PERRICONE, N. V. (dez. 2002). *Inflammation, aging and age-related diseases: Skin & aging.* [Online]. Disponível em: http://www.skinandaging.com. Acesso em: 2006.

PHYSICIAN'S DESK REFERENCE. (27 fev. 2004). *Retin-A Micro®(OrthoNeutrogena) (trentinoin gel) microsphere 0.1%/0.04%* [Online]. Available: http://www.pdr.net. Acesso em: 2006.

____________. (2 mar. 2004). *Drug information: Ascorbyl palmitate.* [Online]. Disponível em: http://www.pdrhealth.com. Acesso em: 2006.

____________. (2 mar. 2004). *Drug information: Vitamin C* [Online]. Disponível em: http://www.pdrhealth.com. Acesso em: 2006.

PINNELL, S. R. (26 fev. 2004). *Topical vitamin C: How it operates on* the skin. [Online]. Available: http://www.skinceuticals-jp.com. Acesso em: 2006.

ROLEWSKI, S. L. (5 dez. 2003). *Clinical review: Topical retinoids.* [Online]. Disponível em: http://www.medscape.com. Acesso em: 2006.

SEPP, D. T. (dez. 1998). *Alpha hydroxy acids.* [Online]. Disponível em: http://www.shikai.com. Acesso em: 2006.

SKIN THERAPY LETTER. (maio 1998). *Current review of the alpha hydroxyl acids.* [Online]. Disponível em: http://www.dermatology.org. Acesso em: 2006.

SKIN & AGING. (set. 2001). *Clearing up the issue of acne scarring.* [Online]. Disponível em: http://www.skinandaging.com. Acesso em: 2006.

TUNG, R. C.; BERGFELD, W. F.; VIDIMOS, A. T.; REMZI, B. K. Alpha hydroxy acid–based cosmetic procedures. Guidelines for patient management. *Am J Clin Dermatol.*, v. 1, n. 2, 2000, mar.-abr., p. 81-88.

VENNA, S. S.; GILCHREST, B. (fev. 2002). *Skin aging and photoaging.* [Online]. Disponível em: http://www.skinandaging.com. Acesso em: 2006.

CAPÍTULO 9

Indicações e contraindicações da terapia com laser e luz

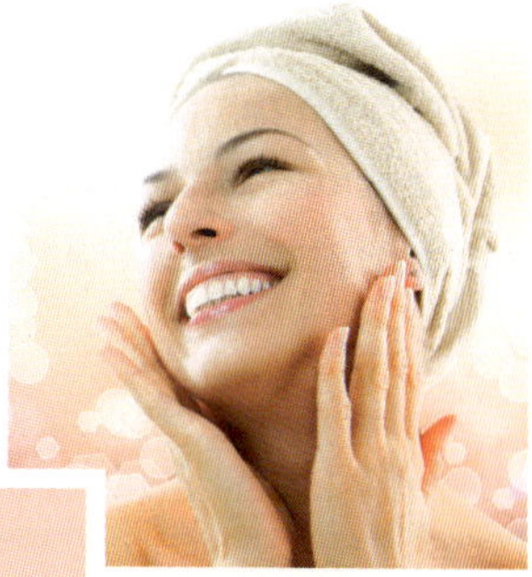

TERMOS-CHAVE

Accutane
Acne vulgar
Autólogo
Aviária
Bandas platismais
Candidíase
Carcinoma de células escamosas (CCE)
Celulite
Contraindicação
Demodex folliculorum
Dermatite atópica (DA)
Foliculite
Herpes-zóster
Hiperpigmentação
Impetigo
Indicação clínica
Lesões
Maligno
Melanoma
NASHA
Papilomavírus humano (HPV)
Pés de galinha
Pseudofoliculite da barba
Queratose seborreica
Rítides dinâmicas
Rítides estáticas
Tinea manuum
Vírus herpes simples (HSV)
Vírus da varicela

OBJETIVOS DE APRENDIZAGEM

Depois de terminar a leitura deste capítulo, você estará apto a:

1. Abordar a definição de indicações.
2. Descrever uma contraindicação.
3. Discorrer sobre as indicações para as terapias com laser e luz.
4. Discutir as contraindicações para as terapias com laser e luz.

INTRODUÇÃO

As indicações e contraindicações são conceitos importantes a serem apreciados e compreendidos na prática clínica. Eles envolvem indicadores que informam se um tratamento deve ser realizado. A desconsideração ou ignorância das indicações e contraindicações de determinado procedimento pode resultar em amplas consequências tanto para o cliente como para o clínico. Neste capítulo, discutiremos em profundidade os conceitos de indicações e contraindicações. Também serão abordadas condições específicas que justificam o tratamento, as cautelas e as contraindicações.

INDICAÇÕES PARA AS TERAPIAS COM LASER E LUZ

Indicações clínicas são as condições adequadas para determinado tratamento ou procedimento baseadas em indicadores específicos. No caso das terapias com laser e luz, essas indicações ultrapassam o limite da classificação do tipo de pele, incluindo uma análise sofisticada da condição da pele além do padrão normal, seca, oleosa, mista ou sensível. Nos capítulos anteriores, abordamos a análise da pele com relação ao envelhecimento e a quais produtos utilizar. Nesta seção, vamos adicionar informações à nossa análise prévia das doenças e condições que afetam a pele. E, também, a respeito de quais dessas doenças/condições podem ser apropriadamente tratadas por terapias com laser e luz. Entre os temas da nossa discussão estarão as rítides, os danos solares, as cicatrizes de acne, as queratoses e as cicatrizes de modo geral.

Há definições a fim de avaliar a pele para os tratamentos com laser ou luz que vão além dos temas já discutidos. Tais definições são simplesmente chamadas de tipos A, B e C.

O tipo A é uma definição ampla que inclui alterações como manchas pigmentadas, lentigens e alterações vasculares como telangiectasias e eritema.[1] Tal dano é tipicamente superficial. Esse tipo também inclui alterações vasculares associadas à rosácea e ao melasma. O tipo B não é tão superficial, envolvendo tanto a epiderme como a derme. São alterações que incluem rugas, poros dilatados, flacidez da pele e cicatrizes de acne que se tornam mais visíveis com o envelhecimento. O tipo C é definido como alterações actínicas avançadas, como flacidez severa da pele e queratose actínica, ou, talvez, câncer de pele em estágios iniciais.

Técnicas específicas são recomendadas para tratar cada problema individual. Esses tipos de técnica são chamados de Tipo I, Tipo II e Tipo III (veja a Tabela 9.1). Cada tipo de tratamento tem uma metodologia e recomendações específicas para uso domiciliar.

Tipo de técnica	Indicações	Produtos de uso domiciliar	Produtos de uso clínico
Tipo I	Alterações pigmentares, telangiectasias da rosácea e rosácea papulosa	MetroCream, hidroquinona, Retin A, MetroGel	–
Tipo II	Flacidez da pele, textura da pele áspera, rítides, redução do tamanho do poro	Os mesmos do tipo I	Preenchimento da derme com Botox
Tipo III	Queratose actínica (QA), dano actínico, acne severa, rosácea	–	Levulan (ALA)

TABELA 9–1 Tipos de técnicas para o fotorrejuvenescimento.

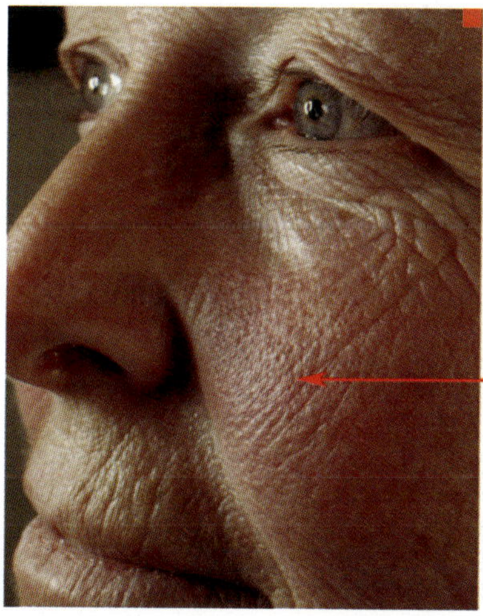

FIGURA 9–1 Rítides estáticas são causadas tanto por fatores do envelhecimento extrínseco como intrínsecos.

Rítides

À medida que envelhecemos, as rítides são as mudanças mais óbvias que vemos em nossa pele. Essas linhas, também conhecidas como rugas, vão responder ao tratamento com laser e luz dependendo da sua profundidade, do tipo de dispositivo utilizado e do número de tratamentos. Elas podem ser divididas em três classes: leves, médias e profundas. Ainda recebem a classificação de rítides estáticas (aquelas que não têm relação com o movimento facial) e rítides dinâmicas (as relacionadas aos movimentos faciais). Como as rítides consistem na queixa principal dos clientes e são o primeiro sinal de envelhecimento, vamos abordar seus diferentes tipos, como elas ocorrem e as possibilidades de as terapias com laser e luz serem capazes de eliminá-las ou de minimizar o seu aparecimento.

Rítides estáticas

O envelhecimento intrínseco e extrínseco ocasiona o aparecimento de **rítides estáticas**, como mostrado na Figura 9.1. Essas rítides (ou rugas) são aquelas vistas pela manhã após o sono, provenientes da exposição solar (geralmente nos lados da face) e dos efeitos da gravidade. As rítides estáticas estão presentes na face passiva* e não resultam do movimento facial. Elas respondem bem às terapias com laser e luz desde que não sejam muito profundas. As rítides mais profundas, por sua vez, ocorrem como resultado da flacidez da pele. Uma combinação de tratamentos com laser/luz e o preenchimento da derme constituem uma boa opção para esses clientes.

Rítides dinâmicas

As **rítides dinâmicas** são linhas criadas pelo movimento muscular ao longo de um período de tempo. Pessoas com rostos expressivos e com traços mais vivos têm muito mais linhas do que aqueles com rostos inexpressivos. Essas rugas costumam aparecer na testa (especialmente a ruga glabelar), nos lados da face provenientes de sorriso vigoroso, e no lábio superior e inferior devido ao ato de franzir. Essas linhas de expressão são mais profundas e correspondem aos grupos musculares subjacentes à pele, provocando ondulações na área. O movimento continuado do músculo faz com que seja difícil eliminar tais linhas com terapias de laser e luz. Elas podem ser tratadas e respondem melhor às terapias com laser e luz se o movimento muscular for eliminado ou reduzido mediante um pré-tratamento com Botox®. Em alguns casos, como nos lados da face, o uso de Botox não é indicado. Portanto, um programa terapêutico de uso domiciliar deve incluir Retin A ou outro cosmecêutico com ação no rejuvenescimento. As terapias com laser e luz melhoram as linhas de expressão e, evidentemente, o aspecto da pele.

Rítides leves

As rítides leves, como as mostradas na Figura 9.2, são as primeiras a aparecer no envelhecimento facial. Elas normalmente são encontradas na área dos olhos e são referidas como **pés de galinha**, os quais podem ser vistos em indivíduos jovens, com 18 ou 19 anos de idade. Tais rugas também podem ser vistas ao longo dos lados da face e podem ser estáticas ou dinâmicas devido a danos solares ou sorrisos. Obviamente, maior sucesso será obtido com o emprego de terapias com laser e luz para as linhas estáticas. Por outro lado, para as linhas dinâmicas com baixo grau de comprometi-

* A expressão "face passiva" se refere a um rosto sem movimento, ou seja, um rosto no momento em que não se está fazendo nenhuma expressão facial. (N.T.T.)

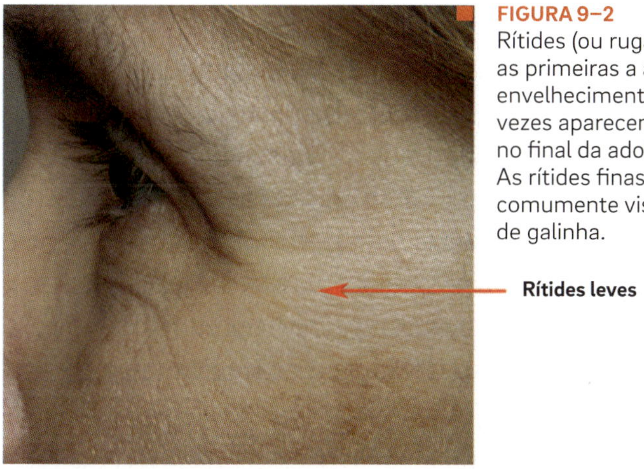

FIGURA 9–2
Rítides (ou rugas) leves são as primeiras a aparecer no envelhecimento da face, às vezes aparecendo mais cedo no final da adolescência. As rítides finas são mais comumente vistas nos pés de galinha.

mento, o tratamento com luz ou laser pode ser indicado, mas ainda assim o programa de tratamento possibilitará sucesso moderado.

Dano solar

Dano solar é um problema atual e em expansão na população em geral. Muitos de nós passamos horas expostos ao sol, usando óleo de bebê ou refletores de folha de alumínio para aumentar o nosso bronzeado. Agora é o momento de pagar o preço. O dano solar pode ser tão simples como linhas finas associadas com a deterioração da saúde da derme. Ou pode incluir eventos mais graves, resultando em hiperpigmentação, queratoses actínicas e câncer de pele superficial e invasivo (incluindo **melanoma**) (veja a Figura 9.3).

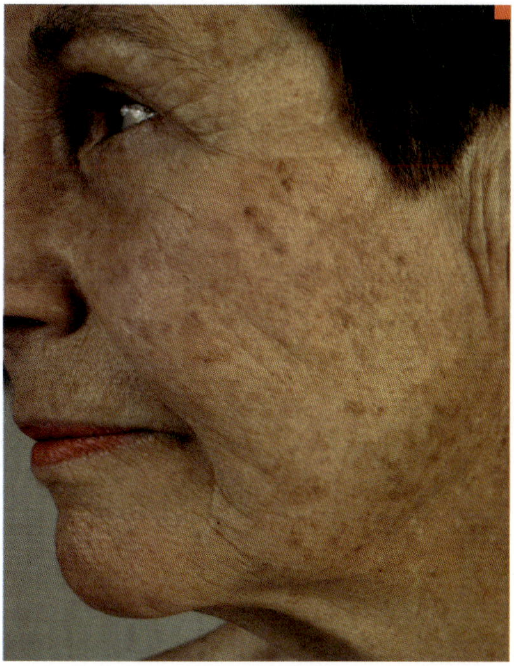

FIGURA 9–3
A exposição solar e o dano subsequente que ocorre antes dos 18 anos são a principal causa do câncer de pele, acelerando o processo do envelhecimento.

O dano solar não é apenas uma preocupação para as pessoas em seus 50 e 60 anos. Mas é cada vez mais preocupante para homens e mulheres mais jovens, entre os 20 e os 30 anos. A exposição ao sol e o dano subsequente que ocorre antes dos 18 anos são a principal causa do câncer de pele, acelerando o processo do envelhecimento. Como resultado, muitos homens e mulheres jovens aparentarão ser muito mais velhos do que sua idade cronológica. Os tipos de pele de maior risco são os tipos I, II e III de Fitzpatrick.

As terapias com laser e luz são uma excelente escolha para tais pessoas. Um programa completo inclui não apenas o tratamento, mas um programa educacional para implementar mudanças no comportamento. Essa será a parte mais difícil do programa se o seu cliente é um "adorador do sol". Ele, quando exposto ao sol, deve ser encorajado a usar protetor solar, chapéus e guarda-sol. Sem a modificação do comportamento, os tratamentos com laser ou luz e os cuidados domiciliares não terão os efeitos desejados a longo prazo.

Hiperpigmentação e telangiectasia

A **hiperpigmentação**, como mostrado na Figura 9.4, se dá quando a enzima tirosinase desencadeia a produção excessiva de melanina. Ela ocorre por uma variedade de causas, incluindo: genética, exposição prolongada ao sol sem proteção, uso de pílulas anticoncepcionais, terapias de reposição hormonal, gravidez, alguns antibióticos e até mesmo, em certos indivíduos, irritação da pele.

A hiperpigmentação também pode resultar de *peelings* químicos ou terapias com luz/laser mal realizados ou agressivos, ou de qualquer procedimento em que a pele é superestimulada ou danificada, o que é especialmente comum em tipos de pele mais

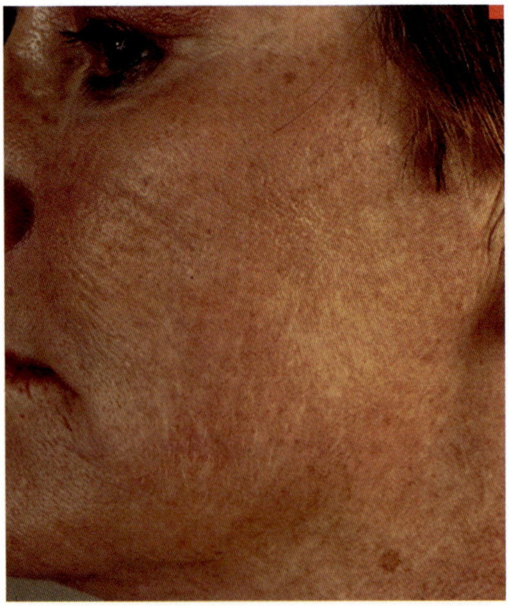

FIGURA 9–4
A hiperpigmentação ocorre como resultado da superprodução de melanina.

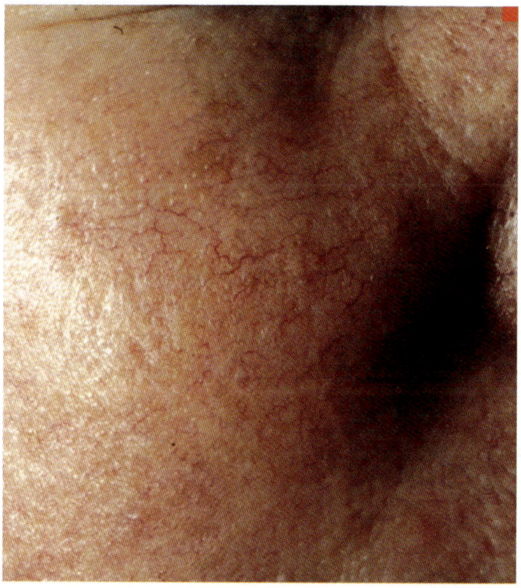

FIGURA 9–5
Telangiectasias são pequenos vasos sanguíneos na face que se tornam mais visíveis após as terapias com laser e luz.

escura, os quais devem ser tratados com cuidado, tanto na clínica como no ambiente domiciliar, para evitar o excesso de produção de melanina.

Muitas vezes é difícil tratar a hiperpigmentação porque a fonte do problema pode continuar a ser uma constante, como no caso das pílulas anticoncepcionais. Contudo, as terapias com laser e luz podem ser uma ferramenta eficaz na maioria das situações.

Às vezes referidas como "capilares quebrados", as telangiectasias são capilares dilatados na derme papilar (veja a Figura 9.5). Como elas muitas vezes se tornam mais evidentes com a redução da hiperpigmentação, os clientes podem tirar a conclusão de que as terapias com laser e luz originaram esses capilares. Observe esses pequenos vasos e mostre-os ao cliente antes do tratamento para evitar o desapontamento futuro.

Ambos, telangiectasias e hiperpigmentação, podem ser tratadas eficazmente com a terapia de luz intensa pulsada ou outras terapias a laser.

Rosácea

A rosácea é uma condição comum da pele caracterizada por sintomas de rubor facial, eritema, telangiectasia, erupções inflamatórias papulopustulosas (assemelhando-se à acne) e pele áspera (veja a Figura 9.6). Embora a causa exata da doença seja desconhecida, existem várias teorias quanto à sua etiologia. Por exemplo, os indivíduos propensos a contrair a doença têm muitas vezes pele clara e mais de 40 anos de idade, o que sugere que a rosácea afeta determinado tipo de pele em determinada idade. No entanto, ela tem sido observada também em crianças, assim como em adultos mais jovens, demonstrando dificuldade na coleta de dados exatos sobre a doença e, consequentemente, na determinação da causa. Além disso, muitas vezes é difícil distinguir os indivíduos que simplesmente têm bochechas rosadas daqueles com rosácea. Tal

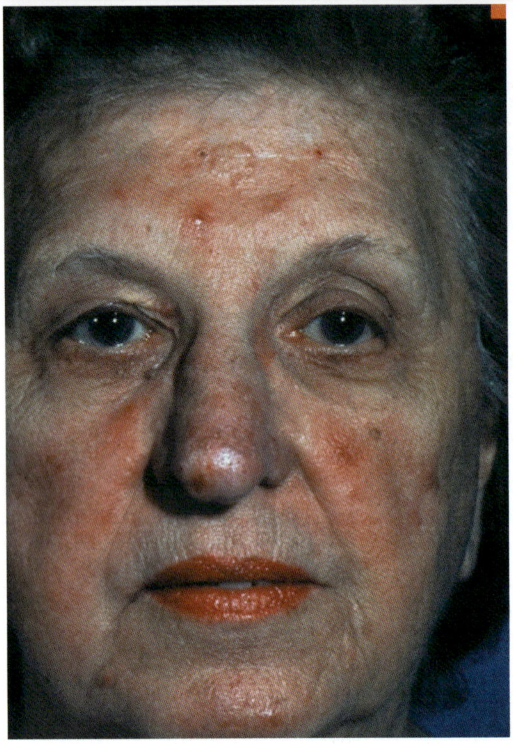

FIGURA 9–6
A rosácea é mais comum em mulheres de 30 a 50 anos de idade.

como muitas outras condições da pele atópica crônica, essa rosácea tem gatilhos que podem exacerbar o desenvolvimento dessa condição. Entre os gatilhos comuns estão estresse, bebidas quentes, álcool, temperaturas extremas e alimentos picantes.

Outra teoria para a causa da rosácea é o **demodex folliculorum**, um ácaro que se encontra no lúmen dos folículos sebáceos da cabeça.[2] Deve-se observar que, enquanto alguns médicos acreditam que esse ácaro seja um componente importante da rosácea, a evidência para apoiar tal teoria pode ser circunstancial. Alguns acreditam que o fato de o demodex ser encontrado nos folículos sebáceos do rosto está relacionado com o processo inflamatório e não com a própria doença.

As terapias com luz são frequentemente úteis no controle da telangiectasia associada com a rosácea. Deve ser entendido, porém, que elas não constituem o tratamento primário. Outros protocolos de tratamento devem ser incluídos para garantir uma manutenção do problema a longo prazo.

Textura áspera

A textura áspera usualmente resulta de exposição desprotegida ao sol. Contudo, também pode ser herdada. O fenômeno é descrito como tendo uma aparência de casca de laranja, de paralelepípedos, ou a textura de uma pedra.[3] A textura áspera é muitas vezes acompanhada por poros congestionados e em geral é observada em indivíduos mais velhos. Os indivíduos com essa condição respondem muito bem às terapias com laser e luz.

Acne ativa

A acne é uma desordem multifatorial da unidade pilossebácea[4] e pode ser uma doença crônica frustrante para os seus clientes, sejam eles jovens ou idosos (veja a Figura 9.7). A gravidade da doença varia de leve a grave. Todos os anos, milhões de dólares são gastos em produtos tópicos e orais para retardar ou eliminar a eclosão dessa doença. A acne, conhecida oficialmente como **acne vulgar**, é uma das condições mais comuns em todo o mundo. De acordo com algumas estimativas, 85% a 100% da população mundial passará por algum surto de acne vulgar em algum momento da vida. Pelo menos 40 a 50 milhões de pessoas são diagnosticados a cada ano nos Estados Unidos com essa doença.[5] O aumento na atividade sebácea é o fator que antecede a acne. O nível da atividade pode ter origem genética. Porém, na maioria das vezes ocorre durante a adolescência, quando o organismo começa a produzir mais andrógeno. Nessa fase da vida, é mais comum em homens. Já na vida adulta isso se modifica. As mulheres são mais acometidas pela acne adulta (12%) do que os homens (3%).

A acne vulgar é o tipo mais comum de acne. Entretanto, há muitos outros tipos, incluindo acne fulminans, acne conglobata, edema facial sólido, acne mecânica, acne *excoriee da jeunes filles*, acne induzida por fármacos, acne ocupacional, cloroacne, acne neonatal e acne infantil. Há também a diferenciação nos padrões de erupção, incluindo acne tropical, acne de radiação, síndrome de Apert e pseudoacne da fenda nasal transversal. Assim, veja que a acne não é tão simples como uma "eclosão". É uma doença complexa com múltiplas variações.

Cicatriz de acne

No passado, o melhor tratamento para as cicatrizes de acne era a dermoabrasão tradicional. Trata-se de um procedimento cirúrgico que ocasiona semanas de cicatrização e meses de repigmentação, podendo constituir um potencial local de hipopigmentação (perda

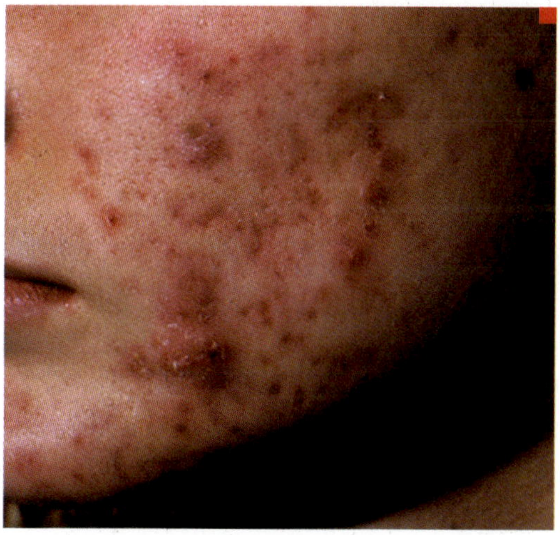

FIGURA 9–7
A acne pode ser uma doença crônica frustrante para seus clientes, sejam eles jovens ou idosos.

de pigmentação). Atualmente, as terapias com laser e luz podem melhorar as cicatrizes de acne, mas não em um único tratamento. As melhores cicatrizes para tratar são as do tipo "rolamento" ou do tipo "vagão", em detrimento do tipo "picador de gelo". Muitos tratamentos são necessários e a obtenção de uma pele completamente lisa não é uma expectativa coerente. Para quem optar por uma abordagem não cirúrgica e estiver disposto a aceitar a melhora em contraposição à erradicação, as terapias com luz são uma boa opção. Portanto, nesse caso, entender as expectativas do cliente é de extrema importância.

Você sabia? Além dos cuidados médicos, as terapias com laser e luz, sobretudo a luz azul, provaram ser de moderada a extremamente eficazes no tratamento de acne.

Queratoses

As queratoses são descritas como um crescimento anormal de células da camada córnea. Há muitos tipos diferentes delas, mas iremos nos concentrar nas **queratoses seborreicas** e nas queratoses actínicas. Aquelas estão relacionadas ao envelhecimento, enquanto estas estão relacionadas ao sol.

Queratose seborreica

O tipo mais comum de queratose é a seborreica, uma lesão que não se torna **maligna**.[6] Acredita-se que ela se desenvolva a partir de células epidérmicas abundantes.[7] Essas **lesões** existem em cores variadas e são mais comuns em áreas expostas ao sol,[8] parecendo aumentar com a idade, o que pode ser problemático para o cliente. Na verdade, elas têm uma aparência tão desagradável que os clientes e os clínicos podem ficar preocupados e até mesmo investigar uma lesão mais grave como a queratose actínica ou o melanoma. Um programa clínico mensal de terapia com laser e luz pode reduzir ou eliminar tal lesão, especialmente quando combinado com um programa domiciliar contendo Retin A e alfa-hidroxiácidos.

Queratose actínica (QA)

As queratoses actínicas (QA) são lesões que podem se tornar pré-malignas. Desenvolvem-se devido a danos causados pelo sol e são muitas vezes referidas como queratoses solares. Elas podem aparecer e desaparecer na face, nas orelhas, no pescoço, nos ombros, nos braços e, mais comumente, nas mãos. Apresentam cor rosa e, por vezes, descamam (veja a Figura 9.8). As QAs têm uma incidência de conversão de 5% a 20% em **carcinoma de células escamosas (CCE)** no prazo de dez a 25 anos da sua detecção.[9] Se você suspeita que seu cliente tem a queratose actínica, peça para o supervisor médico avaliá-lo antes de iniciar as terapias com laser e luz.

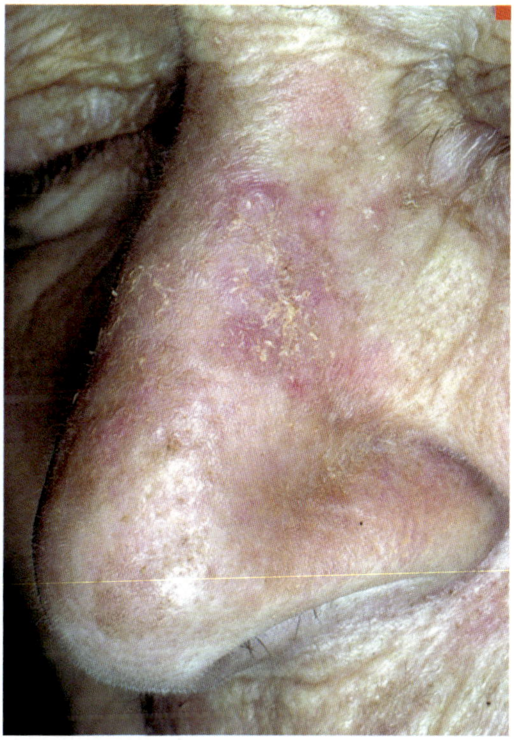

FIGURA 9–8
Exemplo de queratose actínica.

Cicatrizes

As cicatrizes, como se sabe, são lesões do tecido dérmico e nunca irão sumir. Contudo, podem ficar menos perceptíveis. O tecido da cicatriz nunca é o mesmo do tecido original. Assim, não irá curar da mesma forma nem na mesma taxa que o tecido não lesionado circundante.

O tratamento de cicatrizes com laser e luz tem sido uma prática comum por muitos anos, mas várias advertências são mantidas quando ele é realizado. A *melhoria* da cicatriz dependerá da sua profundidade, da causa (cicatriz causada por um *peeling versus* uma cicatriz cirúrgica) e da localização. As cicatrizes que são profundas (localizadas na derme reticular e abaixo) serão as mais difíceis de progredir. Quando começar uma terapia em uma cicatriz dessa profundidade, tenha expectativas realistas sobre o potencial de melhora. Uma cicatriz cirúrgica hipertrófica será mais difícil de apresentar progresso em comparação a uma cicatriz causada por um produto químico, por exemplo. Além disso, a localização é uma questão importante a considerar. As cicatrizes em áreas de tecido mais fino, tais como a face, *poderão ter* maior facilidade de progresso do que cicatrizes do abdome. Muitas delas devem responder aos tratamentos *repetidos* de laser e luz porque o eritema será reduzido e a sua aparência global, minimizada. Porém, tenha cuidado para evitar danos adicionais.

COMBINANDO TRATAMENTOS A LASER COM TRATAMENTOS INJETÁVEIS

A combinação de tratamentos a laser e luz com as terapias injetáveis é comum e se configura como uma forma eficaz de gerenciar o envelhecimento facial. A maioria dos médicos tem protocolos para os processos utilizados quando os preenchimentos ou Botox são injetados. O uso de Botox e preenchedores dérmicos pode ampliar o resultado final, melhorando a aparência geral do cliente.

Botox

O Botox tornou-se a ferramenta na qual os médicos e enfermeiros se voltam todos os dias para o tratamento de rugas associadas com linhas de expressão glabelar, linhas verticais na testa, pés de galinha, linhas nos lábios superior e inferior, linhas nos cantos da boca e **bandas platismais**, para citar algumas de suas aplicações.

O Botox é a solução para algumas das queixas mais comuns no envelhecimento. Ele pode minimizar as linhas finas e rugas, melhorar o contorno facial e atuar na forma do olho em uma questão de dias e sem a necessidade de cirurgia. Quando combinado com terapia de luz ou laser, os resultados são notáveis. O uso do Botox antes do tratamento com laser de CO_2 ajuda o tecido a cicatrizar sem movimento. Se o músculo não fosse tratado com Botox, estaria ativo, em funcionamento. A ausência do movimento muscular pela aplicação do Botox propicia um melhor resultado. Além disso, o uso do Botox com LIP ou outras terapias não ablativas permite ao colágeno se regenerar sem a ocorrência de movimento muscular, possibilitando um melhor efeito. Em suma, o Botox é um bom adjuvante para as terapias com luz e laser e deve ser utilizado tão frequentemente quanto possível para aprimorar os resultados.

Preenchimento dérmico

Um material perfeito injetável deve ter várias qualidades: facilidade de aplicação, flexibilidade aos locais onde pode ser injetado, ser hipoalergênico, apresentar poucos riscos ou nenhum. Esses riscos incluem infecções, sangramento, cicatrizes, reações teciduais, ou migração do produto. Ademais, o material deve ter preço razoável, ser durável, com resultados reproduzíveis, relativamente indolor no momento de injetar e aprovado para utilização no país em que você vive. Do ponto de vista do cliente, é importante que o produto seja fácil de usar, seja indolor ao ser injetado, tenha preço razoável e resultados reprodutíveis. Em relação aos efeitos irritantes, o paciente espera que o produto produza irritação mínima. Enquanto alguns dos requisitos, como ser hipoalergênico e apresentar conformidade às diretrizes legais, são fáceis de ser solucionados, outros não são tão controláveis. Entre esses estão a reprodutibilidade dos resultados, o tratamento dos efeitos colaterais e a redução de riscos. A razão para a existência de tais exigências não controláveis é que o processo de preenchimento cutâneo é sensível à técnica. Isso quer dizer que um resultado que é obtido com um preenchedor pode ou não pode ser obtido com outro preenchedor. Na verdade, a obtenção dos mesmos resultados com um mesmo preenchedor pode ser um desafio.

Os preenchedores da derme podem ser feitos de materiais naturais e sintéticos. Os produtos naturais incluem colágeno bovino, colágeno **autólogo**, **NASHA** (ácido hialurônico de origem não animal) e ácido hialurônico **aviário**. Os produtos sintéticos incluem silicone líquido, polimetilacrilato*, poli-L-láctico e hidroxiapatita de cálcio. Todos esses produtos reparam a perda de volume, corrigem assimetrias e proporções faciais, suavizam linhas de expressão e preenchem rugas. Cada produto tem suas vantagens e proporcionará melhores resultados em determinadas condições, ou com certos tipos de pele. Quando combinado com terapias com laser ou luz, eles podem preencher linhas, adicionar volume facial e melhorar rugas, além do que é normalmente esperado em um ambiente não cirúrgico. Tipicamente, primeiro se conclui a terapia com laser ou luz para depois se realizar o preenchimento dérmico nas linhas ou dobras remanescentes.

CONTRAINDICAÇÕES DAS TERAPIAS COM LASER E LUZ

As **contraindicações** são as condições nas quais o tratamento não é apropriado. Em outras palavras, o tratamento não deve ser feito quando essas condições ou doenças estiverem presentes. Há algumas condições e doenças da pele que são contraindicadas na terapia com laser ou luz, incluindo infecções da pele, infecções fúngicas, erupções cutâneas, queimaduras e infecções virais.

Infecções bacterianas da pele

Bactérias são organismos unicelulares que podem ser inócuos ou ter extensas consequências no seu hospedeiro. Nossa ênfase neste texto está voltada às bactérias patogênicas comuns da pele, isto é, aquelas associadas com doenças da pele.

As infecções bacterianas ocorrem devido à presença de microrganismos que podem causar danos aos tecidos de seus hospedeiros (veja a Figura 9.9). A maioria delas pode ser atribuída a três patógenos: *Staphylococcus*, *Streptococcus* e *Pseudomonas*[10] (veja a Figura 9.10). A extensão dos danos está relacionada com o grau da infecção e com a toxina liberada. Além disso, os sintomas incluem inflamação, edema, calor e dor. As pessoas com funções imunológicas comprometidas e baixa contagem de glóbulos

* No original está descrito: "polymethylethacrylate", porém provavelmente a referência é ao "polymethylmethacrylate". (N.T.T.)

brancos são especialmente vulneráveis a essas infecções. As bactérias responsáveis por infecções cutâneas são em geral transmitidas pelo contato pessoal. Normalmente, a transmissão ocorre quando uma pessoa entra em contato com uma superfície ou com o espaço aéreo que foi contaminada por uma pessoa infectada. Como a maioria desses microrganismos é oportunista, qualquer alteração na continuidade da pele será a porta de entrada de que esses patógenos precisam para causar uma infecção. Obviamente, você não deve tratar um cliente com uma infecção bacteriana. Ela é uma contraindicação, podendo se disseminar para outros locais do cliente e até mesmo ser transmitida ao clínico.

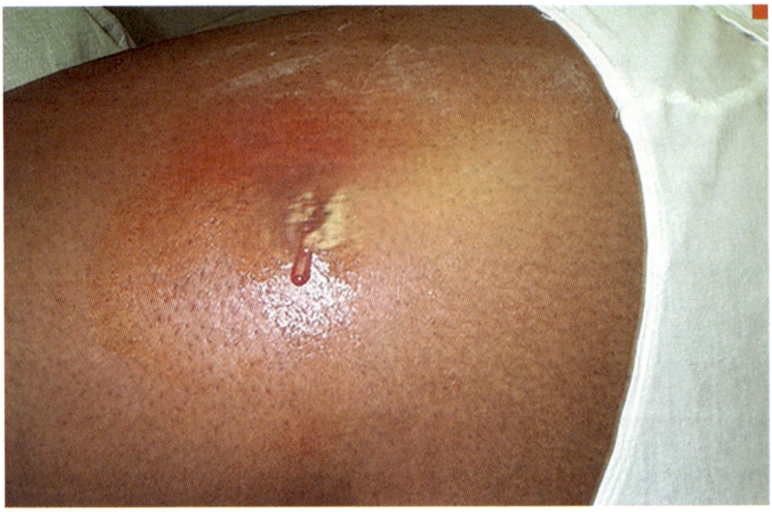

FIGURA 9–9 Uma infecção bacteriana.

Impetigo

Impetigo é uma infecção cutânea bacteriana superficial, altamente contagiosa.[11] É mais comum em crianças pequenas que têm contato próximo umas com as outras. Também está presente em adultos, porém em circunstâncias raras. Estima-se que cerca de 10% de todos os problemas cutâneos que acometem as crianças acabem sendo o impetigo. Os agentes que provocam a doença são o *Streptococcus pyogenes*, o *Staphylococcus aureus*, ou uma combinação dos dois. Ela costuma se desenvolver onde um trauma ocorreu. As picadas de insetos e outros pequenos ferimentos constituem a porta de entrada perfeita para esses microrganismos oportunistas causarem dano. Curiosamente, os *peelings* químicos também podem causar impetigo, e os estafilococos ou estreptococos se desenvolvem na pele lesionada. Os fatores comuns que aumentam a probabilidade de impetigo são altas temperaturas, umidade elevada, má higiene e trauma cutâneo.

Normalmente, as crianças não passam por tratamentos estéticos. Contudo, às vezes isso pode ocorrer e, nesse caso, o clínico deve verificar a presença de impetigo. Marcas de nascença, por exemplo, podem ser tratadas. Além disso, o impetigo não é apenas uma doença da infância, e o clínico deve sempre estar ciente das infecções potenciais no cliente adulto.

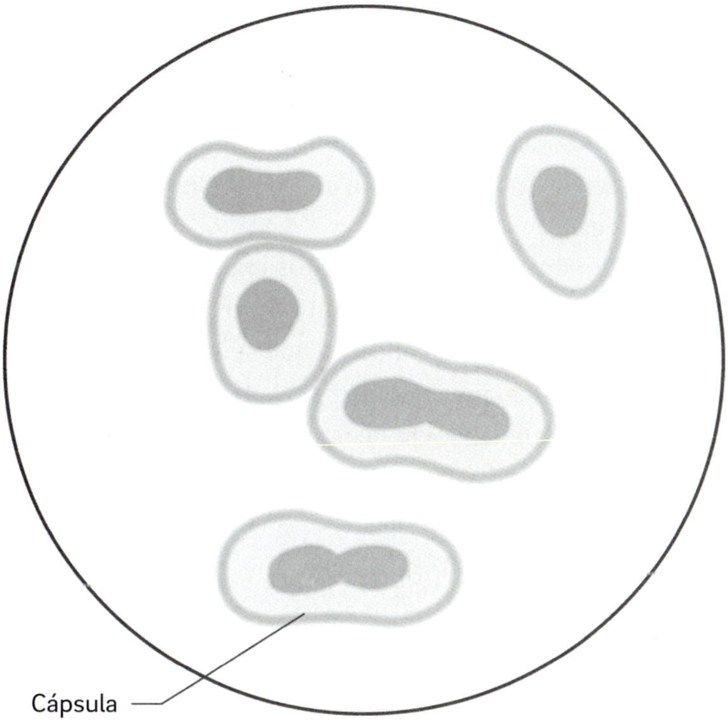

FIGURA 9–10 Infecção bacteriana causada por *Streptococcus pneumoniae*.

Celulite

Celulite é uma infecção da derme e do tecido subcutâneo. Os clientes acometidos podem ter febre, eritema, edema e dor. Mais frequentemente é causada por *Streptococus* do grupo A e *Staphylococcus aureus*. No entanto, alguns microrganismos menos comuns podem ser também ser os responsáveis. As pessoas que estão predispostas a esse problema são aquelas com diabetes, insuficiência renal, malnutridas ou usuários de drogas (por via IV). Os clientes que estão passando por quimioterapia ou têm HIV-AIDS também são suscetíveis.

Tipicamente, ela se desenvolve em locais próximos a traumas, feridas crônicas ou cirúrgicas, como picadas de insetos ou animais, queimaduras, úlceras, lacerações, abrasões ou contusões. O pé de atleta pode ser uma condição predisponente para a celulite nas pernas e nos pés, e os pacientes que o apresentam não devem ser tratados com terapias de laser ou luz até que tenha sido eliminado.

Foliculite

A foliculite superficial também é conhecida como impetigo de Bockhart,[12] uma infecção comum da pele de natureza bacteriana ou mecânica. **Foliculite** é uma inflamação causada pelo bloqueio ou interrupção dos folículos pilosos e unidades pilossebáceas do indivíduo. A infecção bacteriana é causada pelo *Staphylococcus aureus*. As infecções graves podem afetar as porções mais profundas do folículo, podendo até mesmo resultar em cicatrizes.

A foliculite mecânica é usualmente o resultado de trauma persistente ou do uso de roupas apertadas, e ocorre em áreas densamente carregadas de folículos pilosos, por isso seu nome, que significa "inflamação do folículo". Assim, as áreas mais comumente afetadas são a face (especialmente nos homens), o couro cabeludo, o pescoço, o tronco, as axilas, a virilha e as nádegas.

Os tratamentos de rejuvenescimento não são realizados em áreas de foliculite. No entanto, vários lasers para remoção de pelos receberam a aprovação do FDA para o tratamento da **pseudofoliculite da barba**, uma condição que se origina em função de reação inflamatória aos pelos curvados que penetram novamente na pele. Pápulas, pústulas, nódulos ou pequenos nódulos podem ocorrer na área facial da barba. Uma série de tratamentos de remoção de pelos com laser pode reduzir tais sintomas, e também a foliculite na axila e na virilha.

Infecções fúngicas

As infecções fúngicas geralmente ocorrem em áreas mais escondidas e úmidas do corpo, muitas vezes em locais onde há união das superfícies da pele (por exemplo, onde os dedos do pé se encontram com o tronco). Os fungos são uma espécie de parasita que se alimenta de seus hospedeiros. Eles são dermatófitos, o que significa que vivem e se reproduzem em áreas de infecção.

Existem vários tipos diferentes de fungos (também conhecidos como micoses): superficiais, subcutâneos, sistêmicos e oportunistas (veja a Tabela 9.2). As micoses superficiais são as mais comuns e estão localizadas nas camadas externas da pele e apêndices (pelos). As micoses subcutâneas são raras e ocorrem principalmente nas regiões tropicais, na maioria das vezes em consequência da exposição de uma ferida aberta a um material vegetativo, ficando limitada à derme. Assim como as infecções bacterianas, as infecções fúngicas são uma contraindicação para o tratamento com luz e laser.

Micose

Tinea manuum é uma infecção fúngica dos dedos e das mãos. É uma doença progressiva, muitas vezes insidiosa, que se desenvolve no decorrer de longos períodos de tempo, às vezes anos. Esse tipo de fungo geralmente explora tratamentos médicos para se desenvolver, como transplantes de órgãos, quimioterapias e outros métodos de tratamento do câncer. Outros fatores que predispõem uma pessoa a infecções fúngicas incluem gravidez, infância, obesidade, uso de contraceptivo oral, antibioticoterapia sistêmica ou terapia com esteroides sistêmicos.

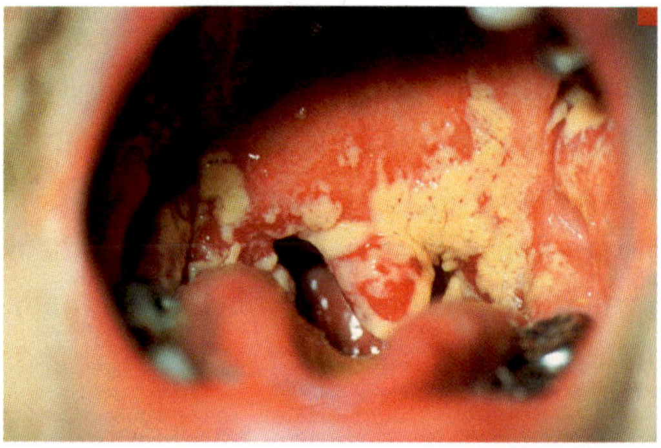

FIGURA 9–11
Candidíase mostrando a vermelhidão e irritação associada com essa desordem fúngica.

Tipos de micose	Descrição
Micoses superficiais	Localizadas nas camadas externas da pele e seus apêndices (pelos).
Micoses subcutâneas	Em geral resultam de uma exposição da ferida aberta à matéria vegetativa. A infecção é limitada à derme.
Micoses sistêmicas	Afetam os órgãos internos.
Micoses oportunistas	Ocorrem em pacientes imunocomprometidos.

TABELA 9–2 Tipos de micose.

Infecções por levedura

As espécies de *Candida* são os fungos que afetam mais comumente os humanos (veja a Figura 9.11). *Candida* é um problema crescente e o diagnóstico da **candidíase** mucosa ou sistêmica reflete o número de clientes que estão em risco e o aumento da oportunidade de espécies de *Candida* de invadir tecidos que são normalmente resistentes. Esse fungo é um patógeno oportunista que busca acesso à circulação e a tecidos profundos. Certas espécies são responsáveis por infecções da pele e das membranas mucosas.

Infecções virais

Vírus são entidades unicelulares que ficam "em cima do muro" entre viver e não viver. Eles existem em todos os lugares onde há células para infectar: no ar, no solo e na água. Essas entidades existem com apenas uma finalidade: reproduzir-se. Além disso, são encontrados em uma variedade de formas e tamanhos, sendo todos microscópicos (veja a Figura 9.12).

Nos seres humanos apresentam uma ampla variedade de manifestações físicas. Os vírus que mais comumente causam doenças cutâneas são o herpes simples e o papilomavírus humano (HPV). Em conjunto, eles são responsáveis pelo herpes labial (HSV-1), herpes genital (HSV-2) e verrugas (HPV).

A existência do vírus ativo, sobretudo herpes simples labial, é uma contraindicação para terapias com laser e luz. Além disso, qualquer erupção potencial ocasionada pelo herpes labial deve ser tratada anteriormente.

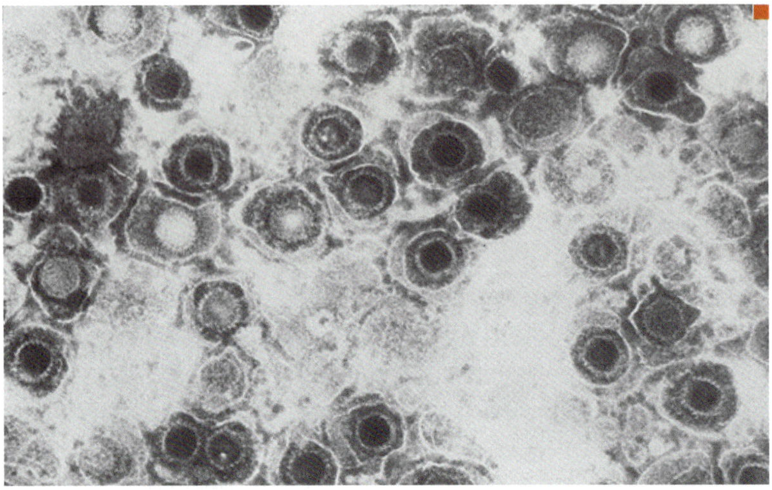

FIGURA 9–12 Os vírus apresentam uma variedade de formas e tamanhos, sendo todos microscópicos. As células do vírus HSV-1 passam despercebidas ao olho.

Herpes simples ativo

A simples menção do **vírus herpes simples** (HSV) pode fazer as pessoas estremecerem.

Ao mesmo tempo que a palavra ou seu conceito pode ser rejeitado, 85% da população mundial está infectada com pelo menos um tipo de herpes.[13]

A palavra *herpes* é derivada da palavra grega *herpein*, que significa "rastejar". Os herpes simples são vírus de DNA que podem atacar somente os seres humanos. Eles são ubíquos e se adaptam no hospedeiro, o que significa que englobam alguns dos DNAs do hospedeiro, fazendo com que o vírus pareça ser parte do organismo do hospedeiro. Os tipos 1 e 2 são os mais comuns. Embora ambos estejam intimamente relacionados, a grande discrepância reside na localização, isto é, onde o estado ativo do vírus costuma se apresentar.

O herpes simples tipo 1, também chamado de HSV-1, apresenta-se como aftas ou herpes labial (veja a Figura 9.13). Normalmente é transmitido de um hospedeiro a outro por meio da saliva. Na maioria das vezes apresenta-se na região perioral. O tipo 2, também designado por HSV-2, é principalmente transmitido via contato sexual e em geral é encontrado na região genital ou perianal. Por outro lado, o tipo 1 também pode ser encontrado na área genital.

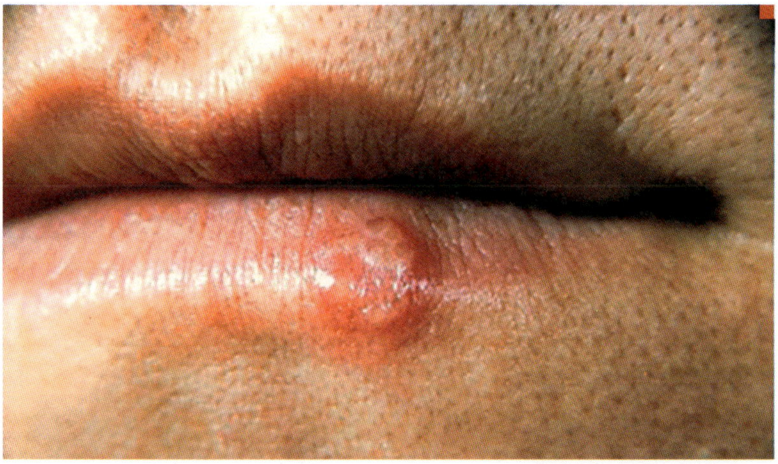

FIGURA 9–13
HSV-1, ou herpes labial, é um vírus que sofre erupção tipicamente ao redor dos lábios e nariz.

Herpes-zóster

Herpes-zóster é uma infecção viral cutânea. Ele se desenvolve por reativação **do vírus da varicela**, proveniente de um episódio anterior de catapora, na maioria das vezes ocorrido durante a infância (veja a Figura 9.14). Como esse vírus é muito difundido entre adultos e em muitas crianças, o herpes-zóster também se torna comum. De acordo com algumas estimativas, pelo menos 10% a 20% das pessoas já passaram por essa condição pelo menos uma vez ao longo de suas vidas.[14] Durante um surto ativo de herpes-zóster, o indivíduo não é um candidato a terapia com luz ou laser.

As verrugas comuns da pele

Verrugas são uma infecção viral cutânea causada pelo **papilomavírus humano (HPV)**. O HPV é extremamente difundido. Os cientistas identificaram mais de 100 tipos diferentes de HPV. De acordo com alguns cálculos, 80% das pessoas em todo o mundo já foram infectadas por pelo menos um tipo de HPV. Muitos tipos de verrugas são transmitidos por doenças sexualmente transmissíveis (DSTs). Eles são subcategorizados como verrugas comuns da pele, que incluem verrugas planas e verrugas plantares, ou verrugas genitais. Veja a Tabela 9.3 para alguns dos subtipos de HPV mais comuns.

Fatores que desencadeiam herpes-zóster:
- Idade
- Sistema imune comprometido
- Linfoma
- Fadiga
- Pressão emocional
- Temperaturas extremas

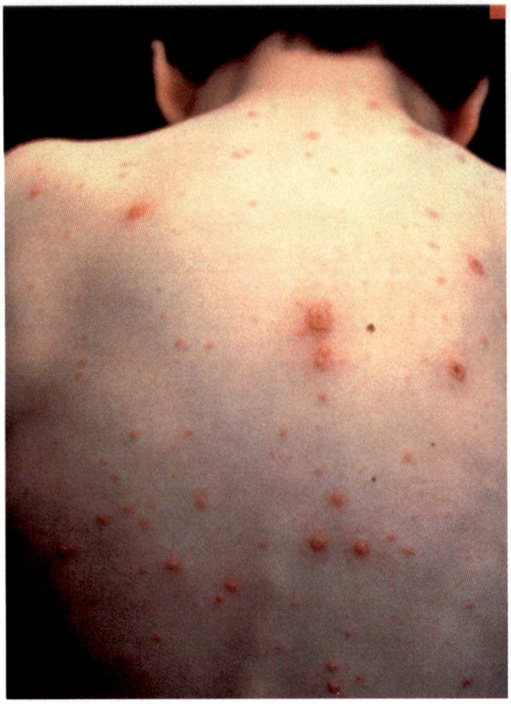

FIGURA 9–14
O vírus da Varicela também é chamado de Catapora.

A transmissão de verrugas comuns da pele é realizada por contato simples. Muitas vezes ocorrem em lugares onde a pele está lesionada, permitindo que o vírus penetre na pele. Vários tipos de vírus estão frequentemente associados com essas verrugas. A maioria delas é benigna e não apresenta quaisquer complicações perigosas, ao contrário dos tipos responsáveis por provocar as verrugas genitais. Embora alguns lasers tenham sido utilizados para remover verrugas persistentes, elas ainda são vistas como uma contraindicação para o tratamento.

Tipo	Apresentação física e possibilidade
1	Verrugas plantares
2	Verrugas comuns da pele
3	Verrugas planas
4	Verrugas plantares
6	Verrugas genitais
7	Verrugas comuns da pele

10	Verrugas planas
11	Verrugas genitais
16	Causa provável de cânceres invasivos
18	Causa provável de cânceres invasivos
30	Causa provável de cânceres invasivos
31	Causa provável de cânceres invasivos
32	Causa provável de cânceres invasivos
33	Causa provável de cânceres invasivos
34	Causa provável de cânceres invasivos

TABELA 9–3 Subtipos comuns do papilomavírus humano.

Lesões abertas, erupções cutâneas e queimaduras solares

Qualquer ruptura na barreira da pele é uma contraindicação para as terapias com LIP ou laser. Isso inclui lesões abertas resultantes do ato de cutucar a acne ou de coçar erupções cutâneas. Qualquer lesão aberta ou erupção desconhecida é uma contraindicação. As queimaduras solares rompem a barreira da pele e, portanto, também devem ser consideradas uma contraindicação.

Dermatite atópica

Dermatite atópica (DA), também conhecida como eczema, é uma condição comum que afeta todas as raças e idades, incluindo crianças pequenas. Está associada com uma tendência ao longo da vida a doenças alérgicas, tais como asma e febre do feno. O eczema costuma se manifestar no início da vida de uma pessoa, mesmo antes do desenvolvimento da asma ou febre do feno. Cerca de 1-2% dos adultos têm eczema, e 20% das crianças são afetadas. Aproximadamente 70-95% de todos os casos de eczema ocorrem antes dos 5 anos de idade.[15] A doença caracteriza-se pela ocorrência de pele seca, escamosa, recobrindo áreas avermelhadas e inflamadas, e está associada com intenso prurido e sensação de queimação (veja a Figura 9.15). Em geral, localiza-se em áreas flexoras, como joelhos e cotovelos.

Indivíduos que têm eczema não devem ser desqualificados como candidatos a terapias com laser/luz, exceto se ele estiver localizado na área proposta do tratamento.

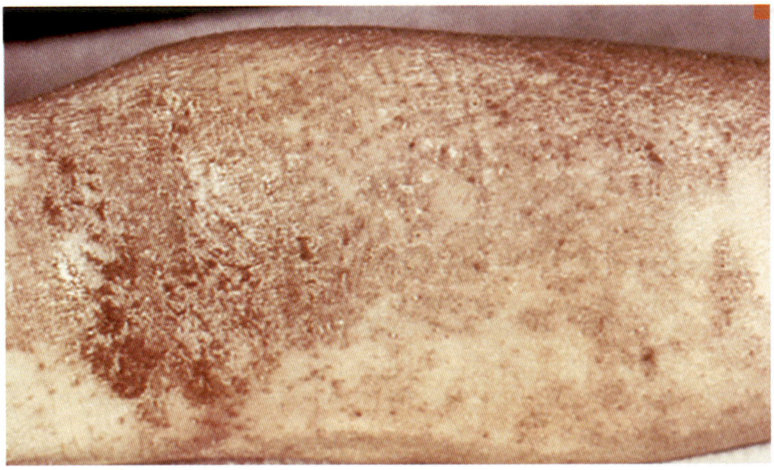

FIGURA 9–15
Um exemplo de eczema.

Accutane

O **Accutane** também é chamado de isotretinoína e é uma forma de vitamina A. Ele reduz o sebo das glândulas sebáceas e, assim, inibe rupturas. A vitamina A também estimula o crescimento celular e o *turnover*. O Accutane é normalmente usado como um último recurso para o tratamento da acne nodular. Como afeta o nível de lipídios existentes na pele, torna-se mais difícil para a pele cicatrizar. Via de regra, um cliente deve ficar sem utilizar o Accutane por pelo menos seis meses a um ano, dependendo da preferência do médico, antes do tratamento com terapias a laser ou luz.

Pós-operatório imediato de *lifting* facial, blefaroplastia e *lifting* do pescoço

A maioria dos médicos tem um protocolo de tratamento de clientes pós-cirúrgicos com LIP, LED ou terapias com laser. É importante evitar o tratamento de tais pacientes até que o médico conceda a liberação para o tratamento.

Gestação e lactação

A gestação e a lactação devem ser consideradas contraindicações. Enquanto não tivermos certeza dos resultados finais em um feto nem dos efeitos potenciais no lactente, não serão feitos testes de tal tratamento em crianças. Portanto, recomenda-se que as mulheres grávidas ou lactantes descontinuem o tratamento.

Lesões suspeitas

Todas as lesões suspeitas devem sempre ser avaliadas pelo médico previamente ao tratamento. Se o médico observa algo que o cliente diz ser novo ou que está crescendo, deve haver encaminhamento para um dermatologista. Por outro lado, se o médico vê algo que parece ser um câncer de pele ou outro tipo de lesão que deve ser avaliado, o tratamento deve ser adiado até que a lesão possa ser identificada e o tratamento adequado fornecido.

CONCLUSÃO

As indicações e contraindicações para a terapia com laser e luz são informações importantes que um médico deve conhecer e empregar na sua clínica. Algumas das indicações são simples e vêm à mente rapidamente. Enquanto para outras, como a rosácea ou acne ativa, a terapia com luz não é considerada na mesma frequência em que beneficia os clientes. As indicações são importantes, como você verificou neste texto. Já as contraindicações são situações que não permitem o tratamento de cliente, e são tão ou mais importantes que as indicações. O clínico deve comprometer-se a memorizar essas condições que não são apropriadas para o cliente que busca terapia com luz ou laser, a fim de que possa evitar complicações e potenciais eventos adversos.

10 DICAS IMPORTANTES

1. Pigmentos, vasos anormais e rítides são comumente tratados com terapias a laser e luz.
2. Clientes com herpes devem ser pré-tratados com medicações antes do tratamento estético para evitar a ruptura da lesão.
3. Infecções fúngicas, virais e bacterianas são contraindicações.
4. A combinação do Botox com tratamentos a laser e luz pode melhorar linhas de expressão ou dobras de pele que não responderam completamente à terapia com luz ou laser.
5. O preenchimento da derme pode ser útil no tratamento de linhas de expressão remanescentes após a terapia com luz ou laser.
6. O Botox pode auxiliar as linhas a cicatrizar mais rapidamente do que se deixadas sem tratamento.
7. A gestação e a lactação devem ser consideradas uma contraindicação para o tratamento porque não há estudos relacionando mulheres grávidas e terapias com laser ou luz.
8. Os clientes utilizando Accutane devem aguardar seis a 12 meses para iniciar tratamento com luz ou laser. Essa orientação dependerá do protocolo médico.
9. O tratamento da acne com luz azul, lasers ou outras fontes de luz é comum.
10. O dano solar é uma indicação comum para o tratamento com luz ou laser.

PERGUNTAS DE REVISÃO DO CAPÍTULO

1. Cite três contraindicações para o tratamento com laser ou luz.
2. Nomeie três indicações comuns para o tratamento com laser ou luz.
3. Como deve ser o tratamento do cliente com herpes anteriormente ao tratamento estético?

4. Por que os danos solares são comumente tratados com luz ou terapia com laser?
5. Nomeie duas razões pelas quais o Botox é usado em associação às terapias com luz e laser.
6. Aborde a razão pela qual o preenchimento da derme pode ser associado às terapias com luz e laser.

REFERÊNCIAS

1. NESTOR, M.; GOLDBERG, D.; GOLDMAN, M.; WEISS, R.; RIGEL, D. New perspective on photorejuvenation. *Skin and Aging*, vol. 11, n. 5, p. 68-74, maio 2003.
2. WEBSTER, G. F. Rosacea and related disorders. In: BOLOGNIA, J. L.; JORIZZO, J. L.; RAPINI, R. P. (eds.), *Dermatology*. 2. ed. Philadelphia, PA: Mosby Elsevier Health Sciences, 2003, p. 545-55.
3. RUBIN, M. *Manual of chemical peels: Superficial and medium depth*. Philadelphia, PA: Lippincott, Williams & Wilkins, 1995.
4. ZAENGLEIN, A. L.; THIBOUTOT, D. T. Acne vulgaris. In: BOLOGNIA, J. L.; JORIZZO, J. L.; RAPINI, R. P. (eds.), *Dermatology*. 2. ed. Philadelphia, PA: Mosby Elsevier Health Sciences, 2003, p. 531-49.
5. ZAENGLEIN, A. L.; THIBOUTOT, D. T. Acne vulgaris. In: BOLOGNIA, J. L.; JORIZZO, J. L.; RAPINI, R. P. (eds.), *Dermatology*. 2. ed. Philadelphia, PA: Mosby Elsevier Health Sciences, 2003, p. 531-49.
6. BLITZNER, A.; BINDER, W. J.; BOYD, J. B.; CARRUTHERS, A. (eds.). *Management of facial lines and wrinkles*. Philadelphia, PA: Lipincott, Williams & Wilkins, 2000.
7. BALIN, A. K. *Seborrheic keratosis*. (27 fev. 2002). Disponível em: http://www.emedicine.com. Acesso em: 2002.
8. BALIN, A. K. *Seborrheic keratosis*. (27 fev. 2002). Disponível em: http://www.emedicine.com. Acesso em: 2002.
9. BRAATHEN, L. R. et al. Guidelines on the use of photodynamic therapy for nonmelanoma skin cancer: An international consensus. *J Am Acad Dermatol*, vol. 56, n. 1, p. 125-43, 2007.
10. Disponível em: http://matrix.ucdavis.edu.
11. BLUME, J. E.; LEVINE, E. G.; HEYMANN, W. R. Bacterial diseases. In: BOLOGNIA, J. L.; JORIZZO, J. L.; RAPINI, R. P. (eds.), *Dermatology*. 2. ed. Philadelphia, PA: Mosby Elsevier Health Sciences, 2003, p. 1117-1144.
12. KELLY, P. Folliculitis and the follicular occlusion tetrad. In: BOLOGNIA, J. L.; JORIZZO, J. L.; RAPINI, R. P. (eds.), *Dermatology*. 2. ed. Philadelphia, PA: Mosby Elsevier Health Sciences, 2003, p. 553-556.
13. http://dermatology.about.com.
14. HABIF, T. P.; CAMPBELL, J. I.; CHAPMAN, M. S.; DINULOS, J. G. H.; ZUG, K. A. *Skin diseases: Diagnosis and treatment*. 2. ed. Philadelphia, PA: Mosby Elsevier Health Sciences, 2005.
15. KANG, K.; POSTER, A.; NEDOROST, S.; STEVENS, S.; COOPER, K. Atopic dermatitis. In In: BOLOGNIA, J. L.; JORIZZO, J. L.; RAPINI, R. P. (eds.), *Dermatology*. 2. ed. Philadelphia, PA: Mosby Elsevier Health Sciences, 2003, p. 199-213.

CAPÍTULO 10

Tratamentos com laser, luz e radiofrequência

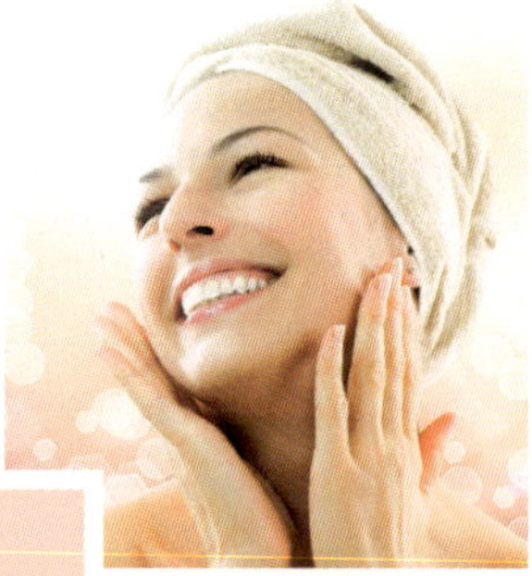

TERMOS-CHAVE

5-Ácido aminolevulínico (ALA)
Alterações globais
Descamação
Edema perifolicular
Fase anágena
Fase catágena
Fase telógena
Fotorrejuvenescimento
Fotossensível
Hiperpigmentação pós-inflamatória (HPI)
Hipertricose
Hirsutismo
Impedância
Linfedema
Melasma
Papila
Pelo terminal
Poiquilodermia de Civatte
Porfiria
Porfirinas fotoativas
Protoporfirina IX (PpIX)
Protuberância (bulge)
Pseudofoliculite da barba
Queratina
Queratose actínica (QA)
Rosácea
Tempo de relaxamento térmico (TRT)
Terapia fotodinâmica
Velus

OBJETIVOS DE APRENDIZAGEM

Depois de terminar a leitura deste capítulo, você estará apto a:

1. Listar três dispositivos comumente usados na remoção de pelos com laser.
2. Descrever o cliente apropriado para remoção de pelos com laser/luz.
3. Abordar os quatro usos comuns da LIP no processo de rejuvenescimento.
4. Descrever o processo para o tratamento de queratose actínica com ALA.
5. Descrever a técnica de rejuvenescimento facial.
6. Abordar a adequação do cliente aos dispositivos de firmeza da pele.
7. Listar quatro aplicações da tecnologia LED.

INTRODUÇÃO

A palavra "antienvelhecimento" está atualmente envolvida em um fenômeno de marketing da "tecnologia de ponta", "suplementos inovadores" e *"liftings* faciais não cirúrgicos".[1] Como consumidores procuramos por mais tratamentos de rejuvenescimento da pele, remoção de pelos, firmeza da pele da face ou do abdome e reversão dos efeitos da pele danificada pelo sol. Assim, o profissional terá de demonstrar suas qualificações e experiência. Os lasers, as fontes de luz, a RF e os dispositivos LED estão se tornando as primeiras opções para realçar a beleza. Como tudo em nossa cultura, a evolução da beleza ocorre mediante a pesquisa contínua e o desenvolvimento de novas tecnologias, técnicas e produtos.[2] Em um esforço para fornecer os mais altos padrões de cuidado e expertise, este capítulo irá explorar a metodologia por trás dos procedimentos de realce da beleza baseados em laser, luz, RF e LED.

Você sabia? Existem dois tipos de pelos no corpo: o **velus** e o **pelo terminal**. O velus é fino, de alta densidade e pode ser encontrado no corpo em uma variedade de locais. O pelo terminal ou androgênico é grosso e denso, e aumenta na puberdade.

REMOÇÃO DE PELOS COM LASER/LUZ

Com mais de 30 milhões de procedimentos estéticos realizados a cada ano, a American Society for Dermatologic Surgeons (ASDS) estima que 28% dos procedimentos mais populares são aqueles de remoção de pelos com laser/luz. Por que esse procedimento ganhou tal popularidade? A remoção de pelos é realizada por várias razões, algumas médicas e outras puramente cosméticas. A maioria dos americanos vê o excesso de pelos como algo irritante, embaraçoso, não sexy e, ocasionalmente, desfigurante. Os métodos tradicionais de remoção, depilação com cera, o ato de barbear, esfoliação e clareamento, são medidas que produzem resultados apenas temporários. Uma pesquisa demonstrou eficácia de 50% a 90% com somente quatro a seis sessões de tratamentos com laser/luz.[3] Os consumidores adotaram a nova tecnologia como uma solução para todos os seus estilos de barbear. No entanto, ela tem se mostrado ser apenas uma falsa realidade, com remoção ineficaz ou incompleta do pelo.

Morfologia do pelo*

Recapitulando, o pelo é composto por células epidérmicas que são distribuídas em todo o corpo, exceto nos pés e nas palmas das mãos. A fibra pilosa é constituída de **queratina**, uma proteína rígida que também é encontrada nas unhas. A cor do pelo de cada pessoa depende da quantidade de melanina depositada no interior da membrana externa da fibra. A estrutura visível do pelo é chamada de haste, enquanto a porção que fica dentro da epiderme é denominada raiz. Essa porção interna, juntamente com os seus revestimentos, forma o folículo piloso (veja a Figura 10.1). A base do folículo é constituída de um fornecimento vascular, um circuito de capilares incluídos dentro do tecido conjuntivo protetor chamado **papila**. Acima da papila está a **protuberância****, porção do istmo que produz as células-tronco foliculares,[4] as quais estão localizadas na bainha externa da raiz, aproximadamente 1,5 mm abaixo da epiderme.

Vantagens dos tratamentos com laser/luz para a remoção de pelos

- Grandes áreas são tratadas em comparação à eletrólise, em que há a remoção individual dos pelos.
- Procedimento rápido, facilmente tolerado.
- Risco relativamente baixo de efeitos colaterais e complicações.
- Produz um retardo temporário no pelo ou na fase telógena em tipos de cores de pelos.
- Redução permanente dos pelos mais escuros.

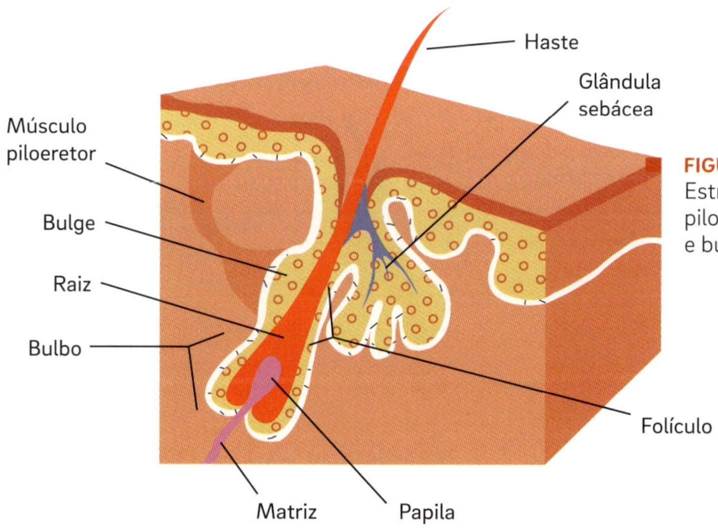

FIGURA 10–1 Estrutura do folículo piloso: bulbo, papila e bulge.

* O cabelo e o pelo têm a mesma origem, sendo o cabelo aquele que cresce no couro cabeludo e os pelos nas demais regiões do corpo. (N.T.T.)
** A protuberância também é conhecida como "bulge". (N.T.T.)

Ciclo do crescimento do pelo

O folículo piloso passa por várias fases durante o seu ciclo de crescimento. A **fase anágena** é a fase de crescimento ativo. Novas células queratinizadas são criadas à medida que o bulbo capilar se estende para dentro da derme. Uma haste espessa repleta de melanina é criada. A **fase catágena** é o estágio entre as fases anágena e telógena, em que ocorre atrofia e a haste do pelo estende-se para cima, com perda eventual do bulbo capilar e separação do folículo piloso. A **fase telógena** corresponde à fase de repouso do folículo, quando a haste se destaca e sofre queda. O bulbo então se move em direção à derme e o ciclo da fase anágena começa novamente[5] (veja a Figura 10.2).

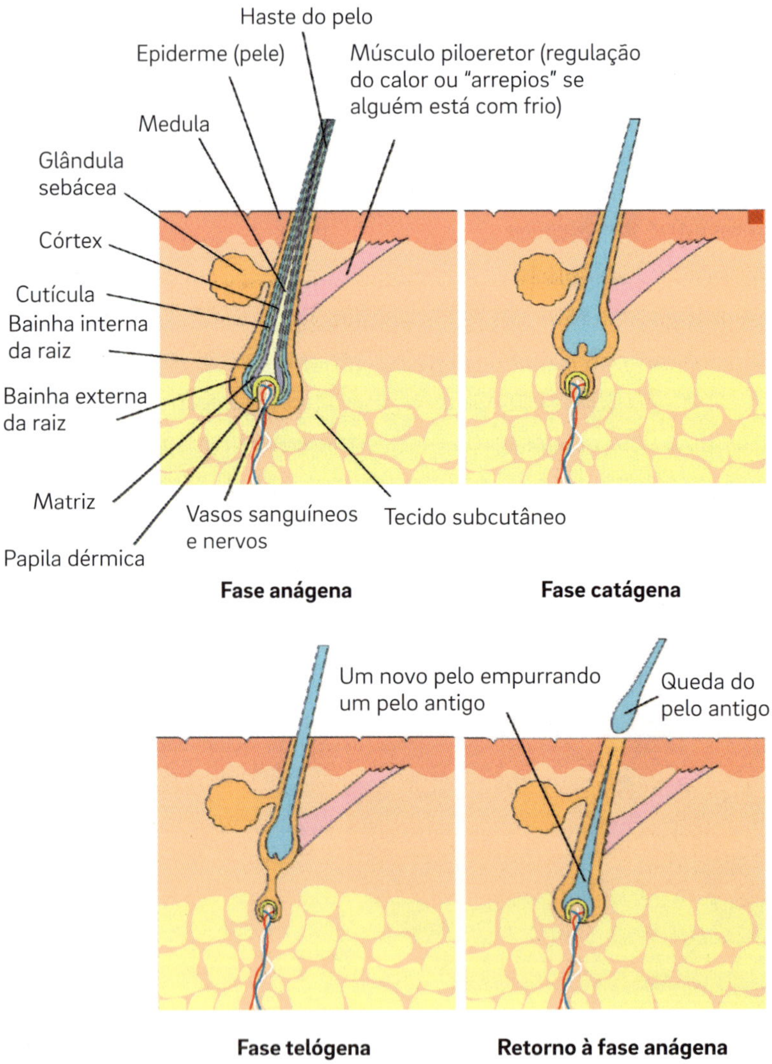

FIGURA 10–2 Descrição dos três estágios de crescimento do pelo.

É essencial que o profissional compreenda os ciclos de crescimento do pelo por área do corpo, como mostrado na Tabela 10.1. O tempo entre os tratamentos com laser/

luz é dependente dessa informação. Recapitulando, os tratamentos na face são inicialmente agendados a cada quatro a seis semanas, pois a barba e o pelo do lábio superior têm uma duração da fase telógena de apenas seis a dez semanas. O rosto e a cabeça têm a fase anágena de mais rápido crescimento de todo o corpo, com apenas 30% a 40% dos pelos estando na fase telógena. Eventualmente, os tratamentos dos pelos faciais devem ser estendidos até a duração do ciclo telógeno. Abaixo do pescoço, contudo, a proporção de fase telógena em comparação com a anágena muda drasticamente. A axila e a região púbica são compostas principalmente de pelos dormentes. Setenta por cento deles ficam na fase telógena por um período de 12 semanas. Em consequência, os intervalos de tratamento são estendidos para um período de seis a oito semanas e, eventualmente, até a fase telógena, de 12 semanas. Assim, se os tratamentos ocorrerem em um intervalo muito curto, o cliente verá inicialmente uma redução dramática dos pelos. Porém, à medida que os meses avançam, um recrescimento de 70% poderá ocorrer. Finalmente, quando se está programando a remoção de pelos das pernas com laser/luz, os tratamentos devem inicialmente ocorrer a cada dois ou três meses. E o tratamento deverá ser estendido até a duração da fase telógena de quatro meses. Uma vez que 80% desses pelos estão dormentes, a realização de quatro a seis tratamentos poderá levar até um ano ou dois a fim de que se obtenha uma remoção aceitável.

Área do corpo	Fase anágena	Fase telógena
Couro cabeludo	2–6 anos	3–4 meses
Barba/Queixo	1 ano	10 semanas
Lábio superior	16 semanas	6 semanas
Sobrancelha	4–8 semanas	3 meses
Ouvido	4–8 semanas	3 meses
Pernas	24 semanas	16 semanas
Braços	18 semanas	13 semanas
Axilas	4 meses	3 meses
Região pubiana	3 meses	4 meses

TABELA 10–1 Ciclo de duração de crescimento do pelo. Cortesia da Lumenis® Ltd.

Fototermólise seletiva

Os vários sistemas atualmente empregados em terapias com laser/LIP/luz para remoção de pelos baseiam-se na teoria da fototermólise seletiva. Como descrito nos Capítulos 3 e 4, melanina é o cromóforo primário ou o pigmento do folículo piloso e da epiderme. Quando um laser ou fonte de luz é pulsada, a energia da luz é conduzida na forma de calor térmico intenso. A duração do pulso, o diâmetro do feixe laser e a fluência determinam o quanto de calor é absorvido pela melanina do folículo piloso e a quantidade de calor transferido para a pele. Uma das estratégias para a depilação permanente é a de prejudicar o desenvolvimento das células-tronco dentro do "bulge" do folículo piloso.[6] Tais células encontram-se na bainha externa da raiz, de aproximadamente 1,5 mm abaixo da epiderme, local em que ocorre a programação genética do DNA do folículo piloso. Não está claro se o bulge fica desprovido do pigmento. No entanto, a fotodepilação envolve a transferência de calor a partir do folículo circundante, rico em melanina, para essa estrutura.[7] No tratamento de folículos pilosos, a inexistência do fornecimento sanguíneo no bulbo e de células-tronco nessa estrutura são as chaves fundamentais para uma remoção de pelos bem-sucedida.[8]

Ao realizar procedimentos de remoção de pelos, é preciso primeiramente avaliar o comprimento de onda do laser, do LIP, da luz ou dos dispositivos de RF para que a fototermólise seletiva seja realizada. Na seleção de um dispositivo, é essencial notar que a melanina tem maior absorção em comprimentos de onda menores. E, em consequência, apresenta uma absorção diminuída em comprimentos de onda mais longos. Por conseguinte, os comprimentos de onda mais longos, como o Nd:YAG, são tolerados por tipos de pele mais escura. Já comprimentos de onda mais curtos são muito bem absorvidos pela melanina, tal como o laser de rubi. Considera-se um ato de equilíbrio destruir o folículo piloso ao mesmo tempo que a epiderme é preservada. Em função desse equilíbrio é que comprimentos de onda menores são utilizados apenas para tipos de pele mais clara, dos tipos I ao III. E é também por essa razão que o comprimento de onda maior do Nd:YAG é utilizado em peles mais escuras, até o tipo VI.

Ademais, nesses procedimentos de remoção de pelos também é preciso selecionar a duração do pulso apropriado e a fluência. Durações de pulso maiores são necessárias nos tipos de pele mais escura e em pelo escuro mais espesso devido ao seu maior **tempo de relaxamento térmico (TRT)**. Por outro lado, durações de pulsos menores são necessárias em pelos mais claros e finos em razão do menor TRT. Ademais, estima-se que o folículo piloso tenha um TRT entre 10 e 100 ms.[9] A fluência tem sido empregada como um fator crítico na eficácia a longo prazo no processo de remoção. Uma pesquisa demonstrou que, quanto maior a fluência, melhores os resultados. No entanto, a tolerância do tipo de pele também deve ser considerada na determinação da faixa de fluência.[10]

Também é preciso avaliar a cor e a textura do pelo. Quando a concentração da melanina é maior no folículo piloso que na pele, a energia térmica do laser/luz causa

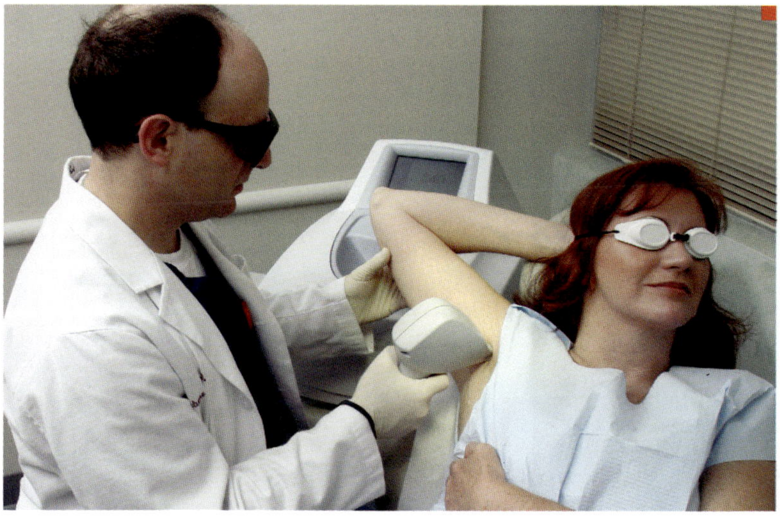

FIGURA 10–3
Cliente sendo submetida a tratamento de remoção de pelos com laser.

a destruição do folículo. Os pelos de cor marrom, marrom-escuro e preto são os melhores alvos, com maior eficácia na remoção. Uma pesquisa mostrou que com quatro a seis tratamentos com luz/laser pode-se obter uma taxa de remoção a longo prazo de 50% a 90%.[11] Em cada tratamento, a maioria dos clientes pode esperar uma eliminação dos pelos de 20% a 30%.[12] Portanto, os pelos de cor branca, loiro, vermelho e cinza são difíceis de tratar devido à limitada quantidade de melanina presente no folículo. Para o pelo mais espesso, fluências mais baixas são necessárias. Já para os pelos mais finos, o tratamento deve ser mais agressivo, envolvendo fluências maiores e amplitude de pulso menor (veja a Figura 10.3).

Todos os sistemas produzem uma remoção temporária dos pelos ou retardo na fase telógena por pelo menos um a três meses. A maioria das tecnologias com laser e luz é destinada à redução permanente de pelos mais escuros. O número de pelos terminais deve permanecer reduzido e estável por um tempo maior que a duração do ciclo de crescimento completo.[13] Isso varia de 4 a 12 meses, de acordo com as diferentes regiões do corpo. Em 1996, o FDA aprovou um laser para "redução de pelos a longo prazo" e não "remoção de pelos a longo prazo". Essa aprovação está baseada no fato de que uma variedade de fatores extrínsecos e intrínsecos controla os padrões de crescimento do pelo à medida que envelhecemos.

Dispositivos com laser/luz

Conforme descrito no Capítulo 4, numerosos dispositivos combinados de radiofrequência, laser, LIP e luz difusa estão disponíveis para a remoção de pelos. Para determinar qual dispositivo é o melhor na sua clínica, você deve observar os dados demográficos e os tipos de pele dos seus pacientes, o tipo de clínica e os regulamentos de licenciamentos estaduais.

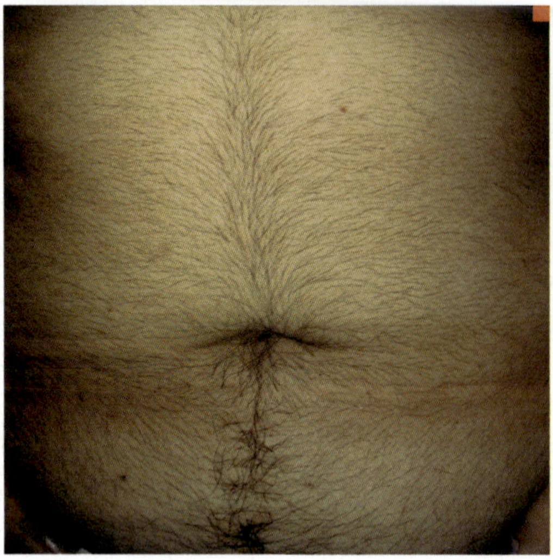

FIGURA 10–4
Crescimento excessivo de pelos no abdome de uma mulher.

Indicações

Uma variedade de indicações médicas e cosméticas justifica a remoção de pelos com laser/LIP. A **hipertricose**, ou crescimento excessivo de pelos, vista em certas regiões ou em todo o corpo, deve-se a fatores genéticos. Ocasionalmente, as drogas podem aumentar a quantidade de velus no corpo, como o diazóxido (Proglycem®), minoxidil (Rogaine®) e fenitoína (Dilantin®). Várias toxinas, como o mercúrio encontrado em pinturas de obras artísticas, também induzem o crescimento generalizado do pelo. Ademais, tal crescimento também ocorre em razão de uma infecção não tratada, de desnutrição e distúrbios alimentares, como anorexia ou bulimia.

O hirsutismo é também uma razão comum para que os consumidores procurem a remoção dos pelos. O **hirsutismo**, crescimento de pelos dependentes de androgênios, é definido como o aumento excessivo de pelos em mulheres em locais que são típicos para um padrão masculino[14] (veja a Figura 10.4). Doenças como ovários policísticos, doença de Cushing, tumores do ovário e das suprarrenais são as principais razões para que as mulheres apresentem pelos faciais e corporais anormais. Durante a gravidez e períodos da menopausa, pode-se também observar essa patologia. Se você suspeitar de qualquer uma dessas possibilidades no seu cliente, um médico precisa fazer uma avaliação clínica e o diagnóstico.

Existem também outras razões médicas em que os padrões de crescimento anormal podem ser removidos, como a **pseudofoliculite da barba** (pelos encravados), retalhos cirúrgicos ou cistos infectados (veja a Figura 10.5). Às vezes, até mesmo as seguradoras reembolsam a sua clínica pelas sessões de remoção de pelo. Todavia, as preocupações cosméticas são sempre a razão principal que faz o consumidor buscar um corpo desprovido de pelos em uma sociedade desprovida de pelos. A remoção de pelos na face, nas costas, no peito, nos braços, na virilha e na área pubiana são as áreas mais comuns de preocupação e serão a maior parte de sua prática.

É importante avaliar cuidadosamente os seus clientes quanto aos seus padrões de crescimento do pelo, bem como seu tipo e cor, histórico de cicatrizes e de infecção, ciclos menstruais, expectativas e estratégias anteriores de remoção de pelos (veja a Figura 10.6). Durante a consulta, é prudente também perguntar se algum membro da família também tem esse padrão de crescimento. A documentação apropriada, como mostrado na Figura 10.7, é necessária durante a consulta.

O cliente ideal seria aquele que apresentaria pelo mais escuro e tons de pele mais claros, gerando uma expectativa de remoção de pelos de 50% com oito tratamentos. Além disso, ele não teria histórico de distúrbios hormonais e endócrinos. Contudo, o cliente ideal é a exceção e não a regra, de modo que cada cliente deve ser avaliado individualmente e tratado de forma apropriada.

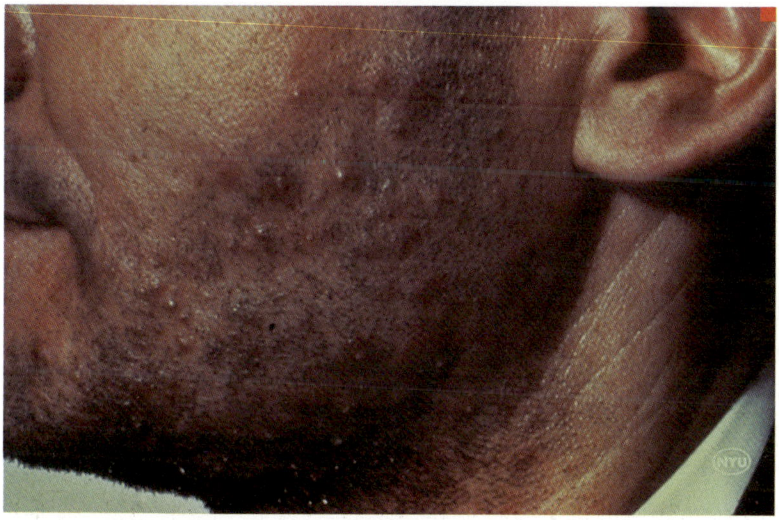

FIGURA 10–5
Pseudofoliculite da barba é uma forma de foliculite normalmente vista como resultado do ato de barbear.

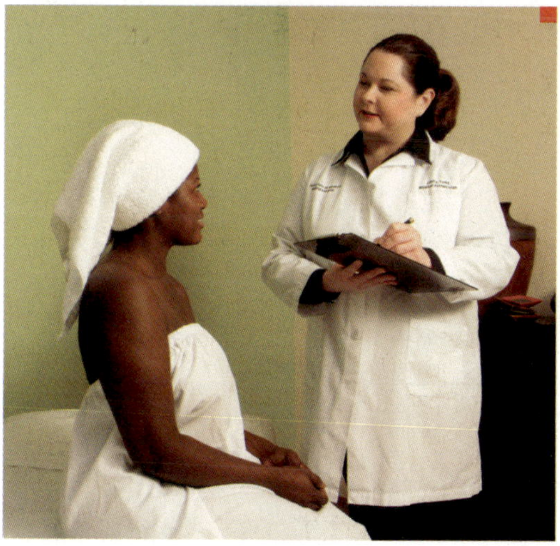

FIGURA 10–6
A consulta é essencial para a avaliação do cliente, a explicação das opções de tratamento e a discussão dos resultados esperados.

Você sabia? É essencial que o cliente se prepare para o tratamento de remoção de pelos com laser/luz não se barbeando, não se depilando nem usando produtos depilatórios em um período de quatro semanas antes do tratamento. Não deve haver também bronzeamento por um período de até quatro semanas antes. Nenhum produto de bronzeamento artificial deve ser aplicado durante duas semanas antes do tratamento. O pelo deve ser removido 24 horas antes do procedimento programado para facilitar o tratamento.

Consulta para remoção de pelo com laser/Formulário de registro

Nome____Data____/____/____

Endereço _______________________________________ Data de nascimento ____/____/____

Telefone casa (__)____________________________ Trabalho (__)______________________

Médico____

Histórico médico

Alergias ______________	Doenças infecciosas ______________
Pressão alta/baixa ______________	Câncer/melanoma ______________
Terapia hormonal ______________	Doenças cardíacas/marcapasso ______
Herpes ______________	Condições da tireoide ______________
Epilepsia ______________	Distúrbios nervosos ______________
Diabetes ______________	Rejuvenescimento a laser ______________
Lúpus ______________	Gestação ______________
Esclerodermia ______________	Vitiligo ______________
Queloides ______________	Outro ______________

Histórico obstétrico/ginecológico ____

Medicamentos e suplementos herbais em uso ou que foram recentemente utilizados ____________

____

Áreas a ser tratadas ____

Cor natural do pelo: ☐ marrom ☐ loiro ☐ vermelho ☐ cinza/branco

Densidade do pelo: ☐ espesso ☐ médio ☐ fino

Tom da pele

☐ Muito clara: sempre queima, nunca bronzeia, olhos azuis

☐ Clara: geralmente queima, às vezes bronzeia

☐ Médio/oliva: bronzeia, raramente queima

☐ Negra: nunca queima, cabelo e olhos escuros

☐ Tatuagem ou maquiagem permanente

☐ Injeções de ouro e sal

Remoção de pelos anterior:

Remoção temporária ______________________ Frequência ______________________

Remoção permanente ____

Data de início______ Último tratamento______ Número aproximado de tratamentos__________

Eu, abaixo-assinado, certifico que as respostas para as perguntas acima são do meu conhecimento.

Assinatura ____ Data ____________

Assinatura do pai/responsável se menor de 18 anos ________________________________

FIGURA 10–7A Consulta do cliente e formulário de registro.

Data	Dispositivo a laser	Área(s) tratada(s)	Fluência	Amplitude de pulso	Diâmetro do feixe laser	Comentários adicionais

FIGURA 10–7B Consulta do cliente e formulário de registro.

Contraindicações

As contraindicações, ou situações em que o uso é relevante, são determinadas pelo fabricante do dispositivo. As contraindicações gerais são as seguintes:

- Histórico de câncer de pele ou evidência de lesão suspeita
- Tipo de pele não adequado para o dispositivo com laser/luz
- Infecção ativa
- Doenças que podem ser estimuladas pela luz, por exemplo, lúpus, herpes simples, porfiria
- Medicamentos fotossensibilizantes ou herbais que podem causar sensibilidade ao laser/LIP, como o uso de isotretinoína, tetraciclina, ou de erva-de-são-joão

- Medicamentos imunossupressores
- Gravidez e amamentação
- Uso de Accutane® no último ano
- Bronzeamento ativo nas últimas quatro semanas, ou bronzeamento artificial nas últimas duas semanas
- Histórico de distúrbios hormonais ou endócrinos, como diabetes descontrolado ou doença do ovário policístico
- Histórico de queloides

Cuidado! Com a utilização de anestésicos tópicos, precisa-se seguir as recomendações do fabricante. É necessário saber a quantidade de anestésico que pode ser aplicada por área do corpo. Não tente ocluir áreas porque pode haver aumento da absorção, levando a toxicidade e mortalidade. Compostos anestésicos devem somente ser aplicados na clínica, não podendo ser vendidos para uso domiciliar pelo cliente.

Protocolo do cliente para remoção de pelos

O protocolo a seguir é uma descrição genérica dos passos para remoção de pelos utilizando um dispositivo com laser ou luz. Cada protocolo do fabricante terá algumas variações em função do dispositivo. No entanto, esses passos são universais em relação a avaliação, preparação, técnica e medidas de segurança que devem ser conduzidas durante todo o período de tratamento.

Preparação do cliente

- O procedimento deve ser revisto, juntamente com uma avaliação dos locais da pele e de pelo a serem tratados. É sempre prudente perguntar ao cliente se há quaisquer novas preocupações, perguntas ou novos medicamentos que foram iniciados desde a última consulta.
- Se um anestésico tópico for desejado, o cliente ou funcionário da clínica deve aplicar a medicação de 30 minutos a uma hora antes do tratamento em uma sala de espera ou de preparação (veja a Figura 10.8).
- O cliente é então acompanhado até a sala de tratamento.
- O tipo de pele é determinado de acordo com a classificação de Fitzpatrick. É preciso perguntar se não houve bronzeamento nem utilização de autobronzeador no último mês. Também é preciso saber quais tipos de pele podem ser tratados com o dispositivo em questão.
- As áreas de tratamento e os objetivos do cliente são reconfirmados. As fotografias são essenciais para documentar os resultados ao longo de uma série de tratamentos.

- Antes de o tratamento ser iniciado, o diretor médico ou médico responsável deverá avaliar a adequação do cliente ao tratamento, responder às perguntas que ele possa ter, rever o plano de tratamento e os parâmetros do dispositivo. Discuta as preocupações do cliente, juntamente com a revisão antecipada dos resultados e o cuidado pós-procedimento que deve ser realizado. Deve haver também o testemunho por escrito do consentimento informado (veja o Apêndice A para uma amostra do consentimento informado). A prescrição profilática de antivirais pode ser realizada se o tratamento for conduzido no contorno dos lábios ou queixo e se o cliente tem histórico de surtos de herpes simples.

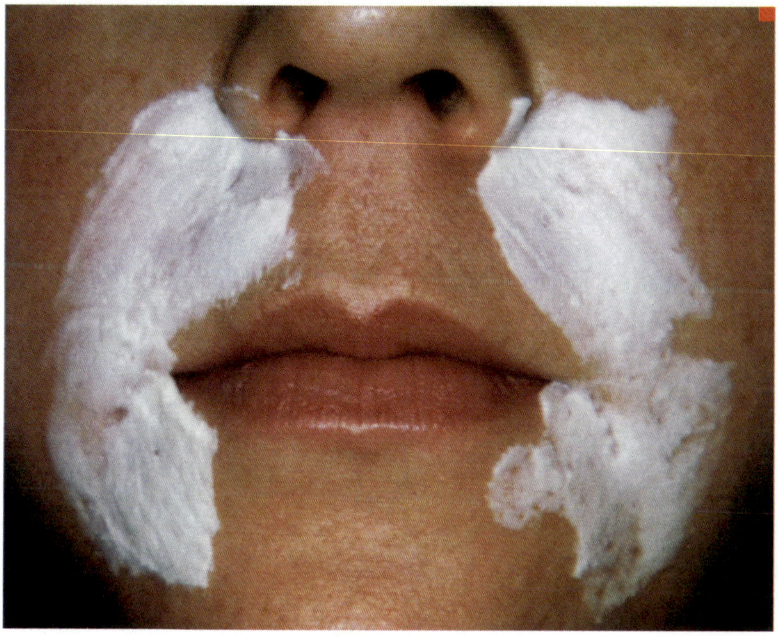

FIGURA 10–8 Creme anestésico tópico aplicado previamente ao tratamento com o intuito de reduzir o desconforto.

Pré-procedimento

- As portas da sala devem manter-se fechadas e os alertas de cuidados apropriados sobre o laser devem estar pendurados em cada porta das salas de tratamento da clínica. Óculos adequados, com comprimento de onda específico e uma densidade óptica (DO) para cada sistema de laser, também devem estar pendurados na porta. Óculos oclusivos para o cliente são preparados para o tratamento acima do pescoço, e óculos de proteção adequados com comprimento de onda específico para tratamentos abaixo do pescoço.
- Uma unidade de evacuação de fumaça, máscaras de alta filtração e/ou uma sala com dispositivo de ventilação devem estar disponíveis para reduzir o odor durante a remoção do pelo.
- Os suprimentos devem ser reunidos: gel frio, lupa, espátula, esponjas e uma caneta marcadora branca.

- O dispositivo de LIP/laser é ligado no modo "on" por um interruptor principal ou um sistema de fechadura com chave.
- A verificação da calibração é realizada conforme as instruções na tela do console.

Tratamento com laser/LIP

- Depile os pelos visíveis e limpe a superfície da pele do paciente para remover restos de pelo.
- Sobrancelhas, cílios, pelos em mucosas, monocelha e áreas dentro da órbita óssea não devem ser tratados. Deve-se ter cuidado no tratamento em torno de tatuagens. A absorção de laser/luz pode provocar bolhas e queimaduras. Assim, as tatuagens necessitam estar protegidas ou ser mantidas longe da energia do laser/luz.
- Proteções apropriadas para os olhos ou óculos de proteção devem ser utilizados pelo cliente e pelo operador do laser/luz (veja a Figura 10.9).
- Deve-se verificar o guia de tratamento do fabricante em relação à fluência adequada, ao sistema de resfriamento e ao modo de pulso baseados no tipo de pele e na textura do pelo do cliente.
- Em alguns dispositivos, sistemas de demarcação da área de tratamento estão disponíveis para auxiliar na liberação uniforme de energia luminosa.

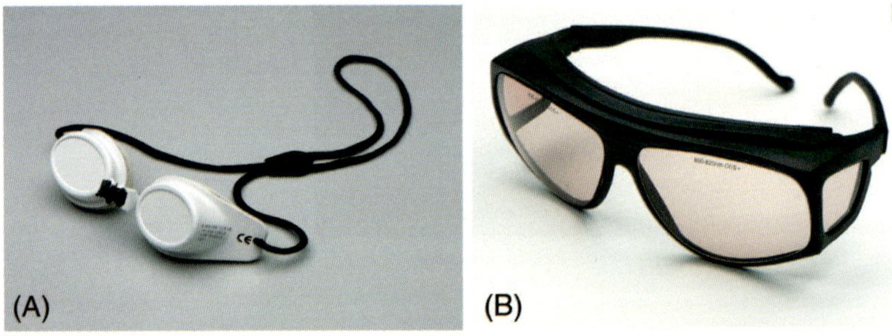

FIGURA 10–9 Os óculos de proteção são selecionados de acordo com o comprimento de onda específico do laser usado e a densidade ocular requerida para proteção ocular. (A) Óculos de proteção oclusivos do paciente e (B) óculos do paciente e funcionários. Cortesia da Lumenis® Ltd.

- Uma vez que os parâmetros tiverem sido determinados, o dispositivo de resfriamento adequado ou gel frio deve ser aplicado sobre a pele.
- Um pulso de teste é realizado com o parâmetro desejado para verificar se a fluência está apropriada. O ponto de teste deve ser feito em uma área discreta. Entre cinco e 30 minutos pode ser um intervalo adequado para os tipos de pele I a IV. Já os tipos de pele V e VI podem requerer de 48 a 72 horas para determinar o nível da fluência.[15]
- O ponto final imediato é tanto a vaporização do pelo como um odor, avulsão do pelo, ou ondulação do folículo. O eritema e o **edema perifolicular**, mostrados na

Figura 10.10, são um ponto final desejado visto em alguns dos pelos tratados depois de vários minutos de tratamento.

› A técnica de tratamento envolve iniciar nas bordas periféricas da região a ser tratada. O tratamento deve ser linear na natureza, evoluindo a partir de uma área com pelo mais fino para as regiões de pelo mais espesso. Deve-se então avaliar constantemente se os parâmetros são eficazes e não muito agressivos. A energia deve ser diminuída conforme o pelo torna-se mais denso e mais espesso. Se a região que está sendo tratada tem uma pigmentação escura, como pode ser visto ocasionalmente na região púbica, então os parâmetros do tratamento precisam ser ajustados para um tipo de pele mais escura.

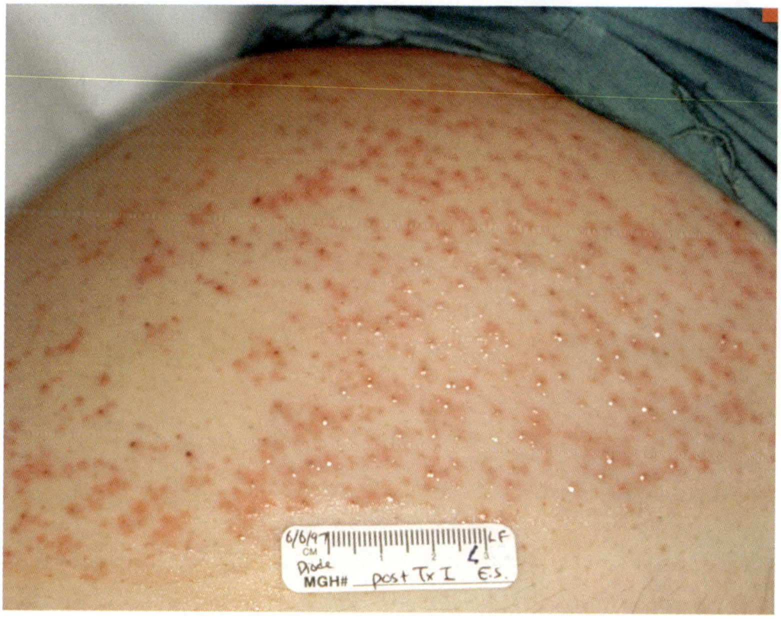

FIGURA 10–10
Edema perifolicular é um ponto final comum visto na remoção de pelos. Cortesia da Lumenis® Ltd.

› Durante o tratamento com laser/LIP, algumas unidades requerem a compressão sobre a pele pela peça de mão ou pela fibra óptica. A compressão da pele com a peça de mão atua reduzindo a oxihemoglobina (cromóforo-alvo que compete com melanina) na região do bulbo. Ela provoca o branqueamento dos vasos e permite que a luz penetre mais profundamente na haste do pelo.[16] Em outros dispositivos, as peças de mão ou filtros são mergulhados em gel para possibilitar um tratamento eficaz. Normalmente, uma ligeira sobreposição de pulsos é recomendada. Devem-se avaliar com o fabricante as técnicas de tratamento adequadas.

› Se uma ponta de safira for usada, ela deve ser inspecionada e rotineiramente limpa a cada cinco ou dez pulsos com uma esponja de gaze ao longo do procedimento. A falha na limpeza de detritos na ponta de safira pode originar um ponto aquecido desprovido de resfriamento epidérmico, uma prática perigosa que pode provocar a ocorrência de bolhas e cicatrizes.

- A avaliação contínua da reação da pele do paciente e de sua tolerância deve ser realizada durante o tratamento (veja a Figura 10.11).
- Quando o tratamento estiver concluído, o gel em excesso é removido com uma espátula e um pano úmido.
- A sensação de queimadura é esperada. Uma loção hidratante, um protetor solar e/ou uma bolsa de gelo podem ser fornecidos no pós-tratamento do paciente.

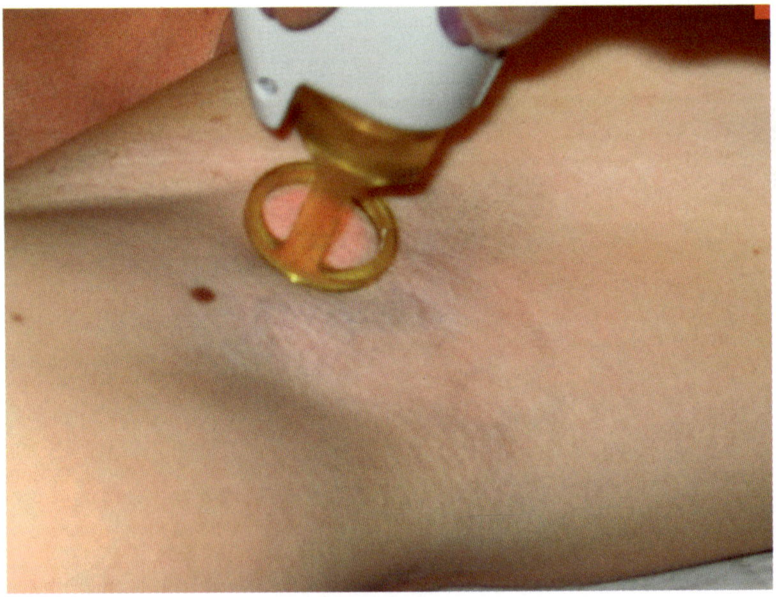

FIGURA 10–11 Tratamento de remoção de pelo em andamento com avaliação periódica da pele.

- Os equipamentos devem ser desinfectados após cada uso com toalhas germicidas. Produtos de limpeza ou materiais abrasivos não devem ser usados na tela sensível ao toque nem na ponta de safira.
- A documentação do procedimento deve ser cuidadosamente completada no formulário de registro do cliente. O pessoal envolvido no tratamento, os parâmetros usados e as medidas de segurança empregadas são cuidadosamente anotadas em um formulário como o mostrado no Apêndice B.

Pós-procedimento/Uso domiciliar

- O paciente deve ser instruído a ligar para a clínica no dia seguinte informando sobre a sua condição, ou em qualquer momento que tenha dúvidas e/ou preocupações. As instruções pós-procedimento são revisadas e uma cópia é fornecida ao cliente para usar em sua casa (veja o Apêndice C para amostra de instruções). O paciente é levado até a recepção para pagamento de taxas e agendamento de tratamentos adicionais e/ou consultas de acompanhamento.

- O paciente deve ser instruído a usar um protetor solar UVA/UVB de FPS 30 para reduzir qualquer possibilidade de exposição ao sol entre os tratamentos. Essa exposição no pós-tratamento pode causar hiperpigmentação e/ou cancelamento do próximo tratamento previsto.
- A maquiagem pode ser usada assim que o eritema diminuir.
- A instrução pós-procedimento inclui evitar cutucar ou coçar a área tratada.
- O indivíduo é instruído a não fazer a remoção de pelos entre as consultas, seja por meio de ceras, giletes ou cremes depilatórios. Pode demorar até duas semanas para que o pelo caia.

Você sabia? Um anti-inflamatório esteroide tópico suave, isento de prescrição (OTC) pode ser usado duas vezes por dia durante vários dias, após o tratamento, para reduzir o eritema ou edema.

Efeitos colaterais e complicações

A remoção de pelos com laser/LIP é realizada com sucesso milhares de vezes sem quaisquer problemas. Podem-se esperar efeitos teciduais, de forma independente de qual dispositivo está sendo usado. São esperados edema perifolicular e eritema, e a existência desses efeitos colaterais indica uma apropriada resposta do folículo piloso. A foliculite pode ocorrer após sudorese excessiva, natação ou exercícios. Uma loção hidratante, *aloe* e/ou uma bolsa de gelo pode ser utilizada pelo cliente no pós-tratamento.

Recentemente, relatos publicados indicam uma estimulação do pelo com uso de Alexandrita, rubi, diodo e sistemas LIP em uma variedade de tipos de pele. Um tratamento muito conservador com parâmetros subótimos realmente parece estimular o crescimento do pelo. Como consequência, há aceleração da transição de velus para pelos terminais, o que é visto principalmente na área da barba ou mandíbula inferior de homens e mulheres. De início, acreditava-se que esse efeito colateral ocorria em tipos de pele mais escura. No entanto, verifica-se que essa estimulação pode ocorrer após a fotodepilação nos tipos de pele II a V. O emprego de uma fluência adequada, ao mesmo tempo que a epiderme fica protegida por um pré-procedimento com gelo, é uma técnica recomendada por Willey et al.[17]

Ocasionalmente, mesmo com o médico mais qualificado podem ocorrer complicações após o tratamento. O tipo de pele, a presença de um bronzeado, a fluência excessiva e o refrigeramento impróprio do dispositivo podem desempenhar um papel significativo no aparecimento dessas complicações. A hiper e a hipopigmentação são geralmente transitórias e devem ser eliminadas dentro de dois a 12 meses. O uso de hidroquinona a 4% pode auxiliar na redução da hiperpigmentação ao longo do tempo. O desenvolvimento de bolhas com a possibilidade de mudanças de textura da pele e cicatrizes raramente ocorre, mas elas devem ser avaliadas pelo clínico (veja a Figura 10.12). O uso de pomadas com antibióticos, de cremes esteroides, e o acompanhamento médico são adequados. Se ocorrer um evento adverso, o cliente deve esperar até que a área esteja completamente cicatrizada antes que outro tratamento com laser/luz seja realizado. Então, as fluências deverão ter amplitude de pulso menor e o intervalo entre os pulsos deverá ser aumentado para acomodar o tipo de pele do cliente e as características do pelo.

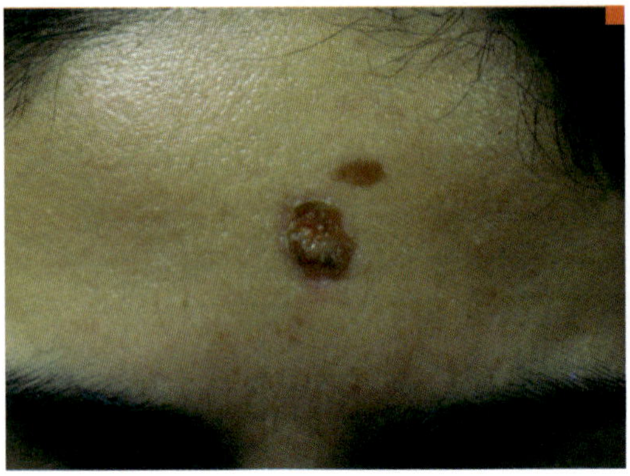

FIGURA 10–12
Formação de bolhas na testa após remoção de pelos com laser de um cliente com tipo IV.

REJUVENESCIMENTO FACIAL COM LIP

Os procedimentos com luz intensa pulsada (LIP) aumentaram mais de 33% desde 2003, tornando-se um dos dispositivos de rejuvenescimento mais populares em consultórios e spas médicos.[18] Inicialmente vista como complicada, perigosa e um sistema ineficaz, a LIP se tornou atualmente uma tecnologia de ponta. Até mesmo as empresas de laser tradicional estão adicionando sistemas LIP em suas linhas de produtos. Existem atualmente mais de 12 diferentes fabricantes, produzindo mais de 19 modelos diferentes. Em 1995, a ESC Medical (agora Lumenis®, Santa Clara, CA) recebeu a aprovação do FDA para comercializar o primeiro dispositivo de LIP denominado "Photoderm®".[19] A novidade nesses dispositivos é a combinação de diferentes comprimentos de onda que podem ser filtrados, propiciando uma versatilidade não vista em sistemas de laser convencionais com um único comprimento de onda.

Um dispositivo de LIP, tal como o mostrado na Figura 10.13, pode oferecer ao profissional numerosas opções de tratamento para uma variedade de aplicações cosméticas.

Os diferentes filtros ou peças de mão possibilitam a obtenção de diversos comprimentos de onda com um amplo espectro da luz. Esses comprimentos de onda podem ter como alvo seletivo o pelo, lesões pigmentadas ou vasos.

No início, a aplicação clínica da tecnologia LIP foi realizada em veias da perna e para o tratamento de manchas de telangiectasias faciais ou lesões pigmentadas. Em 2002, Bitters publicou a sua pesquisa demonstrando que tratamentos com LIP em toda

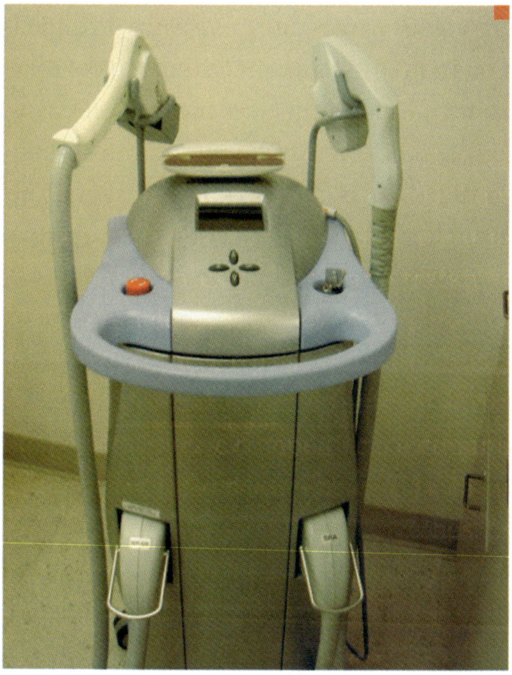

FIGURA 10-13
Dispositivo de luz intensa pulsada (LIP) usado para rejuvenescimento facial.

a face produziram **alterações globais** na textura da pele, no tamanho dos poros e na remodelação do colágeno, juntamente com a melhoria padrão de vasos e discromias.[20] A partir desse momento, surgiu uma nova mentalidade, em que muitos passaram a ver toda a face como uma única unidade estética. O rejuvenescimento facial ou **fotorrejuvenescimento** tornou-se um processo não ablativo dinâmico, que envolve uma série de quatro a cinco tratamentos sequenciais espaçados em intervalos de três a quatro semanas. Numerosos nomes para tais procedimentos têm sido comercializados, dependendo de qual médico realiza o treinamento ou do fabricante do dispositivo usado. Marcas registradas incluem FotoFacial™, PhotoFacial™ e Facialite™.[21]

Tipos de fotodano e tratamentos com LIP

Com uma série de tratamentos de rejuvenescimento facial, o profissional vai observar a redução de telangiectasias faciais, lentigens, vermelhidão difusa ou eritema e **poiquilodermia de Civatte**. Este último é uma condição comum do fotoenvelhecimento que costuma ser visto no pescoço e peito expostos ao sol e consiste sobretudo em lesões vasculares e pigmentação. Trata-se de um dano tipo A, atribuído a fatores extrínsecos ao envelhecimento, resultantes do tabagismo ou de efeitos da exposição excessiva ao sol.[22] Além disso, fatores intrínsecos também podem causar esse dano, incluindo fatores genéticos, hereditariedade, envelhecimento e doenças como **rosácea** e **melasma** (veja a Figura 10.14). O LIP pode ser uma ferramenta eficaz no tratamento de danos tipo A para uma variedade de tipos de pele e em diferentes locais do corpo. Os tipos de pele I a V podem ser tratados com filtros "cut-off", que variam de 500 nm a 640 nm, dependendo do fabricante. Mãos, antebraços, pernas e costas podem ser eficazmente tratados para reduzir os efeitos do fotoenvelhecimento. Deve-se ter cuidado, entretanto, quando se faz tratamento em regiões afastadas da face em relação à redução da fluência e seleção de parâmetros menos agressivos.

Os danos tipo B incluem alterações epidérmicas e dérmicas, tais como rítides, dilatação dos poros e flacidez da pele[23] (veja a Figura 10.15). Os clientes que apresentam cicatrizes finas de acne e alterações na textura da pele são também incluídos nesse grupo. Fatores ambientais e intrínsecos podem levar à perda de elasticidade e de colágeno. Os tratamentos de fotorrejuvenescimento com LIP demonstraram ser benéficos na remodelação do colágeno. A pesquisa de Zelickson em 2001 mostrou que, com uma série de tratamentos espaçados em intervalos de três a quatro semanas, os fibroblastos podem ser estimulados a produzir colágeno.[24] Goldman demonstrou que com quatro tratamentos em toda a face houve mais de 50% de melhora na suavidade da pele e redução dos sinais de fotodano em 72%.[25] Será possível verificar que com uma série de tratamentos com LIP os clientes vão começar a observar os benefícios da produção de colágeno, com mudanças perceptíveis incluindo pele mais flexível e translúcida, redução de linhas finas e melhoria das cicatrizes de acne superficiais. O uso de filtros que penetram mais profundamente na derme pode estimular ainda mais a produção de colágeno. Algumas técnicas envolvem a aplicação de uma segunda passagem para melhorar os efeitos de remodelação de colágeno.

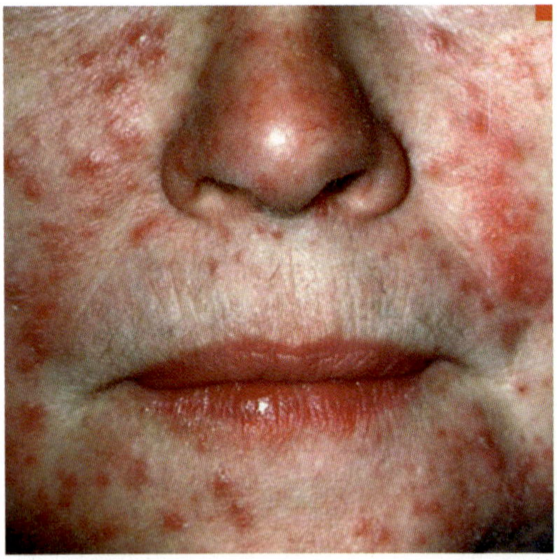

FIGURA 10–14
Rosácea papulo-pustulosa resultando em eritema com pápulas e pústulas.

Os danos tipo C incluem queratose actínica avançada, cânceres de pele em estágio inicial e alterações severas da textura da pele.[26] O rejuvenescimento facial nesse tipo envolve o uso da terapia fotodinâmica e a utilização de ALA (veja a Figura 10.16), segundo um protocolo que será analisado mais adiante neste capítulo.

Ademais, o indivíduo pode questionar sobre o tempo de duração dos efeitos rejuvenescedores, bem como sobre a necessidade de procedimentos de manutenção e com que frequência. Em 2002, Weiss et al. realizaram um acompanhamento aleatório da longevidade por quatro anos em 80 pacientes, visando analisar os efeitos a longo prazo de uma série de tratamentos de fotorrejuvenescimento. Mais que 79% dos pacientes ainda apresentavam benefícios na redução de discromias, telangiectasias e mudanças de textura da pele cinco anos após as sessões de tratamento.[27] Os tratamentos de manutenção serão necessários a cada 6 a 12 meses, dependendo da fidelidade do cliente ao regime de cuidado da pele, ao uso de protetores solares e ao fato de estarem ou não enfrentando doenças intrínsecas, tais como melasma ou rosácea (veja a Figura 10.17).

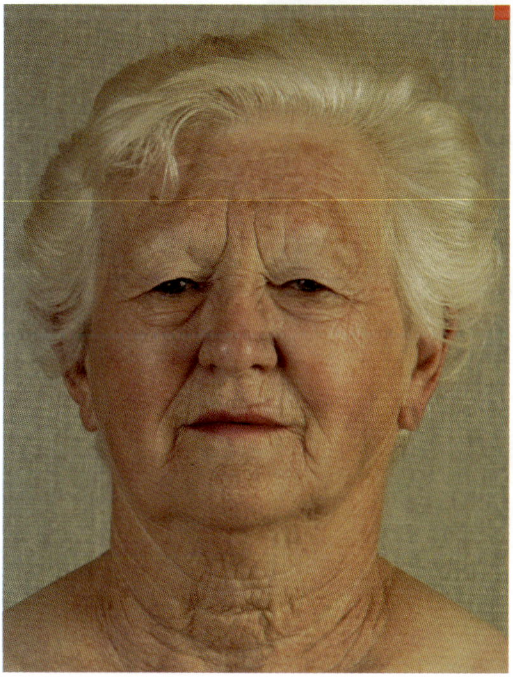

FIGURA 10–15
Fotodano resultando em uma pele com tom mais pálido, rítides, flacidez facial e discromia.

Indicações

Durante a consulta e avaliação do cliente, vários fatores precisam ser considerados para determinar se o tratamento é apropriado. Ele possui uma lesão que pode ser tratada com o dispositivo disponível no seu consultório? Você tem de confiar na sua própria experiência pessoal ou revisar os protocolos do fabricante para o tratamento de lesões. Um tratamento anterior foi realizado no local da lesão? A eletrodissecação prévia ou tratamentos com outras tecnologias podem originar cicatrizes ao redor da lesão, tornando-a mais resistente ao tratamento. O paciente sofreu quaisquer complicações no passado como resultado de lesões? O histórico de hiperpigmentação e/ou queloides é uma contraindicação do tratamento. Há expectativas realistas?[28] O seu cliente deve estar preparado para sessões de um a três tratamentos para qualquer lesão vascular, sendo necessários cinco procedimentos para o rejuvenescimento facial.

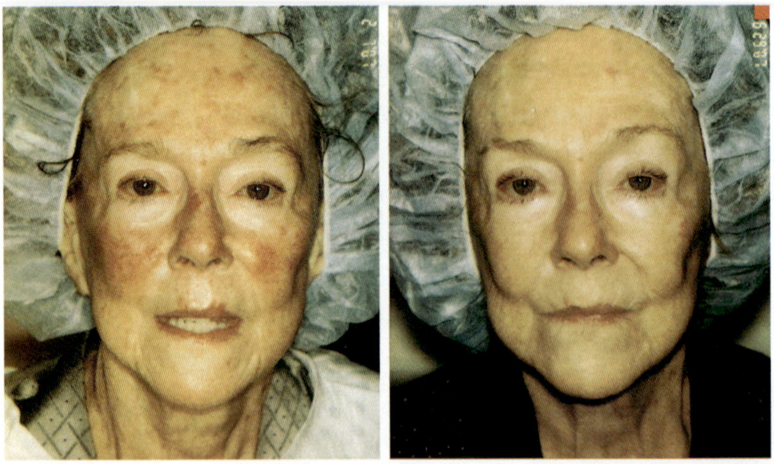

FIGURA 10–16
Antes e depois de quatro tratamentos com LIP/ALA para queratose actínica (QA). Cortesia da James Brazil MD/ Patti Owens RN. Cortesia da Olympic Dermatology e Laser Clinic.

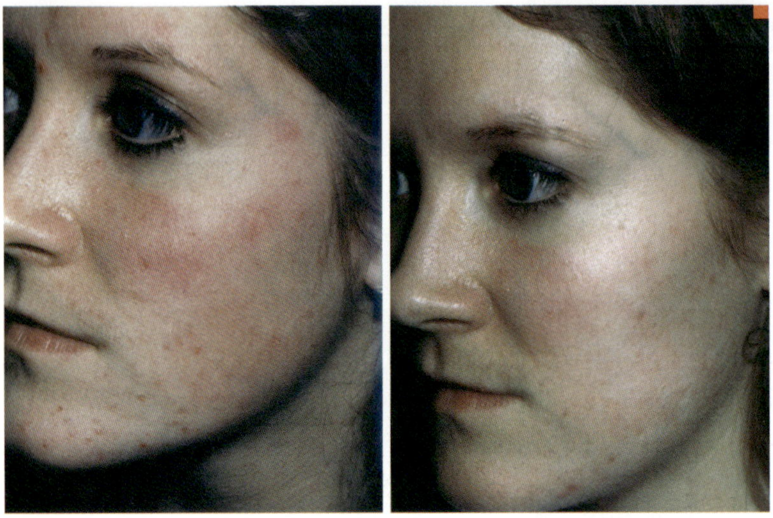

FIGURA 10–17
Antes e depois dos tratamentos com LIP para rosácea. Cortesia de Mark Taylor, MD, e Lumenis® Ltd.

As condições comuns que podem ser tratadas com dispositivos LIP para fotorrejuvenescimento incluem:

- Sintomas da rosácea, abrangendo eritema difuso, rubor, pápulas
- Telangiectasias
- Discromia, hiperpigmentação ou lesões pigmentadas
- Poiquilodermia de Civatte
- Rítides ou linhas finas e rugas
- Alterações elastóticas, entre elas rugosidade, aumento da espessura ou alteração da textura da pele
- Poros dilatados
- Melasma
- Angiomas-cereja

Contraindicações

As contraindicações ou condições a ser consideradas são determinadas pelo fabricante do dispositivo. As contraindicações gerais são as seguintes:

- Histórico de câncer de pele ou evidência de lesão suspeita
- Infecção ativa
- Uso de Accutane® no último ano
- Doenças que podem ser estimuladas pela luz, por exemplo, lúpus, herpes simples, porfiria
- Medicamentos fotossensibilizantes ou fitoterápicos que podem causar sensibilidade à luz de 790-830 nm, tais como o uso de isotretinoína, tetraciclina, ou erva-de-são-joão
- Doenças ou medicamentos imunossupressores, tais como infecções por HIV ou Aids
- Gravidez e amamentação
- Tipo de pele VI
- Bronzeamento ativo nas últimas quatro semanas, ou a utilização de bronzeamento artificial nas últimas duas semanas
- Histórico de queloides

Protocolo de tratamento do fotorrejuvenescimento com LIP

Abaixo segue um protocolo geral para tratamentos de fotorrejuvenescimento com LIP. Existem, todavia, mais do que 25 dispositivos de LIP disponíveis, cada um com diferentes protocolos e algoritmos para o tratamento. Logo, não deixe de contatar o fabricante para o emprego de um protocolo específico a ser utilizado com determinado dispositivo.

Pré-procedimento

As documentações devem ser revistas, incluindo instruções de consentimento e pós-tratamento. É sempre prudente perguntar se há novas preocupações ou perguntas, e se novos medicamentos começaram a ser utilizados depois da última consulta.

- Se um anestésico tópico for desejado, o cliente ou um funcionário deve aplicar a medicação de 30 minutos a uma hora antes do tratamento.
- Deve ser determinado o tipo de pele de acordo com a classificação de Fitzpatrick. É preciso questionar se não houve exposição solar ativa nem uso de autobronzeadores no último mês. Na maioria dos dispositivos, os tipos de pele I a IV podem ser tratados.
- Confirme mais uma vez as áreas de tratamento e os objetivos do cliente. As fotografias são essenciais para documentar os resultados ao longo das séries de tratamentos.

- Antes de o tratamento ser iniciado, o diretor médico ou médico responsável deve avaliar a adequação do cliente ao tratamento, responder às suas perguntas, rever o plano de tratamento e os parâmetros do dispositivo. Aborde as preocupações do cliente, juntamente com a revisão antecipada dos resultados e cuidados pós-procedimento que devem ser realizados. Revise o consentimento, verificando a presença do testemunho por escrito do consentimento informado.

Tratamento

- As portas devem ser fechadas e as janelas devem ser cobertas. A especificação "Cuidado! Dispositivo LIP" deve estar pendurada em todas as portas das salas de tratamento.
- Para os funcionários que entram na sala de tratamento, óculos verde-escuros adequados com proteção entre 515 nm e 1.200 nm devem estar pendurados na porta. Óculos de proteção na velocidade da luz ou óculos verdes com um DO de 3 são apropriados para os funcionários e operadores. Uma proteção ocular oclusiva com DO de 5 deve ser utilizada pelo cliente para tratamentos no rosto e pescoço.
- O dispositivo de LIP é ligado com uma chave ou senha.
- A máquina deverá ser submetida a um autoteste. A calibração de máquinas deve ser realizada conforme a recomendação do fabricante. As peças de mão e filtros do LIP têm ciclos de vida diferentes ou contagens de pulso máximo antes de a substituição ser necessária. A falta da substituição no período de tempo apropriado invalida a garantia dada pelo fornecedor.
- Algumas máquinas de LIP têm bases de dados em que as informações demográficas do cliente precisam ser digitadas.
- O modo de tratamento adequado, o filtro e os parâmetros são selecionados na tela. Deve-se assegurar que o filtro correspondente também esteja inserto no cabeçote do tratamento. Sempre verifique todos os parâmetros antes de iniciar o tratamento.
- O cliente deve lavar as áreas a serem tratadas a fim de remover qualquer maquiagem, loções tópicas ou cremes anestésicos.
- Óculos de proteção adequados devem ser colocados no cliente e no operador do dispositivo.
- Um teste é realizado em um pequeno local com gel frio, de alta viscosidade e à base de água (veja a Figura 10.18). O fabricante irá fornecer informações sobre o gel condutor apropriado. O gel resfria a pele e transmite a energia do LIP pela epiderme.
- O fabricante fornecerá treinamento com relação à distância que a peça de mão do LIP deve ficar "flutuando" no gel acima da pele. O grau de flutuação irá variar com o tipo de dispositivo e conforme a refrigeração do filtro. A peça de mão deve sempre ser mantida perpendicularmente à pele durante a sessão de tratamento.

- Após cinco a 15 minutos, o local do teste é avaliado quanto aos efeitos teciduais. Os pontos clínicos finais incluem ligeiro eritema, escurecimento de vasos e/ou escurecimento ou vermelhidão de um lentigo.
- Se a resposta do teste for aceitável, continue o tratamento com os mesmos parâmetros. Se não, aumente ou diminua os Joules. Ou então modifique algum parâmetro ou o filtro.
- O tratamento começa em um lado da face do cliente, com cada região anatômica tratada como uma unidade separada. O tratamento prossegue nesta ordem: bochechas, queixo, lábios inferior e superior, nariz e testa. Essa técnica é então repetida no outro lado da face.
- As áreas podem ser tratadas em passagens únicas ou múltiplas, dependendo da resposta do tecido e do tipo de procedimento que se está realizando.
- A avaliação contínua da reação da pele do paciente e de sua tolerância é realizada durante o tratamento.

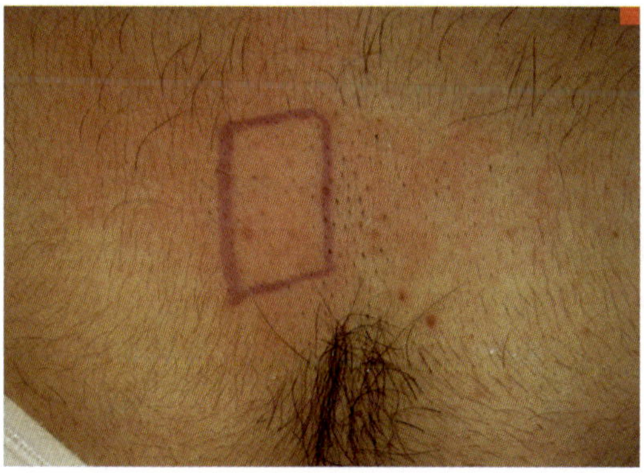

FIGURA 10–18
Realização de um teste de irritação antes do tratamento a laser para avaliar o nível de fluência e tolerância do cliente.

Pós-procedimento

- Quando o tratamento estiver concluído, a pele do paciente é limpa. Uma loção hidratante, protetor solar, e possivelmente, uma bolsa de gelo são fornecidos no pós-tratamento.
- O cliente é levado à recepção para pagamento de taxas e agendamento de tratamentos adicionais e/ou consultas de acompanhamento. Ele é instruído a ligar para a clínica para fornecer informações sobre a sua condição no dia seguinte ou quando necessário, caso tenha perguntas e/ou preocupações.
- A máquina é desligada com a chave e limpa com toalhas germicidas.
- A peça de mão e os filtros são lavados com solução germicida ou álcool a 70%, de acordo com as recomendações do fabricante.
- Todos os suprimentos utilizados devem ser reunidos, limpos e armazenados em outro local.
- A documentação do procedimento realizado deve ser descrita no registro médico.

Complicações e efeitos colaterais

Mesmo sob os cuidados de um profissional qualificado, efeitos colaterais e complicações provenientes dos dispositivos podem ocorrer na mesma frequência em que ocorrem em quaisquer outros tipos de terapias com laser. Eritema transiente, edema, formação de crostas e/ou púrpura podem ser observados. Contudo, esses sinais são facilmente tratados com a utilização de gelo, *aloe* ou outros calmantes cosmecêuticos. O pré-tratamento com hidroquinona a 4% pode ser necessário no tratamento de tipos de pele mais escura, em pessoas com história de hiperpigmentação ou melasma. A prescrição desse fármaco evita a **hiperpigmentação pós-inflamatória** (HPI) (veja a Figura 10.19). Hipopigmentação, discromias e cicatrizes foram relatadas ocasionalmente, sobretudo em função da utilização de parâmetros inadequados, falta de refrigeração adequada e/ou tratamento em clientes que tiveram um bronzeamento recente.[29] Todas as preocupações do paciente, os efeitos colaterais e as complicações devem ser abordados e documentados e, se necessário, deverá haver avaliação de um médico supervisor.

Tal como acontece com todos os procedimentos, a estrita aderência aos protocolos de pré e pós-procedimento garante a segurança do cliente e o resultado do tratamento. Os parâmetros são dependentes do dispositivo e fornecidos pelo fabricante. O trabalho em rede com seus colegas e supervisores da clínica, e os artigos publicados vão reforçar a sua confiança e experiência. O tratamento competente permitirá que seus clientes compartilhem os benefícios do rejuvenescimento com centenas de milhares de outros consumidores que também se beneficiaram da tecnologia LIP.

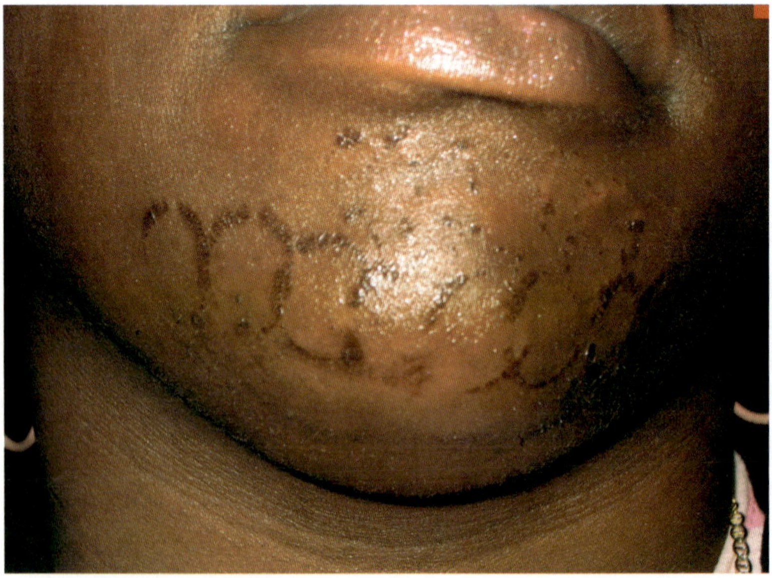

FIGURA 10–19 Hiperpigmentação resultante de um procedimento a laser para remoção de pelos faciais.

Cuidado! É importante lembrar que os dispositivos de LIP* são geralmente dispositivos de classe II que podem ser vendidos apenas a médicos. O profissional deve entrar em contato com o órgão regulamentador da profissão para determinar o âmbito da sua prática na utilização de tais dispositivos. Além disso, para executar procedimentos com LIP, deve receber treinamento completo que inclui prática clínica e supervisão antes de usar qualquer dispositivo.

TERAPIA FOTODINÂMICA

A terapia fotodinâmica (TFD) tem sofrido extensa investigação e pesquisa desde 1997 e é hoje reconhecida como uma terapia coadjuvante de destaque. Ela envolve a aplicação de um medicamento **fotossensível**, que é reativo ao espectro da luz visível, na superfície da pele, o qual é submetido à fluorescência por uma fonte de luz difusa, laser, LED ou LIP. A pesquisa tem demonstrado uma destruição seletiva da lesão-alvo com potencial de melhoria global da aparência cosmética. Em 1999, o FDA aprovou a terapia fotodinâmica constituída de uma medicação tópica de **ácido 5-aminolevulínico (ALA)** (Levulan Kerastick ™, DUSA Pharmaceuticals, Inc.) para o tratamento de lesões pré-cancerosas chamadas **queratoses actínicas (QA)**, conforme demonstrado na Figura 10.20.[30] QAs são lesões cutâneas pré-malignas comuns mais frequentemente encontradas em áreas expostas ao sol, como face, couro cabeludo, pescoço e mãos. A American Academy of Dermatology (AAD) estima que mais de 10 milhões de americanos são afetados por essas lesões.[31] A QA tem uma incidência de conversão de 5% a 20% em carcinoma de células escamosas no prazo de dez a 25 anos após a detecção da queratose.[32] As terapias tradicionais incluem crioterapia ablativa, curetagem ou quimioterápicos de uso tópico.

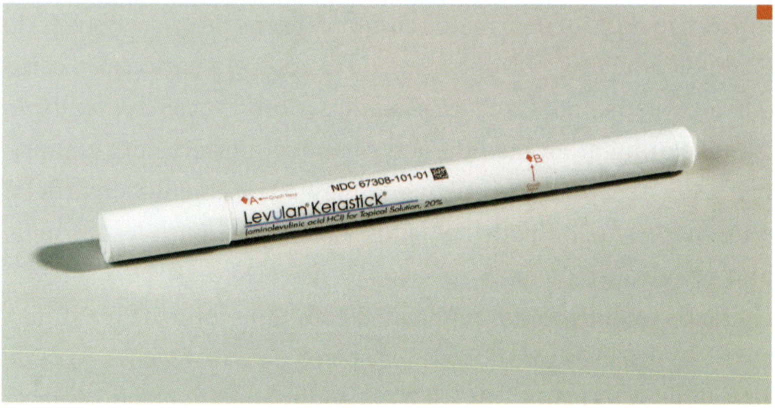

FIGURA 10–20 O ALA Levulan Kerastick é utilizado para terapia fotodinâmica. As ampolas são quebradas em ambas as extremidades e rotacionadas antes de ser utilizadas. Cortesia da DUSA Pharmaceuticals, Inc.

* Procedimentos com LIP podem ser realizados por outros profissionais no Brasil, como farmacêuticos, biomédicos e fisioterapeutas. (N.T.T.)

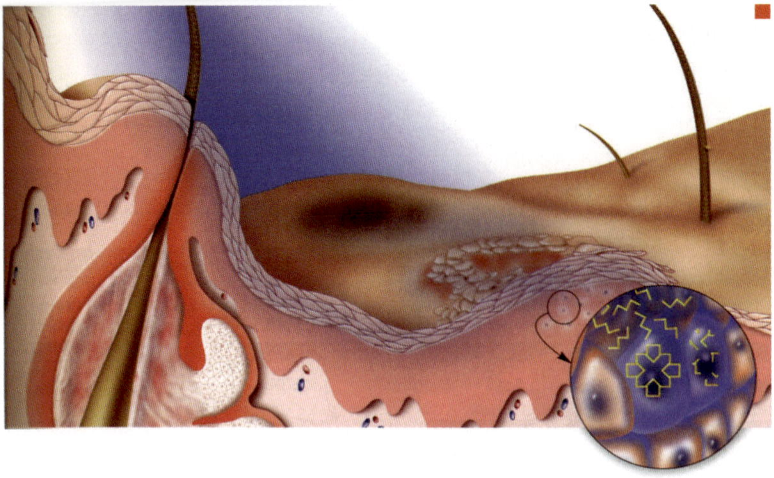

■ **FIGURA 10–21**
Reação tecidual do ALA ao nível celular. Cortesia da DUSA Pharmaceuticals, Inc.

Efeitos bioquímicos

O ALA é um fotossensibilizante potente que penetra no estrato córneo e se acumula seletivamente em células anormais danificadas pelo sol e em glândulas sebáceas. O mecanismo de ação farmacológico envolve a conversão pelo tecido em **porfirinas fotoativas** (sensíveis à luz). Assim, quando o ALA é aplicado ao tecido, o medicamento é convertido pelas células em **protoporfirina IX (PpIX)**, um fotossensibilizante formado naturalmente que se concentra em qualquer célula com divisão celular rápida e nas glândulas sebáceas (veja a Figura 10.21). É por isso que suas aplicações incluem o tratamento de queratose actínica, câncer de pele, hiperplasia sebácea e lesões pigmentadas induzidas pelo sol. Após um intervalo de tempo específico, o tecido é submetido à fluorescência com laser ou fonte de luz. Com a fluorescência, o ALA converte as moléculas de oxigênio em radicais livres e oxigênio singleto. Esse oxigênio reage com outras células, causando danos na membrana. Finalmente, essas reações destrutivas irão resultar em morte celular por meio de necrose.[33]

A maior curva de absorção do ALA ocorre nos comprimentos de onda visíveis da luz azul e vermelha.[34] É importante utilizar uma fonte de luz correta para o alvo certo nessa terapia, garantindo adequada penetração nos tecidos. Como você deve lembrar, o grau de penetração na pele aumenta à medida que se aplicam lasers com comprimentos de onda maiores. A luz azul pode ser adequada para o tratamento superficial da QA, mas uma fonte de luz vermelha pode ser mais apropriada para lesões mais profundas devido à maior penetração da luz.[35]

Em 2001, ensaios clínicos iniciais foram realizados com uma fonte de luz difusa azul para o tratamento de QA, uma vez que a PpIX tem picos de absorção na faixa de luz visível entre 350 nm e 450 nm.[36] O DUSA BLU-U® Photodynamic Therapy Illuminator (DUSA Pharmaceuticals) mostrado na Figura 10-22 emite uma fonte de luz difusa entre 410 nm e 430 nm. Estudos com ALA/BLU-U mostraram uma taxa preliminar de eliminação da QA de 83% depois de um tratamento e até uma eliminação de 90% após dois tratamentos.[37] Inicialmente, os clientes foram submetidos a uma aplicação de ALA 14 a 18 horas antes do tratamento. Em seguida, a uma fluorescência por uma fonte de luz difusa do BLU-U em uma sessão de 16 minutos.[38] Os clientes tiveram intenso desconforto durante a exposição a essa luz, observando-se edema, eritema, descamação e prurido por até várias semanas.

Algumas modificações no protocolo da TFD felizmente foram realizadas devido à pesquisa realizada por Touma et al. em 2004. Eles confirmaram que a incubação de uma hora com ALA sobre a pele produziu os mesmos efeitos que um período de exposição de 14 a 18 horas.[39] A eliminação global de 90% da QA foi demonstrada juntamente com uma melhora na textura da pele do sujeito, tom, rugas e hiperpigmentação. Desde que a pesquisa foi realizada, o período de incubação do ALA tem diminuído gradualmente, resultando no atual protocolo de exposição de 30 minutos a 3 horas. Menores tempos de exposição parecem resultar em menor desconforto geral durante os tratamentos com laser/luz. Certamente, quanto maior é o tempo de exposição, mais intensa é a absorção de ALA pelas células-alvo, com um aumento da eficácia.

Embora os efeitos colaterais observados após tratamentos com ALA/TFD sejam mais bem tolerados atualmente, os clientes ainda apresentam uma resposta cutânea aumentada na forma de vermelhidão, edema e alguma descamação. Outro ponto de preocupação é que a exposição a esse medicamento produz sensibilidade à luz solar direta após o tratamento ter sido concluído. Portanto, é preciso instruir

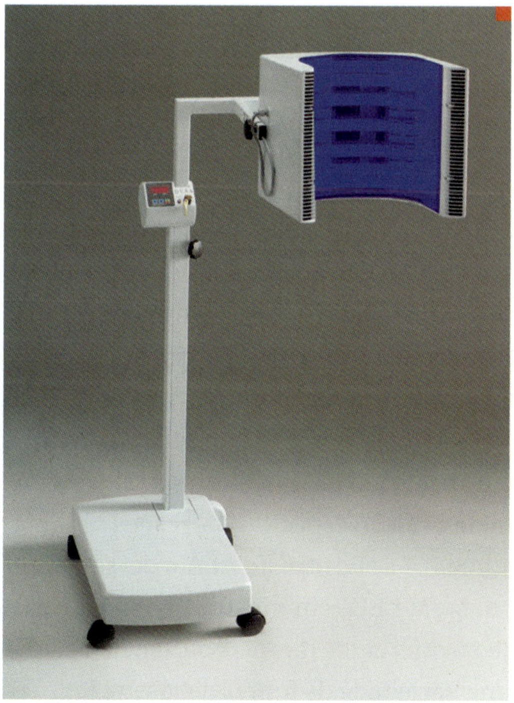

FIGURA 10–22
O dispositivo BLU-U é usado para lesões pré-cancerosas e tratamento da acne. Cortesia da DUSA Pharmaceuticals, Inc.

os clientes a permanecer em ambientes fechados por pelo menos 48 horas após o procedimento, visando evitar uma reação fototóxica ao sol. O cumprimento a essa determinação é obrigatório.

Tipos de dispositivos

Desde os ensaios clínicos iniciais, pesquisas adicionais demonstraram que o espectro de absorção de ALA é amplo o suficiente para permitir a sua utilização em uma variedade de dispositivos. Em 2002, Ruis-Rodriquez et al. estudaram a utilização de ALA com curtos tempos de incubação utilizando um sistema LIP em vez do DUSA BLU-U.[40] Eles observaram uma eliminação de 91% nas QAs, indicando que o sistema LIP é tão eficaz quanto a luz azul. Os participantes sentiram menos desconforto durante esse estudo, já que mais dor ocorre com a exposição prolongada à luz (isto é, 16 minutos com o DUSA BLU-U) em comparação às altas fluências e um pulso curto de milissegundos com o sistema LIP.[41] Outras pesquisas também indicaram que o laser de corante pulsado a 585 nm e 595 nm, juntamente com o laser KTP a 532 nm, foi tão eficaz quanto a fonte de luz azul. A terapia fotodinâmica tem se expandido para fluorescência com múltiplos comprimentos de onda, fontes de luz difusa, LEDs e sistemas LIP.

Procedimentos comuns

A pesquisa clínica tem demonstrado eficácia no tratamento de lesões pré-cancerosas e em algumas lesões cancerosas. Em adição ao uso generalizado em QA, as aplicações clínicas estão sendo investigadas para a utilização do ALA/TFD em carcinomas basocelular superficial e nodular. O resultado cosmético é tipicamente superior aos regimes terapêuticos convencionais, o que pode resultar em cicatrizes cirúrgicas e alterações de pigmentação.[42]

O ALA também age sobre as glândulas sebáceas produtoras de sebo, matando as bactérias e reduzindo o número e a severidade das lesões de acne. Nessa doença, a glândula sebácea e o folículo piloso estão dilatados e obstruídos devido a influências genéticas ou hormonais, uma obstrução que leva à produção de sebo ou de bactérias dentro das glândulas. Com a proliferação da bactéria *P. acne*, as lesões tornam-se inflamadas, o que pode resultar no aparecimento de pápulas, pústulas e cistos.[43]

A bactéria *P. acne* naturalmente provoca uma produção de porfirinas que, ao longo do tempo, farão com que a lesão seja removida. É por isso que, eventualmente, as acnes desaparecem. O ALA é seletivamente absorvido pelas glândulas sebáceas. E, quando submetido à fluorescência, provoca a destruição específica de lesões inflamatórias da acne e a possível retração das glândulas. A aplicação de ALA e de uma multiplicidade de lasers, fontes luminosas e tecnologia LED tem mostrado uma variável eficácia em curto e longo prazo. Existem hoje 20 diferentes terapias da acne à base de luz que envolvem a utilização de ALA com uma variedade de fontes de laser e luz.

Numerosos pesquisadores também têm demonstrado um efeito global no fotorrejuvenescimento ao usar o ALA com lasers e fontes de luz. A TFD tem mostrado melhora no brilho da pele e pigmentação devido a uma **descamação** pós-procedimento.

As propriedades fotoquímicas e fototérmicas do ALA combinado com uma fonte de luz ajudam a estimular a produção de colágeno.[44] Um estudo conduzido por Bhatia et al. demonstrou uma melhora de 80% no rejuvenescimento facial (textura, tom, lesões vasculares e pigmentadas) usando a combinação de ALA/LIP, em comparação a uma melhoria de apenas 50% usando um dispositivo de LIP isoladamente.[45] As pesquisas têm mostrado que um tratamento com ALA/LIP é equivalente a dois ou três tratamentos padrão com LIP em relação aos efeitos no tom de pele, na textura, na redução de linhas finas e na diminuição de lesões vasculares e pigmentadas.

Protocolo de tratamento para terapia fotodinâmica com ALA

O protocolo a seguir descreve as etapas genéricas a serem executadas quando se utiliza o ALA com uma luz de amplo espectro, laser ou um sistema LIP. É preciso entrar em contato com o fabricante para a utilização de um protocolo específico com determinado dispositivo.

Pré-tratamento

- O profissional deve ter o histórico clínico do cliente para avaliar a possível incidência de sensibilidade à luz, **porfiria**, reações irritantes/alérgicas, histórico do vírus do herpes simples (herpes labial), condições médicas pertinentes e presença de feridas abertas e lesões.
- As fotografias do local a ser cuidado devem ser realizadas antes do início do tratamento.
- A avaliação da pele deve ser documentada juntamente com a determinação do tipo de pele de Fitzpatrick. Para todos os tipos de pele é possível um tratamento com ALA e fontes de luz azul com êxito. Para os dispositivos LIP, alguns LEDs e os dispositivos com laser, a indicação do tipo de pele depende das recomendações do fabricante e do protocolo de tratamento.
- Se o paciente tem histórico de infecções virais por herpes simples, o médico pode prescrever um antiviral oral a ser administrado no dia do procedimento e o seu uso continuado por três a cinco dias.
- O diretor médico ou médico é responsável por rever a adequação do cliente ao tratamento, responder às suas possíveis perguntas, rever o tratamento com ALA e determinar os parâmetros do dispositivo. A abordagem das preocupações do cliente juntamente com a revisão dos resultados antecipados e cuidados pós-procedimento também devem ser conduzidos. Revise o consentimento do paciente e o testemunho verbal ou escrito do consentimento informado.

Tratamento

- A pele deve ser devidamente limpa e desengordurada com acetona antes dos tratamentos com ALA/luz.
- A esfoliação mediante uma microdermoabrasão irá aumentar a absorção do ALA no estrato córneo.[46]
- Os frascos de vidro Levulan Kerastick são quebrados mediante a compressão de cada extremidade (veja a Figura 10.20). O frasco é então rotacionado para a frente ou para trás por dois a três minutos. O Levulan é então colocado na superfície da pele de modo a formar duas camadas na pele, ou até que o frasco esteja vazio. É preciso tomar cuidado para evitar exposição ocular e às pálpebras.
- O Levulan deverá então incubar por um tempo predeterminado. A maioria das exposições é de 30 a 60 minutos.
- A área de tratamento é lavada cuidadosamente com água e sabão antes e depois do tratamento com luz ou laser.
- Os olhos do cliente devem ser protegidos com óculos oclusivos e o tratamento é realizado com fonte de luz adequada (veja a Figura 10.23). Normalmente, os parâmetros de tratamento são diminuídos em 20% em relação à configuração padrão quando se realiza um tratamento com LIP ou dispositivo a laser. Verifique com o fabricante parâmetros específicos.

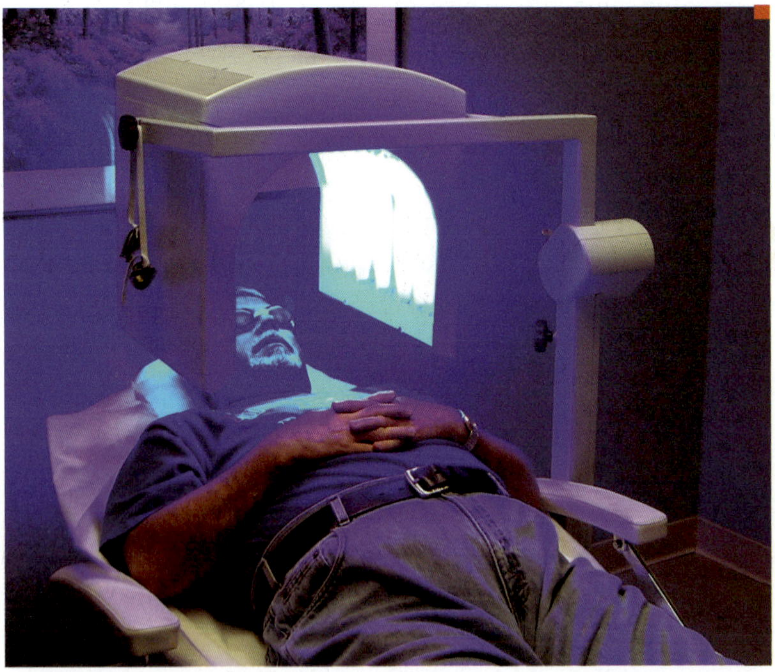

FIGURA 10–23 Cliente sendo submetido à TFD e à exposição a BLU-U para terapia fotodinâmica. Cortesia da Technology Concepts International – Penny Smalley RN.

Pós-tratamento

- A pele do cliente pode estar sensível, inchada, ou ter uma sensação de queimadura solar após a exposição à luz. Tal sensação pode ocorrer por várias horas até vários dias. Para aliviar os sintomas, bolsas de gelo e/ou compressas frias podem ser aplicados.
- Devido à fotossensibilidade extrema produzida pelo ALA, o cliente deve se manter dentro de casa durante as primeiras 48 horas de pós-tratamento.
- Sabonetes suaves, hidratantes e corticosteroides leves de uso tópico isento de prescrição podem ser aplicados para reduzir a resposta inflamatória.
- Analgésicos, como o paracetamol, ou anti-inflamatório, como o ibuprofeno, podem ser administrados se necessário.
- O protetor solar deve ser aplicado e recomendado como cosmecêutico no pós-tratamento.
- As instruções para cuidados domiciliares devem incluir o uso de hidratantes suaves e de soluções hidratantes juntamente com o uso diário de protetor solar.
- Os clientes são orientados a evitar a luz solar direta por uma semana após o tratamento com ALA. O eritema pode durar de uma a duas semanas, dependendo do regime de tratamento. A maquiagem mineral pode ser aplicada assim que forem eliminadas quaisquer crostas que tenham se formado.

Para a acne, os tratamentos semanais ou bissemanais são recomendados. Para o rejuvenescimento facial, dois ou três tratamentos realizados em intervalos de quatro semanas podem ser necessários com uma possível terapia de manutenção a cada 12 a 18 meses.

Cuidado! Os clientes ficam extremamente fotossensíveis após procedimentos com ALA. Agende o tratamento do cliente no final da tarde a fim de reduzir a exposição ao sol quando ele sair da clínica, após a realização do procedimento.

PROCEDIMENTOS PARA FIRMEZA DA PELE

Um dos principais atributos da pele jovem é sua firmeza. À medida que envelhecemos, nossa pele torna-se mais frouxa e começa a ficar flácida.[47] Na busca de permanecer sempre jovens, os consumidores procuram tecnologias modernas que propiciem a firmeza da pele ao mesmo tempo que reduzem a frouxidão geral e as rugas. Novas modalidades estão disponíveis para a aplicação na face, no pescoço, no abdome, nas coxas e nos braços, visando à melhoria do tom de pele e ao contorno de áreas flácidas. Os clientes são atraídos por esses procedimentos devido a uma redução no custo, nos riscos e no tempo de inatividade. No entanto, os resultados desses dispositivos geralmente não geram os mesmos resultados que seriam esperados com um *lifting* cirúrgico ou uma reconstrução. Às vezes os resultados podem ser terríveis e em outras, podem ser sutis. Os consumidores precisam entender que, com alguns dispositivos, procedimentos repetidos são necessários. Além disso, a manutenção também pode ser uma necessidade.

Seleção do paciente

Os dois aspectos mais importantes de um procedimento de firmeza de pele incluem a seleção do cliente e o esclarecimento apropriado das expectativas pós-tratamento. Antes de agendar um tratamento, os profissionais precisam entender completamente os seus dispositivos, o efeito deles sobre os tecidos e o mecanismo e grau de compressão do colágeno. Também é necessário proceder a uma cuidadosa análise do grau de fotoenvelhecimento ou flacidez da pele em geral do indivíduo. Usualmente, a pessoa mais adequada é aquela que deseja redução da flacidez da pele, com idade entre 30 e 70 anos de idade, com espessura média da pele e flacidez leve a moderada.[48] Logicamente, há sempre exceções à regra. É nesses momentos que sua experiência e formação serão importantes. Durante a consulta, o médico supervisor ou outro profissional deve ajudá-lo a realizar uma avaliação física e mental do cliente, bem como a definição do dispositivo a ser utilizado. O cliente deve ser saudável, sem um marca-passo (se um aparelho de radiofrequência for utilizado), e mentalmente sadio. O objetivo da consulta pré-procedimento é determinar quais são os objetivos do cliente e determinar as necessidades dele. Se você e o supervisor médico concluírem que o cliente irá se beneficiar do procedimento, prossiga com a consulta.

Pré-procedimento

Antes do tratamento, o procedimento deve ser revisto em detalhes para garantir que a informação apropriada foi fornecida e compreendida pelo cliente. Junto com o consentimento deste, as expectativas apropriadas devem ser discutidas:

- Uma firmeza mínima a moderada pode ser gradualmente observada em um período de três a seis meses.
- Há possibilidade de que sejam necessários tratamentos repetidos em períodos de tempo determinados.
- Também é possível que o cliente precise de terapias adjuntas para melhorar os resultados, tais como preenchimentos faciais ou injeções de Botox.

Durante esse período, também deve ser feita a avaliação quanto à tolerância da pessoa à dor. Alguns dispositivos produzem um leve desconforto, enquanto outros podem produzir uma dor aguda. A espessura da pele, determinadas áreas anatômicas de tratamento e a percepção de dor pelo paciente podem desempenhar um papel no desconforto apresentado durante o tratamento. O médico pode prescrever um creme anestésico tópico ou um analgésico narcótico/sedativo a ser aplicado uma hora antes do tratamento.

No final da consulta, deve-se confirmar que todas as perguntas e preocupações foram devidamente respondidas. O consentimento deve ser testemunhado e as instruções pré e pós-procedimento devem ser revistas. As fotografias são uma necessidade, como ocorre para todos os procedimentos cosméticos. Às vezes, os efeitos desses dispositivos podem ser sutis. Portanto, as fotografias são essenciais para o cliente determinar se os seus objetivos foram alcançados. A filosofia dos tratamentos cosméticos consiste em subestimar os resultados, mas superar as expectativas do seu cliente. Se você conseguir isso em sua prática, será bem-sucedido.

Cuidado! Se um medicamento narcótico ou um sedativo/hipnótico for prescrito, deve-se fazer o cliente assinar uma declaração de que ele chegará à clínica e dela sairá acompanhado por um terceiro. O cliente medicado nao deve ser deixado sozinho no seu domicílio nem dirigir/operar qualquer equipamento por pelo menos 12 horas após o procedimento.

Protocolos para a firmeza da pele

Numerosos dispositivos são utilizados para a firmeza da pele. Como discutido anteriormente, existem lasers, unidades de RF bipolar, dispositivos de RF monopolar e fontes de luz difusa. Em cada dispositivo, o algoritmo de tratamento altera-se. Para alguns dispositivos, a classificação de Fitzpatrick é essencial. Já para outros é um fator irrelevante. Os seguintes protocolos são diretrizes gerais para um cliente submetido a um procedimento de firmeza com RF da Thermage.[49]

Pré-tratamento

- Reveja a documentação e questione o seu cliente sobre quaisquer novas dúvidas ou preocupações.
- Faça o cliente lavar as áreas a serem tratadas para remover toda a maquiagem, loções tópicas ou cremes anestésicos.
- Siga o *checklist* de segurança da empresa Thermage e verifique se todas as joias e itens metálicos foram removidos do paciente.
- O médico deve estar presente para determinar os parâmetros e algoritmos de tratamento.

Tratamento

- Aplique o eletrodo de retorno no local apropriado, como indicado nas orientações do procedimento (a localização varia por procedimento). Conecte o cabo da máquina na almofada de retorno.
- Se o cliente administrou um analgésico oral ou relaxante, o monitoramento dos sinais vitais (frequência cardíaca, pressão arterial e respiração) é obrigatório durante o tratamento.
- A avaliação periódica dos sinais vitais do cliente deve ser documentada.
- Limpe a pele com álcool 70% em um chumaço de algodão e demarque a área de tratamento temporiariamente. Esse procedimento direciona a aplicação da energia da RF de maneira uniforme e impede a sobreposição acidental que poderia causar uma transferência excessiva de calor. A superfície da pele deve ser seca antes de iniciar o procedimento.
- Uma quantidade generosa de gel de acoplamento é aplicada à superfície da pele para conduzir a energia da RF através da epiderme. O contato completo entre a pele e a ponteira do tratamento é necessário.[50] A falha no uso de uma quantidade apropriada do gel pode causar queimaduras ou ferimentos.
- A peça de mão, mostrada na Figura 10.24, com uma ponteira de tratamento descartável (não mostrado), é colocada sobre a pele para ajuste e calibração de máquinas. A espessura da pele e resistência ou a **impedância** da pele são calculadas internamente.

Você sabia? As ponteiras da Thermage estão disponíveis em uma variedade de indicações, tamanhos e contagem de pulsos, dependendo da área a ser tratada.

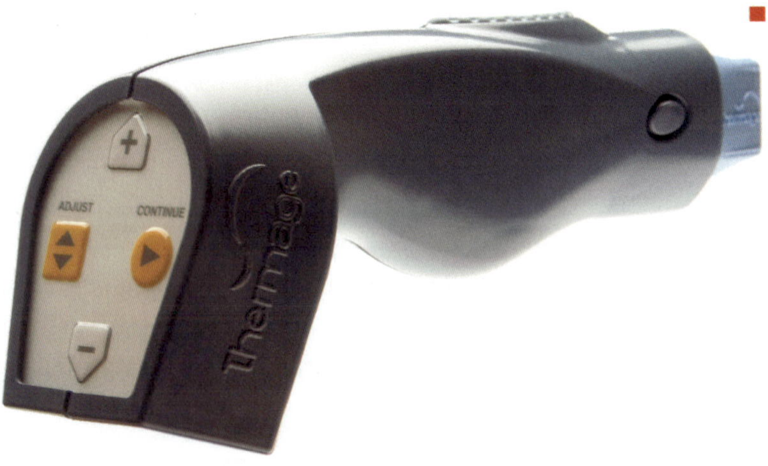

FIGURA 10–24
A peça de mão da Thermage é aplicada na pele usando um gel de acoplamento e uma ponteira descartável para o tratamento da flacidez da pele. Cortesia da Thermage.

A máquina irá compensar as variações na espessura da pele e resistência por meio da geração de energia de RF em um nível seguro e eficaz.[51]

- O gerador pode ser ativado pelo pedal ou pelo interruptor de dedo da peça de mão.
- A ponteira de tratamento precisa estar em contato com toda a superfície cutânea. Caso contrário, um alarme de segurança será ouvido e a máquina irá passar para um modo de espera. Os sensores e os mecanismos internos também detectam níveis de refrigeração adequados e se uma pressão muito alta ou baixa está sendo exercida durante um tratamento.[52] Definitivamente é preciso praticar para obter a sensação de ter a peça de mão sobre a pele.
- Os parâmetros do tratamento são selecionados de acordo com as recomendações do fabricante, o tamanho da ponteira e a tolerância do paciente, cujo nível de dor é constantemente avaliado, por intermédio do seu próprio relato, juntamente com a condição da sua pele. O controle é realizado em uma escala de 0 a 4, com 0 representando nenhuma dor e 4 sendo intolerável. O ideal é que o nível fique entre 2 e 3, com a energia de pulso apenas começando a provocar calor, mas ainda tolerável. O paciente não deve ser anestesiado, pois isso bloqueia esse parecer importante da sua sensação.
- Duas passagens de tratamento são conduzidas inicialmente, proporcionando tratamento uniforme em toda a área de tratamento demarcada. Em seguida, as áreas desejadas são tratadas usando passos adicionais, juntamente com vetores direcionais. Os vetores da pele são puxados na direção necessária para a correção desejada da flacidez. Passagens múltiplas em menores fluências podem propiciar melhores resultados.[53]
- Ajustes no tratamento podem ser realizados em determinadas regiões sensíveis (por exemplo, o lado subjacente do orbital cume, têmporas, lábios e mandíbula) de acordo com as recomendações do fabricante. O nariz não é tratado.
- Tratamentos nas pálpebras ou em torno das áreas oculares requerem um protocolo separado, especializado, que está além do escopo deste livro. A pele nessa área é muito fina e os perigos ópticos são uma realidade. Um supervisor precisa executar esse procedimento ou supervisioná-lo após o treinamento especializado e certificação.
- Para o tratamento da face, 600 a 900 pulsos podem ser aplicados dependendo do tamanho do rosto do cliente e do grau de flacidez. Em outros locais do corpo, os pulsos podem variar de 600 a 1.200.
- A manipulação da pele e o controle da peça de mão são essenciais no tratamento de cada área para obter uma ótima correção.

Pós-procedimento

- A área de tratamento demarcada e a almofada de aterramento são removidas.
- As superfícies de pele são avaliadas. Um gel de *aloe* ou um saco de gelo para acalmar a pele podem ser aplicados, se necessário, para confortar a área tratada.
- O cliente é observado até estar habilitado para dirigir. As consultas de acompanhamento devem ser programadas.
- Eritema leve a moderado e inchaço podem ocorrer e, geralmente, são solucionados em dois a cinco dias.

Cuidado! Todos os tratamentos (rosto, corpo, olhos, pescoço, mãos etc.) requerem formação especializada, pois há algoritmos e protocolos específicos. Os serviços de supervisão juntamente com cartas de recomendação para o emprego são também essenciais. Certifique-se de verificar com o órgão de regulamentação profissional o alcance da sua prática em seu país.

Efeitos colaterais/contraindicações

Independentemente do dispositivo utilizado, alguns relatos de efeitos adversos envolvem queimaduras, inchaço, mudanças de textura da pele e atrofia de gordura. Vários algoritmos, falhas no dispositivo e/ou erros do operador podem provocar acumulação excessiva de calor no tecido subcutâneo, com a consequente retração ou formação de cicatrizes.[54] No entanto, como a tecnologia das peças de mão, ponteiras e protocolos tem melhorado a cada dispositivo de firmeza, a taxa de complicação atual é extremamente baixa.

Com tratamentos de firmeza da pele, não há prejuízo para a epiderme ou a derme. A maioria dos clientes não necessita de cuidados pós-tratamento. Eles podem retomar as atividades normais uma vez que as medicações utilizadas no pré-procedimento tenham sido metabolizadas. Edema leve a moderado geralmente são solucionados em dois a cinco dias. Para maximizar a cicatrização dentro da derme e promover a remodelação do colágeno, os clientes são aconselhados a evitar o uso de fármacos anti-inflamatórios (ibuprofeno e medicamentos esteroides) nas primeiras semanas.

Os clientes são acompanhados inicialmente após dois, quatro e seis meses para determinação final dos resultados.

À medida que a tecnologia avança, o profissional vai observar a associação de energias de radiofrequência não ablativas com diferentes tipos de fontes de lasers/luz para propiciar firmeza em todos os locais do corpo. No futuro, os dispositivos irão ser combinados com os procedimentos de lipólise e lipoaspiração para produzir maiores efeitos no contorno do corpo. Dependendo do campo de atuação do profissional, esse tipo de tecnologia pode se tornar parte do seu portfólio de tratamento. É importante ter treinamento prático com um representante qualificado do fabricante, um clínico, ou um supervisor antes de iniciar o tratamento com a sua própria clientela.

PROCEDIMENTOS COM LED

A tecnologia LED emprega sistemas produtores de energia de luz que realmente aumentam a síntese de colágeno nos fibroblastos, ocasionando a produção de colágeno novo. Os dispositivos LED são utilizados para tratamentos de idade, no tratamento da pele fotodanificada, eritema proveniente das terapias com laser/luz, queimaduras solares e estrias. Eles também aumentam a produção de colágeno para a melhoria do tom de pele e textura. Com quatro a oito sessões de tratamento repetidas, há minimização das linhas finas e poros, redução da vermelhidão da pele e aumento da circulação.[55] A terapia com essa tecnologia também tem indicações médicas para a redução de acne leve a moderada, dor articular, **linfedema**, feridas ou úlceras e eczema. Também pode acelerar o processo de cicatrização de feridas.

Protocolo do cliente para dispositivos LED[56]

O protocolo a seguir descreve as etapas genéricas a serem executadas quando se utiliza um dispositivo LED. Certifique-se de entrar em contato com o fabricante para um protocolo específico a ser utilizado com determinado dispositivo.

Pré-tratamento

- É obrigatório ter um histórico do cliente relacionado à incidência de sensibilidade à luz, a reações irritantes ou alérgicas, ao histórico de herpes simples (herpes labial) e à frequência da exposição solar ou bronzeamento artificial.
- As preocupações do cliente devem ser revistas e os resultados esperados devem ser discutidos. A razão para o tratamento deve ser avaliada para determinar se é apropriado empregar a tecnologia LED.
- Um documento com autorização, por escrito, deve ser obtido antes do tratamento.
- É necessário fotografar o local de tratamento porque as fotos são úteis para mostrar a progressão do cliente ao longo das séries de tratamentos.
- A avaliação da pele do cliente é documentada em paralelo à classificação de Fitzpatrick.

Tratamento

- A pele deve ser devidamente limpa, desengordurada e seca antes dos tratamentos com luz.

- Uma esfoliação suave mediante uma microdermoabrasão antes dos tratamentos com LED irá aumentar a absorção da luz. Esse tipo de esfoliação pode ser adicionado ao seu protocolo de tratamento para melhorar os resultados.
- Posicione o cliente de modo que ele esteja sentado em frente ao dispositivo ou reclinado, com a tela do LED posicionada sobre o local de tratamento.
- Os olhos do cliente deverão ser protegidos com óculos oclusivos.
- Cada dispositivo LED é fabricado de forma diferente. O tratamento pode levar de 35 segundos a 16 minutos, dependendo do dispositivo e da aplicação. Alguns são constituídos de diferentes comprimentos de onda que podem ser usados durante o tratamento. O profissional deve seguir as recomendações do fabricante em relação ao tempo de exposição e aos protocolos de tratamento.

Pós-tratamento

- A pele do cliente pode estar sensível ou ter uma sensação de queimadura após a exposição à luz. Apenas produtos calmantes e hidratantes devem ser usados.
- O protetor solar deve ser aplicado juntamente com cosmecêuticos pós-tratamento.
- As instruções para cuidados domiciliares devem incluir o uso de hidratantes suaves e soluções hidratantes, além do uso diário de protetor solar.

Como os dispositivos LED estão cada vez mais em moda, a aplicação clínica está progredindo rapidamente em direção à diminuição do tempo de recuperação de procedimentos pós-ablativos e não ablativos. Os clientes ficam animados com os benefícios do eritema e edema reduzido no pós-rejuvenescimento facial com LIP e tratamentos fracionados. As suas propriedades anti-inflamatórias e de cicatrização de feridas atuam sinergicamente para reduzir a vermelhidão e a sensação de queimaduras em 50%.[57] O profissional também estará envolvido com dispositivos LED para tratamentos da acne, com ou sem o ALA, para rejuvenescimento da pele e para reversão geral dos efeitos do sol e da idade.

CONCLUSÃO

Este capítulo descreveu numerosas técnicas usando lasers, fontes de luz, radiofrequência e dispositivos LED para uma variedade de procedimentos estéticos. Existem variações das técnicas que podem ser utilizadas para cada dispositivo. No entanto, é essencial que, não importa qual dispositivo está sendo usado, você receba instrução do fabricante, algum instrutor da empresa e/ou outros métodos incluindo a supervisão, a leitura do manual dos procedimentos, assistir a um DVD de treinamento, ou participar de um seminário na web. Cada dispositivo tem o seu próprio processo de teste, análise de indicações, seleção de parâmetros, técnica de tratamento e questões de segurança. Portanto, este capítulo serve como um guia geral para propiciar o melhor resultado possível e reproduzível a cada cliente.

Quando tiver obtido o seu dispositivo, aprenda bem sobre ele. Pode ser tão simples como ligá-lo e seguir o manual de procedimentos. Contudo, com a maioria dos dispositivos com laser e de luz, é um processo educativo prolongado. Pratique em voluntários antes de começar o tratamento com a sua clientela. Tome notas, fotodocumente seus tratamentos, faça perguntas a outros profissionais, avalie e observe os resultados. Encontre os parâmetros que melhor se encaixam para cada tipo de pele e cada tipo de lesão. Para alguns dispositivos pode levar até seis meses antes de você sentir confiança e competência e dominar a tecnologia. Finalmente, depois de adquirir experiência com a máquina, nunca sinta excesso de confiança a ponto de cessar a sua vigilância e a atenção aos detalhes. Essa é a diferença entre um knobologista e um verdadeiro profisional.[58]

10 DICAS IMPORTANTES

1. Os dispositivos de laser e luz têm como alvo a melanina que é encontrada no bulbo piloso. Portanto, os pelos claros não serão afetados.
2. Programe os tratamentos de remoção de pelos para que coincidam com o ciclo de dormência de determinado local do corpo.
3. Sempre avalie o tipo de pele do seu cliente em primeiro lugar e, em seguida, o pelo ou cromóforo-alvo.
4. Nunca realize nenhum tratamento com laser ou luz em um cliente que passou por bronzeamento nas últimas quatro semanas.
5. O LIP ou laser para rejuvenescimento facial podem tratar eficazmente os tipos de pele A, B, ou C fotodanificadas pela exposição ambiental.
6. Qualquer cliente que se submeta à terapia fotodinâmica com ALA estará extremamente fotossensível por pelo menos 48 horas.
7. Realize um teste a cada vez que executar um procedimento com laser ou luz.
8. Tenha sempre certeza de que as expectativas do cliente são adequadas e de que elas são compatíveis com a tecnologia designada.
9. Sempre peça ao cliente para remover todos os utensílios metálicos e joias antes do tratamento com radiofrequência.
10. A terapia LED pode servir como uma terapia adjuvante, reduzindo o eritema e a inflamação provenientes de outros procedimentos com laser ou luz.

PERGUNTAS DE REVISÃO DO CAPÍTULO

1. Quais são as indicações para a remoção de pelos com laser/luz?
2. Quais dispositivos são comumente usados para o rejuvenescimento facial?
3. Quais reações teciduais são observadas quando um dispositivo laser vascular/LIP é empregado em um vaso facial?
4. Quais são os procedimentos de tratamento de queimaduras após a remoção de pelos?
5. Quais são os protocolos de segurança a serem empregados durante a remoção de pelos com laser?
6. Qual protocolo específico deve ser utilizado para a aplicação de ALA?
7. Quais são as instruções de pós-tratamento com ALA?
8. Quais são as indicações de um cliente apropriado para o emprego dos dispositivos de firmeza da pele?
9. Para quais tratamentos o LED é usado?
10. O que é terapia fotodinâmica?

REFERÊNCIAS

1. YOH, Y. (ed.), [Letter from the editor]. *New Beauty*, v. 3, p. 7, 2007.
2. YOH, Y. *op. cit.*
3. Cortesia de Lumenis® Ltd.
4. RAO, J.; GOLDMAN, M. P. Prospective, comparative evaluation of three laser systems used individually and in combination for axillary hair removal. *Dermatol Surg.*, v. 31, n. 12, p. 1671-77, 2006.
5. BICKMORE, H. *Milady's hair removal techniques*. Clifton Park, NY: Milady, 2004.
6. RAO, J.; GOLDMAN, M. P. *Op. cit.*
7. RAO, J.; GOLDMAN, M. P. *Op. cit.*
8. DIERICKX, C.; GROSSMAN, M. Laser hair removal. In GOLDBERG, D. J. (ed.). *Lasers and Lights*, v. II. Philadelphia, PA: Mosby Elsevier Health Sciences, 2005, p. 61-76.
9. DIERICK, C. (2006). Hair removal by lasers and other light sources. In: GOLDMAN, M. P. (ed.). *Cutaneous and Cosmetic Laser Surgery*. Philadelphia, PA: Mosby Elsevier Health Sciences, p. 135-54.
10. DIERICK, C. *Op. cit.*
11. Cortesia de Lumenis® Ltd.
12. DIERICKX, C.; GROSSMAN, M. *Op. cit.*
13. Cortesia de Lumenis® Ltd.
14. BICKMORE, H. *Milady's hair removal techniques*. Clifton Park, NY: Milady, 2004.
15. Cortesia da Lumenis® Ltd.
16. Cortesia da Lumenis® Ltd.
17. WILLEY, A.; TORRONTEGUI, J.; AZPIAZU, J.; LANDA, N. Hair stimulation following laser and intense pulsed light photoepilation: Review of 543 cases and ways to manage it. *Lasers in Surg. and Med*, v. 39, n. 4, p. 297-301, 2007.

18. ROSS, E. V. Laser versus intense pulsed light: Competing technologies in dermatology. *Lasers in Surg. and Med*, v. 38, n. 4, p. 261-72, 2006.

19. RIGEL, D. S.; WEISS, R. A.; LIM, H. W.; DOVER, J. S. (eds.). *Photoaging*. Nova York: Marcel Dekker, Inc., 2004.

20. BITTER, P. H. Noninvasive rejuvenation of photodamaged skin using serial, full-face intense pulsed light treatments. *Dermatol Surg.*, v. 26, n. 9, p. 835-43, 2000.

21. RIGEL, D. S. et. al. *Op. cit.*

22. NESTOR, M.; GOLDBERG, D.; GOLDMAN, M.; WEISS, R.; RIGEL, D. Photorejuvenation – Non--ablative skin rejuvenation using intense pulsed light. [White paper]. *Skin and Aging*, mar. 2000.

23. NESTOR, M.; GOLDBERG, D.; GOLDMAN, M.; WEISS, R.; RIGEL, D. New perspective on photorejuvenation. *Skin and Aging*, v. 11, n. 5, 2003. Disponível em: http://www.skinandaging.com. Último acesso em: 2003.

24. GOLDMAN, M. P.; WEISS, R. A.; WEISS, M. A. Intense pulsed light as a nonablative approach to photoaging. *Dermatol Surg.*, v. 31, n. 9, p. 1179-87, set. 2005.

25. GOLDMAN, M. P.; WEISS, R. A.; WEISS, M. A. *Op. cit.*

26. NESTOR, M. et. al. 2003. *Op. cit.*

27. WEISS, R. A.; WEISS, M. A.; BEASLEY, K. L. Rejuvenation of photoaged skin: 5 years results with intense pulsed light of the face, neck, and chest. *Dermatol Surg.*, v. 28, n. 12, p. 1115-21, 2002.

28. ADAMIC, M.; TROILIUS, A.; ADATTO, M.; DROSNER, M.; DAHMANE, R. Vascular lasers and IPLS: Guidelines for care from the European Society for Laser Dermatology (ESLD). *Journal of Cosmetic and Laser Therapy Surgery*, v. 9, n. 2, p. 113-24, 2007.

29. NARURKAR, V. Analysis of complications by nonphysicians use of laser, light sources, and radiofrequency devices. *Lasers in Surg. and Med.*, v. 46, n. 17, p. 73, mar. 2005.

30. GOLD, M. Photodynamic therapy. In GOLDMAN, M. P. (ed.), *Cutaneous and Cosmetic Laser Surgery*. Philadelphia, PA: Mosby Elsevier Health Sciences, 2006, p. 277-92.

31. DUSA Pharmaceuticals, Inc. (23 jan. 2007). International guidelines recommend photodynamic therapy as first-line treatment for actinic keratosis.

32. BRAATHEN, L.R. et al. Guidelines on the use of photodynamic therapy for nonmelanoma skin cancer: An international consensus. *J. Am. Acad. Dermatol.*, v. 56, n. 1, p. 125-43, 2007.

33. RUIZ-ESPARZA, J. Noninvasive skin tightening induced by radiofrequency and infrared light devices. In: GOLDMAN, M. P. (ed.). *Cutaneous and Cosmetic Laser Surgery*. Philadelphia, PA: Mosby Elsevier Health Sciences, 2006, p. 325-49.

34. GOLD, M. Photodynamic therapy. In: GOLDMAN, M. P. (ed.). *Cutaneous and Cosmetic Laser Surgery*. Philadelphia, PA: Mosby Elsevier Health Sciences, 2006, p. 277-92.

35. BRAATHEN, L.R. et al. Guidelines on the use of photodynamic therapy for nonmelanoma skin cancer: An international consensus. *J. Am. Acad. Dermatol.*, v. 56, n. 1, p. 125-43, 2007.

36. RIGEL, D. S.; WEISS, R. A.; LIM, H. W.; DOVER, J. S. (eds.). *Photoaging*. Nova York: Marcel Dekker, Inc., 2004.

37. KAUVAR, A. Photodynamic therapy: New and future applications of PDT. (Conference program). Dallas: American Society of Laser Medicine and Surgery, 2007.

38. GOLD, M. Photodynamic therapy. In: GOLDMAN, M. P. (ed.). *Cutaneous and Cosmetic Laser Surgery*. Philadelphia, PA: Mosby Elsevier Health Sciences, 2006, p. 277-92.

39. KAUVAR, A. Photodynamic therapy: New and future applications of PDT. (Conference program). Dallas: American Society of Laser Medicine and Surgery, 2007.

40. RUIZ-ESPARZA, J. *Op. cit.*

41. KAUVAR, A. *Op. cit.*

42. BRAATHEN, L.R. et. al. *Op. cit.*

43. GOLD, M. *Op. cit.*
44. KAUVAR, A. *Op. cit.*
45. GOLD, M. *Op. cit.*
46. GOLD, M. *Op. cit.*
47. LEWIS, W. Body Works. *Medical Aesthetics*, p. 49-56, mar-abr. 2007.
48. KAMINER, M.; JACOB, C. Skin tightening with radiofrequency. In: GOLDBERG, D. J. (ed.). *Lasers and Lights*, v. II. Philadelphia, PA: Mosby Elsevier Health Sciences, 2005, p. 43-60.
49. Cortesia de (a) Olympic Dermatology and Laser Clinic. [Online]. Disponível em: http://www.olympicdermatology.com; (b) Thermage.
50. KAMINER, M.; JACOB, C. *Op. cit.*
51. RUIZ-ESPARZA, J. *Op. cit.*
52. KAMINER, M.; JACOB, C. *Op. cit.*
53. RUIZ-ESPARZA, J. *Op. cit.*
54. KAMINER, M.; JACOB, C. *Op. cit.*
55. Light Biosciences product information.
56. Cortesia de Marcel Besse, Light Bioscience, and Omniluxmedical Photo Therapeutic LTD.
57. KRONEMYER, B. Gentlewaves obtains the first FDA approval for LED-based wrinkle treatment. *Aesthetics Buyers Guide*, p. 228-29, jan./fev. 2005.
58. Cortesia de Penny Samlley, RN, Technology Concepts International.

CAPÍTULO 11

Segurança das terapias com laser e luz

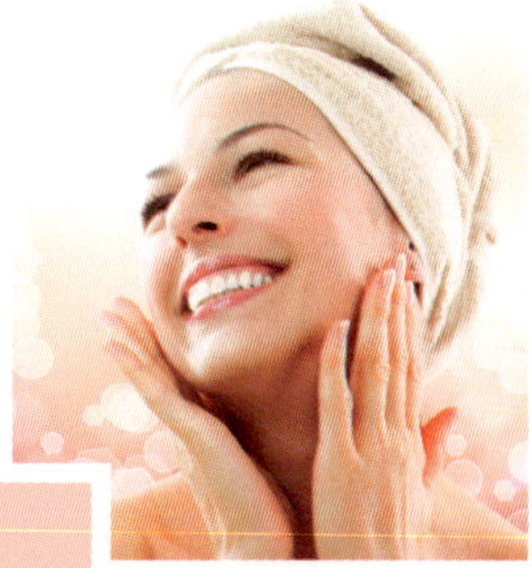

TERMOS-CHAVE

Agente de segurança do laser (LSO – *laser safety officer*)
American National Standard Institute (Ansi)
Aprovação de pré--comercialização (PMA – *pre--market approval*)
Área controlada de tratamento com laser (LTCA – *laser treatment controlled area*)
Atenuação
Center for Devices and Radiologic Health (CDRH)
Densidade óptica (OD – *optical density*)
Dispositivos de prescrição
Exposição direta
Exposição máxima permitida (MPE – *maximum permissible exposure*)
Filtro HEPA (*high efficiency particulate air* – filtro de ar particulado de alta eficiência)
Filtro ULPA (*ultra-low particulate air* – filtro de ar de ultrabaixa penetração)
Garantia de qualidade (GQ)
International Electrotechnical Commission (IEC)
LGAC (*laser-generated air contaminates* – contaminantes do ar gerados pelo laser)
Occupational Safety and Health Administration (OSHA)
Off-label
POP (procedimentos operacionais padrão)
Reflexão de superfície difusa
Reflexão especular
Unidades eletrocirúrgicas (ESUs – *electrosurgical units*)
U.S. Food and Drug Administration (FDA)
Ventilação de exaustão local (LEVs – *local exhaust ventilation systems*)
Zona de perigo nominal (NHZ – *nominal hazard zone*)

OBJETIVOS DE APRENDIZAGEM

Depois de terminar a leitura deste capítulo, você estará apto a:

1. Relacionar três agências que administram o uso de terapias com laser e luz.
2. Descrever as diferenças entre controles administrativos, de engenharia e de procedimentos.
3. Abordar os riscos oftálmicos potenciais associados aos lasers de luz visível.
4. Relacionar os principais componentes de um programa de segurança do laser.
5. Rever o papel do agente de segurança do laser.

INTRODUÇÃO

No passado, os sistemas de laser eram convencionalmente vistos em hospitais e ambientes de centros cirúrgicos. No entanto, os tempos mudaram, e um maior número de consumidores está à procura de procedimentos cosméticos em locais mais convenientes. Atualmente, spas, hotéis, salões de beleza, centros comerciais e casas particulares estão se tornando os ambientes tradicionais para terapias com laser e luz. À medida que os dispositivos a laser e outros tipos de energia e/ou fontes de luz estão se tornando cada vez mais disponíveis para os consumidores, cresce a impressão de que esses procedimentos são simples e sem riscos. Porém, como a disponibilidade tem aumentado, a possibilidade de complicações também aumentou. Incidentes trágicos, incluindo cicatrizes permanentes, hiperpigmentação e hipopigmentação, têm sido relatados em um ritmo alarmante, a maioria desses efeitos colaterais atribuída à falta de treinamento e de supervisão.[1] Antes de ser hipnotizado pela emoção de trabalhar com esses dispositivos cosméticos, o profissional precisa ter uma compreensão aprofundada dos riscos potenciais, das normas nacionais de prática e obter sua habilitação nos órgãos competentes. Sua maior prioridade não deve ser apenas conseguir produzir um resultado clínico eficaz, mas também proporcionar um ambiente seguro ao seu cliente e a você mesmo.

AGÊNCIAS NACIONAIS DE SEGURANÇA

Numerosas agências regulam as normas de utilização de dispositivos com luz e/ou laser, algumas com a função regulatória e outras, normativas da conduta.

Food and Drug Administration (FDA)

Lasers, fontes de luz, LIP e dispositivos de radiofrequência são materiais médicos e estão sujeitos a regulamentação nos Estados Unidos pela **Food and Drug Administration**.* O **CDRH (Center for Devices and Radiologic Health**, Centro para dispositivos e saúde radiológica) é uma agência reguladora dentro do FDA com a responsabilidade específica de padronizar e fazer cumprir os regulamentos, juntamente com a determinação da concepção, investigação, fabricação e distribuição de dispositivos médicos.[2] Lasers, LIP, luz e dispositivos de radiofrequência devem ser aprovados pelo FDA a fim de poder ser comercializados ao público nos Estados Unidos, e a aprovação do dispositivo é específica para uma peça particular do equipamento e apenas para os procedimentos descritos no rótulo aprovado. Portanto, antes de co-

* No Brasil, o órgão regulatório é a Anvisa, também responsável pela aprovação da comercialização de novos dispositivos. (N.T.T.)

mercializar um novo dispositivo para os seus clientes, o fabricante deve avaliar as indicações específicas aprovadas pelo procedimento do FDA. E se, por exemplo, a redução de rugas não estiver especificamente rotulada e aprovada pelo FDA, você não poderá se referir a esse benefício no marketing da sua empresa. O uso clínico de um dispositivo que não estiver aprovado oficialmente para esse fim é denominado **off-label** ou sob investigação.[3]

As diretrizes federais exigem que os fabricantes classifiquem seus dispositivos quanto ao potencial grau de risco e especifiquem o nível de treinamento necessário para operá-los. Numerosos equipamentos utilizados por esteticistas e outros profissionais têm rotulagem de dispositivos médicos Classe 1 e estão no âmbito da prática desses profissionais. Tais dispositivos estão sujeitos a controles gerais e têm menos restrições regulamentares, apresentando risco potencial mínimo, dado que são projetados e fabricados de maneira simples e apresentam um histórico de uso seguro.[4]

Os dispositivos médicos Classe 2 são aqueles em que os controles gerais não são suficientes para garantir sua segurança e eficácia. Estes, antes de liberados para venda e distribuição, costumam precisar de notificação de pré-comercialização, testes e aprovação pelo FDA, de acordo com a regulamentação 510 (k). Além disso, eles têm controles adicionais regulados pelo FDA, que incluem rotulagem especial e vigilância pós-mercado. Os dispositivos Classe 2 exigem extensa educação e treinamento sobre a sua operação antes que sejam usados em um cliente. O CDRH e o FDA têm classificado luz intensa pulsada, dispositivos de radiofrequência e a maioria dos dispositivos a laser como **dispositivos de prescrição** Classe 2, enquanto alguns outros dispositivos a laser são de Classe 3.[5] Por exigência do FDA, os dispositivos LIP ou de laser de classe 2 ou 3 podem ser vendidos apenas a médicos licenciados ou outros profissionais habilitados a prescrever medicamentos, sendo considerados dispositivos de prescrição. Desse modo, uma vez que dependem de regulamentação, seu uso requer habilitação do operador, que, em geral, deve trabalhar sob a supervisão de um médico licenciado.

Os dispositivos médicos Classe 3 têm controles regulatórios mais rigorosos, e sua segurança e eficácia não são garantidas com a aplicação normal dos controles gerais e especiais necessários para os dispositivos Classe 2. Trata-se de dispositivos geralmente destinados a apoiar ou sustentar a vida humana, sendo de importância substancial na prevenção da deterioração da saúde humana, mas também podem apresentar um elevado potencial de risco de doença ou lesão ao paciente,[6] exigindo, portanto, **aprovação de pré-comercialização*** (**PMA –** ***pre-market approval***) pelo FDA antes que possam ser comercializados.[7]

* Para informações sobre o registro de dispositivos médicos no Brasil, consulte a Resolução RDC n. 85 185, de 22 de outubro de 2001. (N.T.T.)

Os dispositivos médicos distribuídos nos Estados Unidos estão sujeitos a controles gerais bem como a controles de regulamentação pré e pós-comercialização.[8]

American National Standard Institute (Ansi)

O American National Standard Institute (instituto nacional americano de padrões) é uma instituição não regulamentadora, sem fins lucrativos, que estabelece padrões de segurança e qualidade em nível nacional para a proteção do consumidor e do ambiente em quase todos os setores de negócios.* O comitê Z136 é composto de especialistas nas áreas da física do laser, engenharia, medicina, enfermagem e profissionais da saúde, indústria, organizações profissionais e grupos de consumidores, e sua missão é estabelecer um consenso de padrões de cuidados para segurança com laser em nível nacional. Mesmo que essas normas sejam somente padrões recomendados, as agências governamentais, a legislação estadual e o licenciamento de empresas filiais e de sociedades profissionais têm baseado suas decisões e posições no documento desse instituto. O Ansi Z136.3 é legalmente visto como um documento de referência para todas as práticas de uso de lasers no campo médico e cosmético. Atualmente, dois documentos Ansi Z136 estabelecem normas recomendadas para laser:

- O *Ansi Z136.1-2007* é geralmente aceito como o documento mestre e o padrão da indústria global para o uso de laser em uma variedade de campos, tais como o industrial, o militar, o do entretenimento e o da aeronáutica e/ou da engenharia.
- O *Ansi Z136.3-2005*, mostrado na Figura 11.1, é um documento empregado especificamente para o uso seguro do laser em uma variedade de práticas clínicas, incluindo hospitais, clínicas, consultórios médicos, spas, centros comerciais e serviços móveis de laser.

Os comitês do Ansi tentam alinhar os seus documentos com os do **IEC (International Electrotechnical Commission**, comissão eletrotécnica internacional), organização que estabelece normas internacionais para uma variedade de diferentes produtos. IEC é uma comissão não governamental sem fins lucrativos que prepara e publica padrões internacionais para as tecnologias elétricas, eletrônicas e relacionados ao laser.[9] Atualmente, o equipamento de LIP e outras fontes de luz difusa não estão incluídos no Ansi nem nos documentos do IEC. No entanto, no âmbito internacional, uma próxima revisão está sendo planejada, abordando não somente lasers, mas também sistemas LIP e, possivelmente, outra tecnologia cosmética. Como normas internacionais estão sendo

* A agência correspondente no Brasil é a Associação Brasileira de Normas Técnicas (ABNT), e a norma ABNT NBR IEC 60601-2-22 2012 descreve os requisitos particulares para a segurança básica e o desempenho essencial de equipamentos a laser para cirurgias, uso cosmético, terapêutico e diagnóstico. (N.T.T.)

revistas, o Ansi vai procurar seguir as descrições do documento da IEC. O profissional precisa estar muito familiarizado com o documento Ansi Z136.3 para estabelecer uma prática cosmética segura que esteja em conformidade com as normas e práticas estaduais e nacionais (veja a Figura 11.2). Além disso, esse documento costuma ser utilizado pelo sistema judiciário para avaliar os níveis de segurança em casos de negligência.

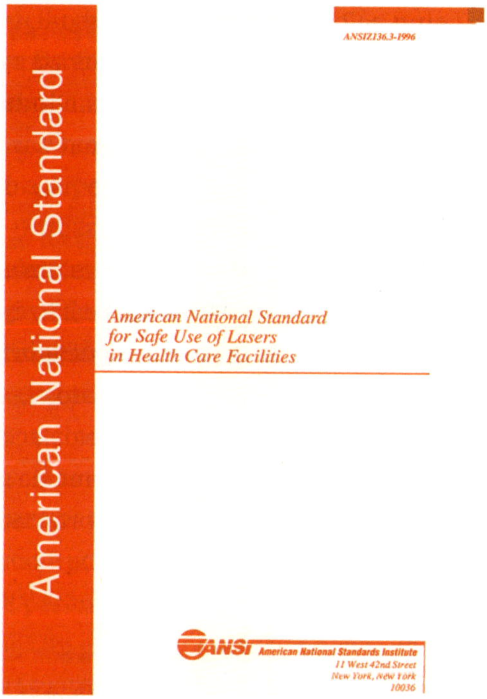

FIGURA 11–1
Ansi Z136.3-2005. Cortesia de Laser Institute of America, Orlando, Flórida.

- › Geral
- › Definições
- › Avaliação e classificação do risco
- › Medidas de controle
- › Programas de segurança do laser
- › Vigilância médica dos profissionais da saúde
- › Riscos devido a outros fatores que não sejam feixes de luz
- › Critérios para a exposição ocular e cutânea
- › Medições
- › Revisão das normas Ansi referidas no presente documento
- › Anexos

FIGURA 11–2
Conteúdo dos capítulos do Ansi Z136.3[10]

O documento Ansi descreve, nos âmbitos administrativo, processual e de engenharia, quais políticas e procedimentos são adequados para estabelecer um programa de laser seguro. Às vezes, é papel do profissional tornar-se o **agente de segurança do laser** (**LSO – *laser safety officer***) das instalações e realizar as tarefas descritas na Ansi Z136.3, seção 1.3 (Figura 11.3). Como descrito na norma Ansi Z136.3, o LSO é um indivíduo com treinamento e conhecimento avançado na instalação dos equipamentos a laser, que tem conhecimento dos riscos potenciais e monitora e/ou reforça todas as políticas e procedimentos de segurança. Ele também é responsável pela conformidade do registro do laser, bem como pelo treinamento de pessoal, instalação, assistência técnica do equipamento e estabelecimento de um programa de segurança do laser de acordo com as regulamentações federais, estaduais e industriais. Além disso, o LSO tem autoridade para suspender, restringir ou finalizar as operações de um sistema de laser caso constate que o cliente ou o usuário não está em um ambiente seguro.

A função do LSO pode ocupar tempo parcial ou integral, dependendo da dimensão do negócio e da complexidade da prática. As responsabilidades do LSO estão descritas no documento Ansi, devendo ser realizadas pessoalmente por ele ou delegadas a alguém para certificar-se de que as tarefas estão sendo realizadas. No caso dos Estados Unidos, parte dos deveres que agora estão sendo impostos por várias legislações estaduais é a realização de auditorias de segurança do laser e de um programa de garantia de qualidade. Abordaremos essa questão do estabelecimento de um programa de segurança do laser mais adiante, neste capítulo.

- Classificar o risco de todos os sistemas de laser
- Avaliar o grau de risco para olhos, pele e trato respiratório
- Agir em relação ao risco em situações de emergência
- Adotar medidas de controle para reduzir o risco de lesões
- Estabelecer processos e políticas de controle
- Aprovar equipamentos de proteção ao laser de funcionários e clientes
- Aprovar todos os sinais e rótulos do laser
- Supervisionar a manutenção preventiva do equipamento de laser
- Prover treinamento à equipe de profissionais e ao pessoal que atua no setor administrativo
- Prover vigilância médica ao funcionário ou cliente possivelmente lesionado

FIGURA 11–3
Tarefas a serem realizadas pelo responsável pela segurança do laser.

Você sabia? A norma Ansi Z136.3* não se refere a dispositivos LIP, de radiofrequência, LED e fontes de luz difusa, mas apenas a lasers. No entanto, nos Estados Unidos, a maioria dos estados que têm adotado a legislação para determinar os âmbitos da prática profissional está incluindo todos os dispositivos cosméticos em seus regulamentos.

Occupational Safety and Health Administration (OSHA)

OSHA (administração da saúde e segurança no trabalho) é uma agência governamental dos Estados Unidos (Departamento do Trabalho) que busca a segurança e o bem-estar dos empregados no ambiente de trabalho, mas não tem regulamentação específica que se aplique aos lasers cosméticos. Todavia, o documento "Diretrizes para a segurança do laser e a avaliação de riscos" foi publicado pela primeira vez em 1991 como referência para os inspetores da OSHA poderem fornecer orientações aos responsáveis pela conformidade do equipamento, inspetores, consultores e empregados. Essas diretrizes estabelecem uma avaliação da segurança com base no documento Ansi Z136.3.

Nos Estados Unidos, se um empregador for negligente em relação aos equipamentos de proteção adequados, ele poderá ser citado judicialmente com base na Cláusula Geral de Serviço 29CRF1910. Segundo essa cláusula, cada empregador deve "fornecer a cada um dos [seus] funcionários um ambiente de trabalho livre de riscos reconhecidos que estejam causando ou sejam a causa provável de danos físicos graves aos [seus] funcionários".[11] Tanto o empregador quanto o empregado têm a mesma responsabilidade em proporcionar um ambiente de trabalho seguro ao cliente. Também nos Estados Unidos, os agentes da OSHA podem chegar para uma inspeção no estabelecimento sem aviso prévio ou mediante denúncia de um funcionário ou cliente. Se a instalação for considerada negligente, o profissional, o supervisor ou o proprietário da empresa podem sofrer pesadas multas ou outras sanções, incluindo revogação da sua licença profissional e/ou do funcionamento do estabelecimento.

REGULAMENTAÇÕES

Os regulamentos dos estados norte-americanos variam consideravelmente em relação ao registro de um sistema de laser individual, seja em um conselho estadual específico, seja em um departamento de radiação. No entanto, um aumento de queixas de consumidores e de lesões fez com que alguns estados definissem legislação impondo o tipo de supervisão necessária e determinando quem está qualificado a operar

* Nos Estados Unidos cada um dos estados pode ter uma legislação própria. No Brasil, as regulamentações são estabelecidas em nível nacional.

os dispositivos médicos Classes 2 e 3. Tanto em nível nacional como internacional, uma diversidade de profissionais realizam procedimentos cosméticos, incluindo enfermeiros, técnicos, esteticistas e pessoal não médico. Cada estado norte-americano apresenta diferenças no que diz respeito a exigência de formação, níveis de prática, necessidade ou não de supervisão médica e responsabilidade do profissional. Agora, um número crescente de estados tem reconhecido que procedimentos cosméticos e/ou estéticos que usam terapias com luz e lasers são procedimentos *médicos*, que, portanto, necessitam de supervisão médica.

É responsabilidade do profissional obter habilitação, antes de iniciar a prática de qualquer procedimento cosmético usando um dispositivo de energia a laser e/ou luz. É altamente recomendável que o profissional faça um seguro individual para casos de negligência e, ao fazê-lo, é obrigatório fazer uma descrição completa do trabalho à seguradora porque, caso esta não seja informada de quais dispositivos a laser e/ou luz são usados, algum acidente ou lesão podem não ter cobertura.

ORGANIZAÇÕES PROFISSIONAIS MÉDICAS

Desde 2006, várias sociedades médicas têm emitido alertas aos consumidores, na tentativa de aumentar a consciência pública de complicações relacionadas com procedimentos estéticos realizados por não médicos. Em 2007, a ASDS (American Society for Dermatologic Surgery, sociedade americana de cirurgia dermatológica) realizou uma pesquisa on-line com seus membros a fim de reunir informações sobre os efeitos secundários observados em seus consultórios em decorrência de procedimentos realizados por outros profissionais, e 56 deles responderam não ter observado aumento no número de complicações nos pacientes tratados por profissionais sem supervisão.[12] Todavia, mais de 90% dos pesquisados afirmaram ter observado tratamentos inadequados com laser e luz em pessoas com câncer de pele incorretamente diagnosticado ou negligenciado pelo profissional não médico. A ASDS lançou recentemente uma campanha aos consumidores, alertando-os para os prós e os contras relacionados à busca de procedimentos cosméticos.

A ASLMS (American Society for Laser Medicine and Surgery), juntamente com a AAD (American Association for Dermatology, associação americana de dermatologia), tem desenvolvido políticas de posicionamento sobre a realização de procedimentos com laser e luz por não médicos. E ambas afirmam que os tratamentos cosméticos são procedimentos médicos que precisam ser realizados e supervisionados por um médico com treinamento em laser. A ASPS (American Society for Aesthetic Plastic Surgeons, Sociedade americana de cirurgiões plásticos estéticos) também uniu forças para aumentar a consciência quanto ao risco de pessoas não licenciadas realizarem procedimentos médicos e/ou cosméticos em áreas não clínicas.[13] Os recentes casos de tratamentos a laser e/ou luz realizados em salões de *shopping centers* por pessoal não licenciado têm produzido complicações. Em 2007, o ASC (American College of Surgeons, colégio americano de cirurgiões) revisou sua declaração sobre a cirurgia a laser para mencionar que o uso de dispositivos com lasers, luz e radiofrequência constitui prática médica que exige informação, supervisão e conhecimento geral da segurança do paciente.[14] À medida que lesões e complicações aumentam, as sociedades profissionais, bem como as comissões das entidades de classes profissionais procuram aumentar a consciência do público e a qualidade da assistência prestada.

SEGURANÇA

Os lasers são classificados de acordo com os diferentes graus de radiação emitida e os níveis necessários de controle da segurança (Tabela 11.1), e também são avaliados quanto ao potencial para gerar incêndio e riscos à pele e aos olhos, dependendo de exposição ao feixe direto, refletido ou disperso. A classificação do Ansi é diferente da classificação do FDA para dispositivos médicos. O primeiro baseia-se na **exposição máxima permitida** (**MPE – maximum permissible exposure**) ou na quantidade de energia do laser que pode ser recebida por um indivíduo sem quaisquer efeitos perigosos para o olho ou a pele. Ao trabalhar com uma variedade de sistemas de laser, o profissional deve ser capaz de avaliar quão potencialmente perigoso um dispositivo em particular pode ser.

Classe 1	Um laser Classe 1 é seguro para uso em todas as condições previstas porque o operador não tem acesso à sua energia perigosa. Esta classe pode incluir lasers mais poderosos desde que estes fiquem em local fechado e não sejam facilmente acessíveis aos olhos de um observador.
Classe 1M	Os lasers Classe 1M produzem feixes de maior diâmetro ou divergentes e são seguros para o operador, exceto se o laser estiver focado através de um sistema óptico. Se o feixe for reorientado, a classificação pode passar para um nível mais alto.
Classe 2	Um laser Classe 2 emite seus raios na região de luz visível (400 nm a 780 nm). Presume-se que o reflexo de piscar os olhos seja suficiente para evitar o dano decorrente da exposição ocular. Óculos de proteção devem ser usados se instrumento óptico for empregado.

Classe 2M	O laser Classe 2M emite seus raios na região de luz visível em um feixe com diâmetro maior ou divergente. Mais uma vez, presume-se que o reflexo de piscar os olhos seja suficiente para evitar o dano decorrente da exposição ocular. Todavia, se o feixe for focado, o laser pode ser reclassificado, passando para um nível superior. Óculos de proteção devem ser usados se instrumento óptico for empregado.
Classe 3R	Na classe 3R temos o laser de onda contínua que pode produzir até cinco vezes o limite de emissão dos lasers Classe 1 ou 2. Ele pode produzir não mais que 5 mW (miliwatts) de energia na região de luz visível e o risco de lesão é baixo. Óculos de proteção devem ser usados.
Classe 3B	Um laser Classe 3B pode emitir luz visível ou invisível de tal intensidade que existe potencial de dano para a pele e os olhos mediante visualização direta ou refletida do feixe. Em geral, as reflexões difusas (quando a luz é espalhada a partir de uma superfície difusa) não são perigosas. A emissão de tais lasers inclui comprimentos de onda acima de 315 nm, não devendo exceder 5 mW. Óculos de proteção devem ser usados.
Classe 4	Lasers Classe 4 são constituídos de energia visível e invisível de alta potência (em geral, mais que 500 mWor10J/cm^2, se pulsado). A visualização desses lasers é perigosa em todos os momentos, podendo causar danos permanentes nos olhos, inflamar materiais e/ou causar queimaduras na pele. Pode ocorrer lesão no olho ou na pele a partir de uma exposição direta refletida ou dispersa ao laser. Além disso, lasers Classe 4 podem gerar vapores e odores perigosos. Óculos de proteção devem ser usados.

TABELA 11–1 Classificação do Ansi dos dispositivos a laser.[15]

Você sabia? A maioria dos sistemas de laser de uso médico e cosmético é classificada como dispositivo Classe 4; portanto, controles de segurança apropriados são obrigatórios durante o uso do laser.

Classificação e avaliação do risco

A norma Ansi Z136.1 apresenta uma descrição detalhada da classificação para todos os tipos de dispositivos a laser, variando de dispositivos de baixo nível para dispositivos de uso médicos de alta intensidade e/ou de uso industrial. O sistema de classificação busca estabelecer controles para reduzir os riscos associados à energia emitida. Em 2007, a Z136.1 foi revista, com base na classificação da IEC, passando a incluir a diversidade de tecnologias a laser que se desenvolvem internacionalmente. Esse sistema de classificação revisado, que já se observa nos rótulos e marcações de produtos a laser importados, está sendo implementado nos Estados Unidos.[16]

Na Seção 3 do Ansi Z136.3 são discutidos os vários aspectos da avaliação dos riscos que dependem de fatores como o tipo de dispositivo a laser, o comprimento de onda emitida pelo dispositivo, a classificação do laser e o sistema de liberação, e se relacionam, basicamente, à capacidade que a energia do laser tem de causar prejuízo a você e ao seu cliente. Todos esses fatores afetam as medidas de controle que precisam ser implementadas pelo LSO a fim de estabelecer um ambiente seguro, ou seja, os procedimentos ou métodos pelos quais os riscos potenciais associados a um uso seguro dos lasers são minimizados.[17] O documento Ansi foi criado para abordar os controles administrativos, de procedimentos e de engenharia necessários em todas as práticas de trabalho a fim de reduzir qualquer risco ou perigo potencial em função do uso do laser.

As lesões causadas pelo laser podem ser provenientes da exposição direta, refletida ou dispersa de um feixe mal orientado (Figura 11.4). Se alguém estiver na direção de um feixe de laser, este estará submetido a uma **exposição direta**. Já se a pessoa for atingida pelo reflexo de um laser que encontrou acidentalmente um espelho brilhante ou uma joia, esta estará submetida a uma exposição a partir de uma **reflexão especular**. E quem tiver sido alvo da energia de um feixe de laser que tenha sido dispersado a partir de uma superfície rugosa ou opaca, este, então, terá tido uma exposição a partir de uma **reflexão de superfície difusa**.[18] Superfícies rugosas e superfícies anodizadas dissipam a energia do laser rapidamente, resultando em menor probabilidade de lesão; é por isso que em um ambiente cirúrgico a instrumentação deve sempre ser opa-

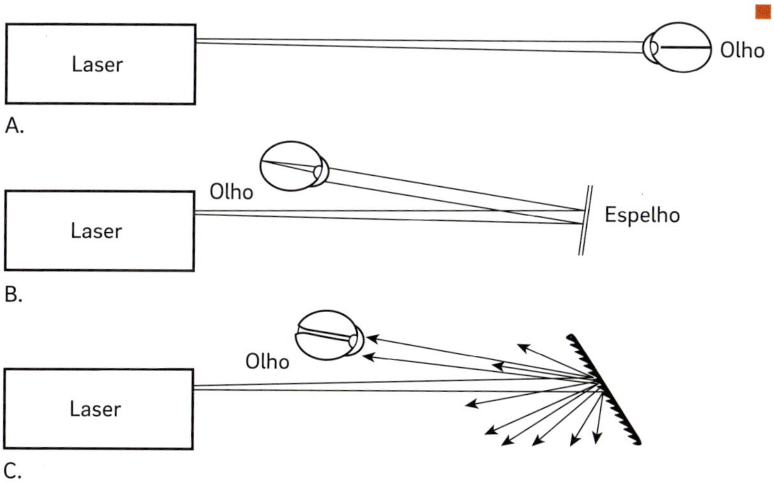

FIGURA 11–4
Riscos da exposição ocular a partir do feixe de energia do laser direto (A), refletido (B) e disperso (C).

ca, áspera ou anodizada, a fim de evitar a reflexão do laser. No campo cosmético, é preciso ter atenção à remoção de todas as joias reflexivas e piercings antes de iniciar qualquer tratamento com laser.

Procedimentos de controle

Os lasers são uma forma de energia térmica colimada, de alta potência, que pode ser perigosa se usada de forma descuidada ou inapropriadamente.[19] Os perigos para o cliente, para você mesmo e para outros membros da equipe podem ser reduzidos se os controles de procedimentos forem estabelecidos e aplicados. É importante compreender que, independentemente do tipo de estabelecimento (spa médico, consultório ou salão de *shopping*), a presença do cliente cria a necessidade de um conjunto único de medidas,[20] pois ele depende totalmente de você para realizar um tratamento eficaz e seguro. Os controles descritos a seguir são obrigatórios para garantir um ambiente seguro e a prevenção de lesões.

Controle de acesso

O Ansi descreve a área de tratamento ou a sala de procedimento em que o laser é usado como **zona de perigo nominal** (**NHZ – *nominal hazard zone***). Trata-se, portanto, do espaço em que o nível de laser direto, refletido ou disperso excede a exposição máxima permitida (MPE - maximum permissible exposure) para aquele laser.[21] Dito de forma mais simples, NHZ é toda a sua sala de procedimentos, pois nela uma lesão pode ocorrer em qualquer lugar e em qualquer pessoa. O LSO tem a responsabilidade de conhecer a NHZ específica para cada dispositivo de laser, e essa informação deve ser fornecida pelo fabricante. O profissional deve considerar cada sala de tratamento como um espaço em que os controles devem ser rigidamente aplicados.

A área controlada **de tratamento com laser** (**LTCA – *laser treatment controlled area***) é a sala onde o laser estiver sendo usado, a qual constitui uma zona de perigo nominal.[22] As pessoas que estiverem do lado de fora dessa sala estarão protegidas da energia do laser, desde que medidas adequadas tenham sido aplicadas. As políticas devem estabelecer que cada porta da sala do laser esteja fechada durante os tratamentos, mas nunca trancada, a fim de preservar a capacidade de entrar e sair da sala rapidamente no caso de uma emergência. A sinalização adequada deve ser visível em cada porta e em cada ponto de acesso, mas isso apenas quando o laser estiver realmente sendo usado; assim que o procedimento for concluído, a sinalização deve ser removida ou coberta - placas de sinalização que ficam permanentemente coladas ou afixadas nas portas não são apropriadas. A etiquetagem na placa de sinalização deve estar de acordo com a IEC ou com o Federal Laser Product Performance Standard.*

* Padrão federal de desempenho de produtos a laser. (N.T.T.)

As placas devem ser específicas ao sistema de laser em questão, com informações sobre o comprimento de onda, a classificação do sistema laser, o "clarão" do laser e informações de advertência apropriadas. Por exemplo, todos os lasers Classe 4 devem indicar: "Radiação a laser – Evite a exposição dos olhos ou da pele à radiação direta ou dispersa"[23] (veja a Figura 11.5).

A sala deve ser examinada para determinar a presença de janelas, espelhos e vidros, e esses itens devem ser removidos, cobertos ou trocados de lugar para que não fiquem na mesma direção do feixe direto ou refletido. Reflexões acidentais podem também ser causadas por espelhos, relógios e joias.[24] As janelas para os lasers Classes 4 e 3B precisam ser cobertas com barreiras não inflamáveis e projetadas para suportar os feixes de luz direto ou disperso. A presença de barreiras especiais, como aquelas mostradas na Figura 11.6, são necessárias para sistemas que possam penetrar no vidro e/ou tenham uma NHZ longa.

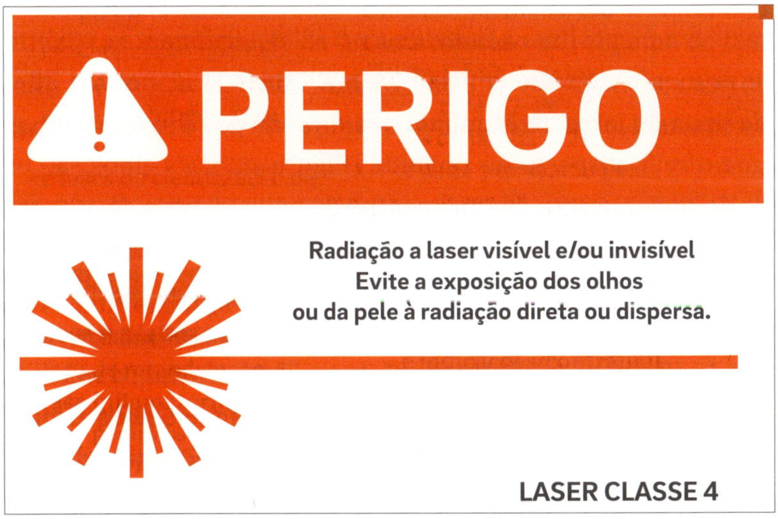

FIGURA 11–5 Placas como esta devem ser afixadas na porta das salas em que qualquer procedimento a laser estiver sendo feito.

Você sabia? Nos Estados Unidos, se uma inspeção da OSHA encontrar uma chave em um aparelho de laser que não estiver em uso, o responsável pode ser multado em 5 mil dólares

Em caso de dúvida, o profissional pode contatar o fabricante do laser para determinar a necessidade de barreiras na janela. Quando o tratamento a laser for concluído, a chave do dispositivo deve ser removida e armazenada em local acessível apenas a pessoas credenciados a utilizá-lo.

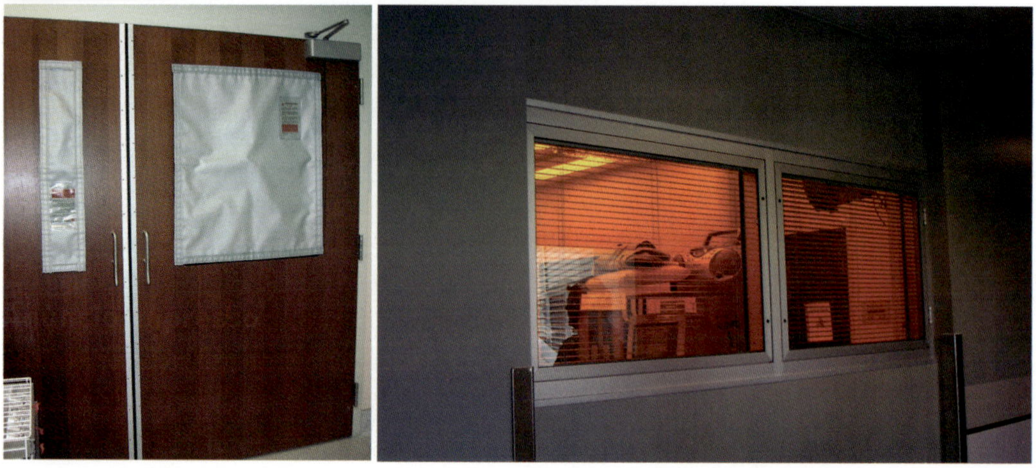

FIGURA 11–6 Revestimento de janelas que bloqueia a energia nociva do laser, impedindo-a de atingir os olhos de um observador. Cortesia de Rockwell Laser Industries.

Proteção ocular

Quando se avalia o risco de um dispositivo a laser, o principal determinante é o efeito ocular potencial do comprimento de onda emitido (veja a Tabela 11.2), pois os diferentes comprimentos de onda do laser determinam qual porção do olho é suscetível a uma exposição radiante direta, dispersa ou refletida (Figura 11.7). Os olhos são os órgãos mais vulneráveis do nosso corpo. Comprimentos de onda visíveis de 400 nm a 750 nm e comprimentos de onda infravermelhos próximos são os mais perigosos, dada a sua absorção pela melanina e pela hemoglobina da retina;[25] no entanto, esses lasers também podem ser transmitidos por líquidos claros, fluido dos olhos e tecidos claros. A fóvea tem 1 mm de diâmetro e está localizada na porção central da mácula, que fica ao lado do nervo óptico; é nessa região que a nossa visão mais clara e mais sensível é gerada, a visão necessária para ler, dirigir e realizar tarefas detalhadas. A exposição direta ou por reflexão especular da mácula causa cegueira total ou origina um ponto cego permanente. O ganho óptico da energia do laser através da lente de um olho pode transformar 1 mW/cm^2 em uma desastrosa queimadura da retina de 100 mW/cm^2 (veja a Figura 11.8). Lesões permanentes nos olhos e cegueira são alguns dos acidentes mais comuns relatados no campo dos lasers cosméticos.

Comprimento de onda do laser	Efeitos oculares	Efeitos cutâneos
Ultravioleta C (200 nm a 280 nm)	› Fotoceratite, isto é, radiação UV intensa que causa inflamação da córnea ou "cegueira da neve".	› Câncer de pele

Ultravioleta B (280 nm a 315 nm)	› Fotoceratite, isto é, radiação UV intensa que causa inflamação da córnea ou "cegueira da neve".	› Envelhecimento acelerado da pele › Aumento da pigmentação › Câncer de pele › Queimadura de pele e eritema
Ultravioleta A (315 nm a 400 nm)	› Catarata causada pela radiação UV.	› Escurecimento do pigmento da pele › Reações de fotossensibilidade. Queimadura da pele* e câncer › Envelhecimento cutâneo
Espectro visível (400 nm a 780 nm)	› Dano fotoquímico e térmico da retina.	› Reações de fotossensibilidade. Queimadura da pele
Infravermelho A (780 nm a 1.400 nm)	› Catarata, queimadura da retina.	› Queimadura da pele
Infravermelho B (1.400 nm a 3.000 nm)	› Queimadura da córnea, proteínas no humor aquoso. Possibilidade de catarata.	› Queimadura da pele
Infravermelho C (3.000 nm a 10.600 nm)	› Apenas queimadura da córnea.	› Queimadura da pele

TABELA 11–2 Resumo dos efeitos biológicos básicos da luz[26, 27].

Por outro lado, lasers que são absorvidos pela água (CO_2 e erbium) tendem a causar queimaduras mais superficiais ou lesões da córnea durante exposição acidental. A lesão da córnea pode ser dolorosa, causando turvação da visão, e, dependendo da gravidade da lesão, pode ser necessário um transplante.

O uso de proteção para os olhos ao operar lasers das Classes 3B e 4 é necessário no local de trabalho de acordo com o documento Ansi Z136.3 e OSHA.[28] As séries de normas

* Na obra original é dito que queimadura de pele é ocasionada pela radiação UVA, mas esse efeito é ocasionado pela radiação UVB. Além disso, tanto UVA como UVB provocam o envelhecimento da pele. (N.T.T.)

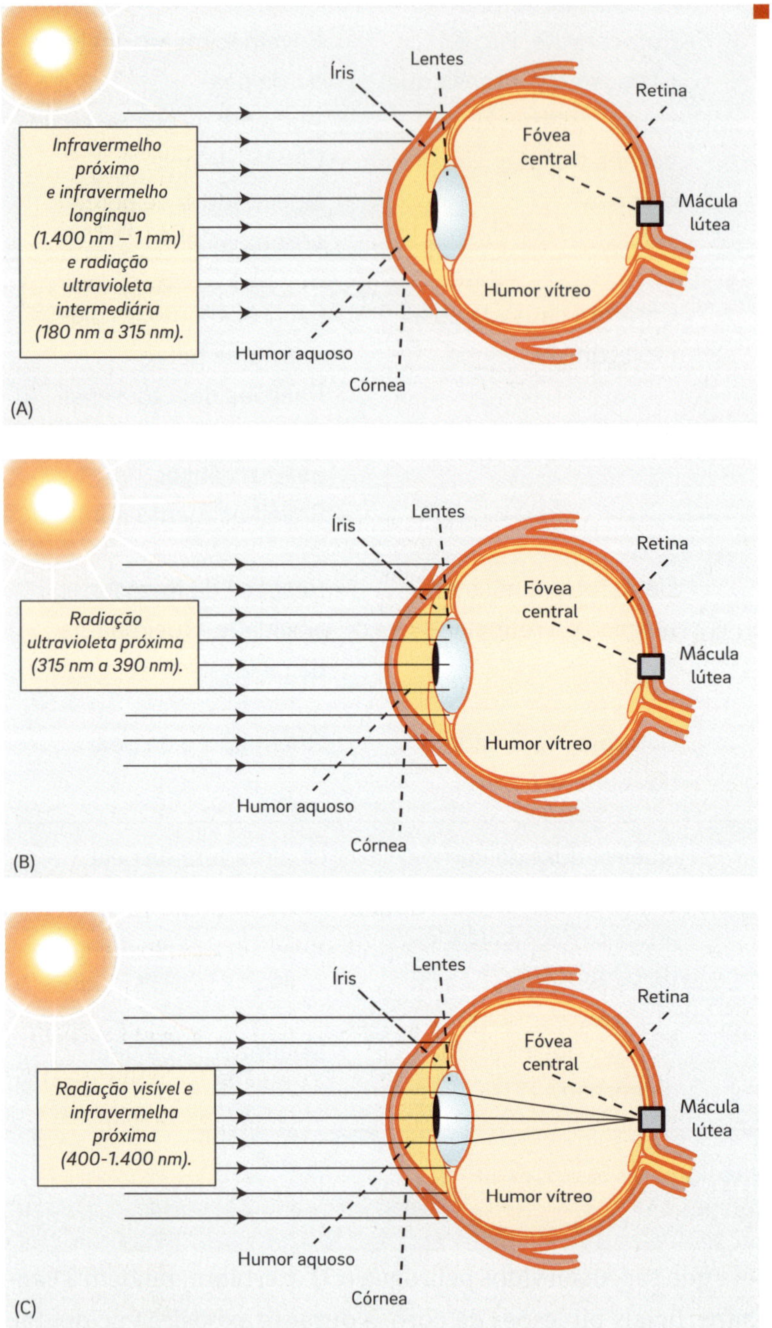

FIGURA 11–7
O dano ocular depende da exposição a um comprimento de onda específico. (A) A exposição acidental pode levar a queimaduras da córnea e lesões. (B) A exposição prolongada acidental pode levar à formação de catarata. (C) A exposição acidental pode levar a queimaduras da retina e lesão, com possível cegueira. Cortesia de Penny J. Smalley RN, Technology Concepts International.

Ansi Z136 relacionadas na Tabela 11.3 oferecem um guia para o uso de óculos de proteção e outros elementos destinados à operação segura do laser. Óculos de proteção apropriados, com o comprimento de onda correto e densidade óptica precisam estar pendurados do lado de fora da porta da sala de tratamento, juntamente com a sinalização do laser em uso (Figura 11.9), como medida de precaução para que membros da equipe que precisem entrar na sala possam estar adequadamente protegidos. A proteção dos olhos é obriga-

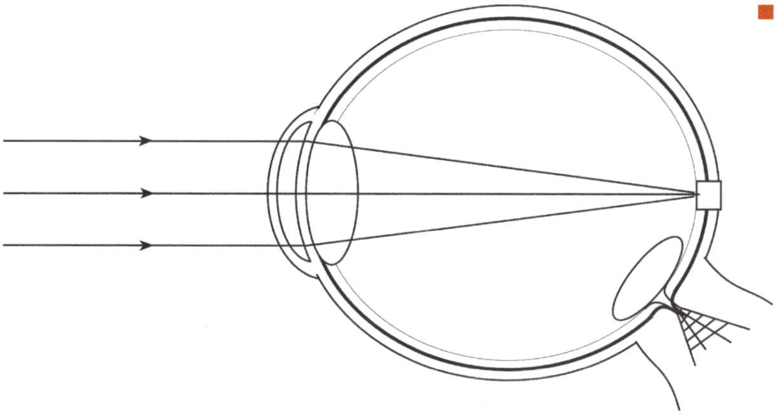

FIGURA 11–8
Luz do laser ampliada à medida que passa através da lente do olho, o que origina uma exposição de 100 mil vezes o nível da energia inicial, resultando exposição da retina e lesão. Cortesia de Technology Concepts International – Penny Smalley RN.

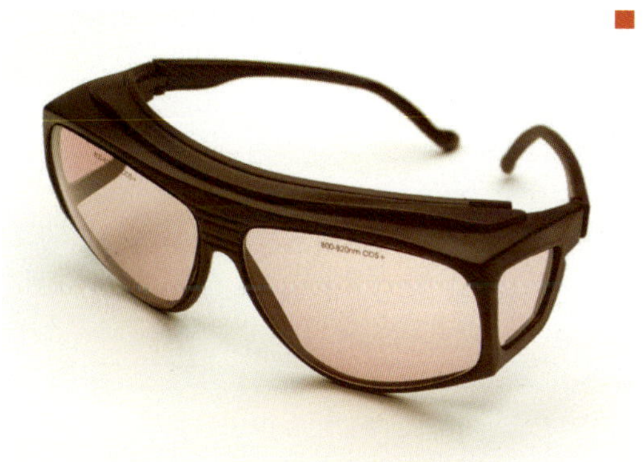

FIGURA 11–9
Óculos de proteção para laser precisam ser marcados com o comprimento de onda específico e a densidade óptica. Cortesia de Rockwell Laser Industries.

tória para todos na sala de tratamento.[29] Se o procedimento cosmético for realizado na face, os olhos do cliente têm de estar completamente protegidos com óculos oclusivos. Independentemente de se utilizar uma proteção ocular descartável, de plástico ou metálica, ela precisa ser aprovada pelo LSO e apresentar testes realizados pelo fabricante (Figura 11.10). Ao escolher uma proteção descartável, selecione aquela que tenha sido testada no comprimento de onda específico da luz que é apropriado para o seu dispositivo.

Ansi Z136.1	Uso seguro de laser
Ansi Z136.2	Uso seguro de sistemas de comunicação de fibra óptica utilizando laser diodo e fontes de LED
Ansi Z136.3	Uso seguro de lasers em instituições de saúde
Ansi Z136.3.1	Subcomissão *Ad-Hoc* da Z136.3 para aplicação veterinária
Ansi Z136.4	Medição e instrumentação

Ansi Z136.5	Uso seguro de lasers em instituições educacionais
Ansi Z136.6	Uso seguro de lasers ao ar livre
Ansi Z136.7	Óculos e barreiras de proteção
Ansi Z136.8	Uso seguro de lasers em pesquisa, desenvolvimento e testes
Ansi Z136.9	Uso seguro de lasers em ambientes de produção
Ansi Z36.10	Uso seguro de lasers em entretenimento, *displays* e exposições

TABELA 11–3 Normas da Ansi Z136 para uso seguro de laser[30].

Você sabia? A córnea é a cobertura superficial protetora do olho, o nosso mecanismo essencial de focalização das imagens. As lentes dos nossos olhos podem atuar como lupas, podendo aumentar 100 mil vezes a energia do laser à medida que essa luz se direciona para trás da retina.

Procedimentos realizados nas pálpebras ou dentro da área periorbital requerem a aplicação de uma proteção metálica da córnea, a qual deve ser aplicada somente sob supervisão de um médico ou de outro profissional habilitado e deve ser feita com muito cuidado, pois a inserção e a remoção da proteção metálica intracorneana podem provocar uma dolorosa abrasão da córnea. Os suprimentos necessários para esse procedimento são: colírio anestésico, para anestesiar o olho antes da inserção da proteção ocular; lubrificante ocular à base de água, para que a proteção não provoque arranhões na córnea; solução salina oftálmica, para irrigação após a remoção da proteção.

Os procedimentos realizados abaixo do pescoço necessitam de óculos de proteção ou óculos protetores marcados com o comprimento de onda do laser apropriado e **densidade óptica** (**DO**), tanto para o cliente como para operador de laser. A densidade óptica representa a quantidade de **atenuação** ou redução da energia radiante do laser à medida que essa energia passa através do filtro do material dos óculos de proteção. Esses óculos são classificados de acordo com as suas propriedades de atenuação ou OD. A densidade óptica é o logaritmo da quantidade na qual o filtro óptico reduz ou atenua a energia do laser. Por exemplo, óculos de proteção com DO = 2 irão reduzir a energia do feixe do laser em um fator de 100, e óculos com DO = 6 reduzirão a intensidade do feixe em um fator de 1 milhão. A maioria dos óculos de laser possui um nível de densidade óptica de 4 a 8 para comprimentos de onda de luz visíveis e infravermelhas.[31]

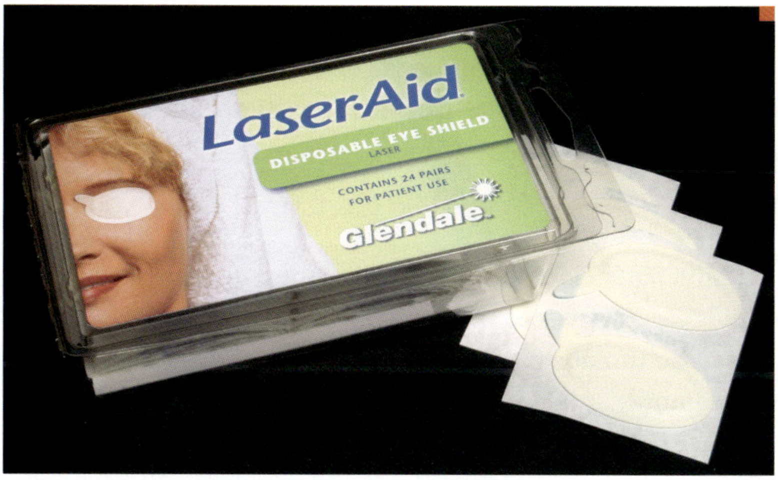

FIGURA 11–10
Protetor ocular descartável para laser. Cortesia de Rockwell Laser Industries.

Vestuário de proteção do laser

É necessário um equipamento de proteção para todas as pessoas que trabalham com lasers das Classes 3B e 4.[32] Às vezes, a proteção da pele é necessária quando se trabalha com dispositivos de laser ultravioleta, pois a exposição excessiva a essa radiação pode provocar queimaduras ou sensibilidade na pele. A proteção da pele pode ser mais bem alcançada por meio de controles de engenharia. Se houver potencial de danos à pele, particularmente para os lasers ultravioleta (de 200 a 400 nm), então o uso de luvas e/ou cremes de proteção solar é recomendado.[33] Se estiver usando um laser ultravioleta, você precisa verificar as recomendações do fabricante. Para a exposição ao laser ou luz solar UVA ou UVB difusa, um material com tramas firmemente entrelaçadas pode proteger o usuário até um fator de proteção 50.

Cuidado! Os óculos de proteção precisam ser inspecionados rotineiramente a fim de detectar áreas eventualmente lascadas, riscadas ou corroídas. Danos à superfície dos óculos podem torná-los inutilizáveis e ineficazes. A limpeza deve ser feita de acordo com as recomendações do fabricante para que os filtros especiais ou o revestimento da superfície não sejam destruídos.

Uso controlado do laser

O laser é um dispositivo potencialmente perigoso que precisa ser monitorado e protegido em todos os momentos. Nunca deixe o laser funcionando sozinho em uma sala de tratamento. Entre os procedimentos, quando a máquina estiver ativada, as portas da sala não devem ficar abertas. Quando um procedimento for concluído, o laser deve ser desligado e a chave, retirada. O laser deve sempre ser colocado em modo de espera entre as utilizações nos clientes; nesse modo, se o pedal ou o interruptor incendiarem, o laser permanecerá inativo. Além disso, durante as pausas no procedimento, a peça de mão do laser ou a fibra devem ser *sempre* colocadas de volta na máquina, no local de armazenamento, e *nunca* no corpo do cliente. Queimaduras e lesões oculares foram relatadas por falhas acidentais ou descuido.

Controles elétricos

Em razão dos circuitos de alta potência e dos capacitores dentro de um sistema laser, choques elétricos, incêndios e eletrocussões são uma realidade para o usuário. Lesões e mortes foram relatadas e são um dos principais perigos associados ao uso desses dispositivos,[34] que devem sempre ser instalados e operados em conformidade com o National Electrical Code* (Ansi/NPA 70-2001), a OSHA, a Joint Commission on Accreditation of Healthcare Organizations** (JCAHO) e regulações estaduais.[35] A segurança elétrica envolve não somente a inspeção visual do laser, mas também a adesão às seguintes regras de segurança:

1. Não permitir que fluidos ou líquidos sejam colocados no topo do dispositivo, o que pode causar derramamentos acidentais na unidade.
2. Não usar um laser com um cabo desgastado ou com cabo de extensão (veja a Figura 11.11).
3. Verificar todas as conexões e cabos do pedal em busca de fios expostos.
4. Não ligar o sistema se uma substância refrigerante ou água tiver sido colocada embaixo do laser.
5. Documentar todos os problemas com o seu dispositivo e as respectivas ações corretivas em seus registros de serviço.
6. Para os sistemas de lasers móveis, certificar-se de que os controles elétricos são realizados antes que sejam usados em seus clientes.
7. Certificar-se de que o sistema de laser volte à sua condição operacional original depois de um serviço ou chamada de manutenção.

Controles de inalação

Alguns lasers podem vaporizar as células da pele, criar nuvens de fumaça e/ou formar odores. Os gases nocivos e odores podem incluir substâncias tóxicas, como acetona, isopropanol, tolueno, formaldeído e cianeto, que podem se tornar um perigo real para o sistema respiratório dos funcionários.[36] Numerosas publicações descrevem os perigos da inalação dessas substâncias, incluindo os documentos fornecidos pela OSHA, Niosh, CDC (documento número 96-128) e Ansi (P. J. Smalley, comunicação pessoal, 2008). Quando os lasers de CO_2 e de Er:YAG entram em contato com o tecido, o intenso calor gerado

* Código Nacional de Eletricidade Norte-Americano (N.T.T.)
** Comissão mista para o credenciamento de organizações de saúde. (N.T.T.)

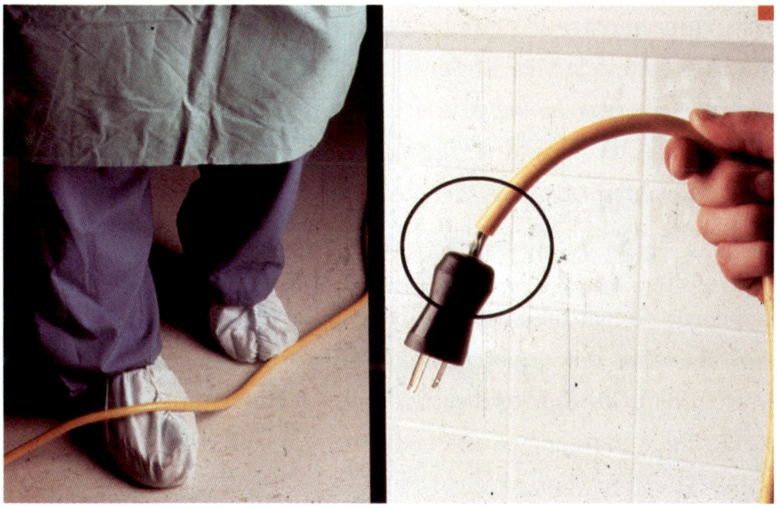

FIGURA 11–11
O uso de um laser com um cabo de extensão ou cabo desgastado origina risco elétrico. Cortesia de Technology Concepts International—Penny Smalley RN.

por esses lasers absorvedores de água causa vaporização celular, e a nuvem de fumaça gerada no tecido pode ter os mesmos contaminantes aéreos que são liberados com o uso de **unidades eletrocirúrgicas** (**Esus – *electrosurgical units***)[37]. Essa nuvem encontra-se contaminada com partículas potencialmente viáveis de vírus, proteínas desnaturadas, bactérias, sangue na forma de aerossol e 80 tipos de gases nocivos. Os particulados podem ter tamanho de 0,1 mícron a 0,5 mícrons de diametro.[38] No documento Ansi Z136.3, a fumaça do laser é referida como **LGAC** (***laser-generated air contaminates* – contaminantes gerados pelo laser no ar**). O controle desse risco ocupacional é essencial para reduzir riscos de irritação das vias respiratórias, problemas visuais e/ou doenças do trato respiratório a partir de uma exposição a longo prazo. De acordo com o Ansi Z136.3, os operadores devem empregar as seguintes medidas de controle:

› *Os contaminantes do ar devem ser controlados pelo uso de ventilação e proteção respiratória.* Os sistemas de evacuação de fumaça ou LEVs (***local exhaust ventilation systems*** - ventilação de exaustão local) devem empregar filtros de alta filtração. Os filtros ULPA (***ultra-low particulate air***, filtro de ar de ultrabaixa penetração) ocluem particulados de até 0,1 mícron, e os filtros HEPA (***high efficiency particulate air***, filtro de ar particulado de alta eficiência), eficazes para partículas de até 0,3 mícrons, são comumente utilizados na evacuação da pluma. A mangueira coletora deve ser colocada a uma distância não superior a 2 cm, para capturar pelo menos 50% da fumaça emitida.[39] Filtros e tubos de evacuação da pluma devem ser substituídos de acordo com as recomendações do fabricante e são considerados um risco biológico.
› *Máscaras de alta filtração (máscaras para laser) podem filtrar partículas de até 0,1 mícron, mas não são a primeira linha de proteção contra o risco ocupacional.* As máscaras são projetadas para proteger os pacientes de gotas nasais ou orais con-

taminadas, e seu uso, como mostrado na Figura 11.12, é bastante útil. Contudo, as unidades de evacuação de fumaça têm alto grau de eficácia.

› Os *filtros são considerados um risco biológico, e os usuários devem adotar medidas de controle, como as precauções universais descritas na norma sobre patógenos transmitidos pelo sangue*. Luvas devem ser usadas durante o manuseio e o descarte de tubos de risco biológico potencial, vasilhas de coleta e filtros. Como os LGACs contêm sangue, subprodutos do sangue e patógenos, eles devem ser manuseados e eliminados adequadamente, de acordo com as precauções universais.[40] Esses itens descartáveis devem ser colocados em sacos de cor vermelha, juntamente com outros resíduos contaminados e eliminados, utilizando as diretrizes anteriormente mencionadas da EPA (Environmental Protection Agency, agência de proteção ambiental americana).

A maioria dos lasers e sistemas LIP utilizados na remoção de pelos gera odor durante o tratamento, odor esse que é resultado de gases liberados quando o pelo é removido. E esse odor durante a remoção é perigoso? Ele tem as mesmas partículas virais e bacterianas observadas no *resurfacing* com CO_2? Não existe uma norma nacional de controle de segurança para a remoção de pelos; no entanto, é recomendada a utilização de um sistema de evacuação de fumaça usando um filtro ULPA e um grande filtro de carbono para a redução de odores. Várias empresas de evacuação da fumaça estão projetando unidades com cones de coleta, capazes de capturar facilmente os odores emitidos. É importante selecionar uma unidade com níveis elevados de sucção, índice de eficiência de 99,999% e um filtro grande de carbono para remover o odor (P. J. Smalley, comunicação pessoal, 2008). Além disso, o uso de máscaras de alta filtração e/ou de um sistema de ventilação na sala também pode ser usado para proporcionar um ambiente mais agradável tanto aos funcionários como aos clientes.

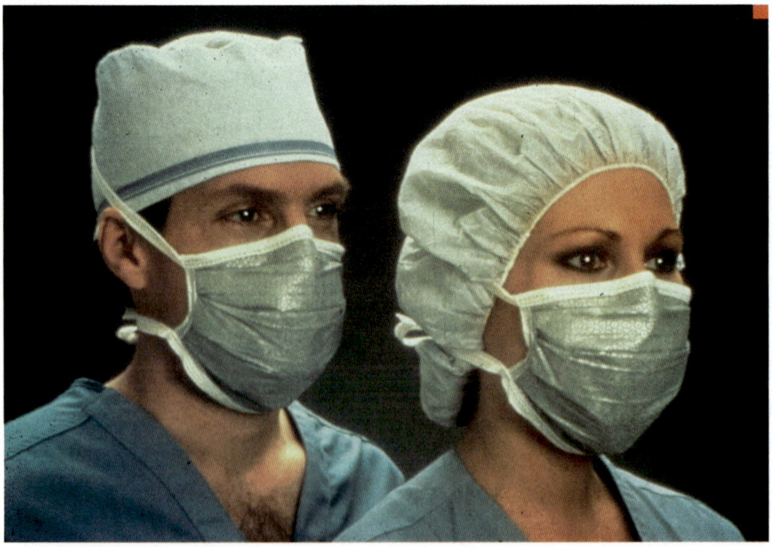

FIGURA 11–12
Máscaras de filtração do laser devem ser utilizadas para reduzir os efeitos nocivos gerados pela pluma de fumaça ou pelo odor do laser. Cortesia de Technology Concepts International--Penny Smalley RN.

Incêndio e controles de explosão

O laser Classe 4 combinado com uma fonte inflamável e oxigênio é uma receita mortal para o incêndio. Lasers são dispositivos de geração intensa de calor capazes de provocar fogo em substâncias inflamáveis, como cabelo, esmalte de unha, papel, spray de cabelo, soluções de limpeza contendo álcool, oxigênio, gás metano, vestuário, plástico e algodão. Para evitar incêndios ou queimaduras em sua sala de procedimento, os seguintes controles de segurança precisam ser aplicados:

› Antes do tratamento, o local deve ser limpo, removendo maquiagem e loções da pele.
› Nenhum produto de preparação contendo álcool ou soluções alcoólicas deve ser usado previamente a um procedimento com laser.
› Água deve estar presente na sala de procedimento para imediatamente eliminar as chamas e conter incêndios.
› A instalação deve conter um extintor de incêndio localizado fora da sala de tratamento. Também deve existir um plano de evacuação para o caso de incêndio.
› As propriedades inerentes à luz do laser causam reflexão; assim, joias brilhantes, piercings corporais, espelhos e outros instrumentos devem ser removidos do cliente e da área circundante.
› Nada deve estar no percurso do feixe, ou seja, entre a saída do laser da fibra/peça de mão e a área de tratamento no cliente.
› Não repouse a peça de mão ou fibra do laser sobre a pele do cliente ou o seu vestuário.
› Umedeça todas as lâminas, pano ou papel utilizados na área imediata de tratamento com água ou com gel para suprimir incêndio.
› Ao trabalhar em torno da área anal, lembre-se de que o gás metano é inflamável e pode criar um risco de incêndio. Medidas para reduzir esse risco incluem avaliação da dieta do cliente, uso de agentes antiflatulência ou de preparação intestinal. Ou, ainda, pode-se inserir uma gaze molhada ou um tampão para servir como um sensor retal em clientes anestesiados durante os tratamentos.
› Para procedimentos cirúrgicos que envolvem anestésicos, um tubo endotraqueal com laser apropriado e precauções anestésicas devem ser aplicados de forma rigorosa. Veja o item C9 sobre anestesiologia e informações sobre incêndios de tubos endotraqueias na norma Ansi Z136.3-7.6.2.

Controles de engenharia

Controles de engenharia são as características de segurança de cada dispositivo a laser requerido pelo CDRH. A partir dos requisitos estabelecidos pelo FDA, o fabricante, primeiramente, classifica o laser, certifica o produto e apresenta um relatório demonstrando que todos os requisitos de desempenho foram atendidos. As características específicas de desempenho da segurança encontradas em todos os sistemas de lasers médicos e/ou cosméticos incluem:[41]

› Caixa de proteção, onde o feixe do laser está contido.
› Rótulos de advertência na caixa de proteção.
› Rótulos de identificação do produto e declaração de certificação.
› Travas de segurança para evitar emissões acidentais.
› Indicador de emissão de luz intermitente ou sinal sonoro audível.
› Conector de bloqueio remoto utilizado em laboratórios de pesquisa a fim de desativar o laser caso a porta da sala onde ele estiver sendo usado seja aberta.
› Controle com chave ou senha.
› Atenuador do feixe.
› Visualizador das limitações ópticas.
› Botão de emergência para desligar a máquina em caso de defeito.

Esses e outros requisitos de segurança têm o objetivo de evitar a exposição acidental a um feixe do laser. Tais controles de engenharia existem para garantir a sua segurança, e não devem nunca ser removidos ou alterados.

Manutenção e serviço

Os lasers são dispositivos muito sofisticados que precisam ser submetidos a manutenção preventiva. Eles são projetados com capacitores elétricos, software de computador e óptica sofisticada; em suma, têm componentes que podem funcionar incorretamente ou ficar inoperantes. O equipamento a laser, como todos os dispositivos, precisa ser inspecionado por técnicos de laser qualificados e treinados pelo fabricante. O LSO é responsável pela aprovação de todos os contratos de manutenção, atualizações, peças e trabalho executados em cada sistema de laser. Ocorrência de códigos de falha, avarias e tentativas de correção do problema também precisam ser documentadas. Para fins de segurança e responsabilidade civil, a documentação do registro de serviço dos lasers deve ser precisa e exata, sendo esse um passo importante para a garantia de um excelente desempenho do seu dispositivo para o seu cliente e para a gestão do risco do seu negócio.

Controles administrativos

Para que o profissional possa atuar em um ambiente seguro, para o LSO estabelecer e manter um programa de segurança do laser e para o seu cliente receber o tratamento mais competente e seguro, controles administrativos precisam ser desenvolvidos. O documento Ansi Z136.3 exige a necessidade de controles administrativos para estabelecer um programa de segurança do laser:

Quando questões de segurança forem importantes, uma linha evidente de responsabilidade e de deveres precisa ser estabelecida. Os controles administrativos são métodos e ou instruções [que] regulam as práticas do trabalho.[42]

Os controles administrativos, nesse caso, incluem o estabelecimento de um operador de segurança do laser (LSO), treinamento e instrução do profissional operador, desenvolvimento de políticas de segurança das instalações, além de procedimentos, auditorias da instalação e verificação anual da competência da equipe treinada pelo médico supervisor e pelo LSO. A vigilância médica deve ocorrer em todos os incidentes relatados em clientes e nos problemas associados com qualquer laser cosmético ou em lesões por luz. A documentação detalhada e o acompanhamento do cliente pelo LSO e/ou pelo profissional supervisor devem ser mantidos até que o incidente tenha sido solucionado. Deve haver empenho para que ações corretivas possam ser iniciadas, prevenindo assim ocorrências futuras.

Políticas e procedimentos

As suas políticas e procedimentos de segurança do laser constituirão a base do seu negócio e irão auxiliá-lo a prover cuidados da mais alta qualidade. Nos Estados Unidos, conforme orientações do Ansi, o LSO deve aprovar todos os procedimentos escritos e os procedimentos de manutenção para os lasers Classes 3B e 4.[43] Essas políticas, protocolos e listas de verificação devem basear-se na informação do guia Ansi, do FDA, da OSHA e do fabricante do dispositivo, bem como na legislação estadual. Os **POPs** (**procedimentos operacionais padrão**) precisam ser estabelecidos e aplicados, aprovados pelo LSO e atualizados anualmente. Mesmo que os dispositivos de LIP e de radiofrequência não sejam mencionados no documento Ansi, numerosos conselhos e organizações profissionais os abordam em seus padrões de prática. As Figuras 11.13 e 11.14 apresentam exemplos de POP para dispositivos com laser, luz e radiofrequência.

Exemplo de política de segurança e procedimentos para laser, RF e LIP [44]

Propósito:

1. Fornecer aos clientes e funcionários segurança durante todos os tratamentos.
2. Proporcionar cuidados apropriados aos sistemas de laser, RF e LIP.
3. Promover uma ótima utilização dos sistemas de laser, RF e LIP.

Procedimentos:

1. O médico será, em última instância, o responsável por selecionar o sistema de liberação apropriado, os parâmetros básicos e o modo para cada tipo de tratamento.

As ordens referentes aos parâmetros e sistemas de entrega devem estar em local adequado, caso um procedimento de laser, LIP ou RF seja delegado a outros profissionais licenciados e credenciados.

2. Apenas o médico, assistente do médico ou operador credenciado poderão exclusivamente operar o pedal do laser, LIP ou RF.
3. Todos os procedimentos de laser, LIP ou RF das Classes 4 e 3B devem ser realizados em salas fechadas cujas janelas estejam cobertas com material de densidade ocular (DO) apropriada, se indicado. Nenhuma pessoa poderá permanecer na sala durante os tratamentos, exceto se autorizada e devidamente protegida.
4. O operador deverá testar os sistemas de laser, RF ou LIP antes da utilização, valendo-se de uma lista de verificação padrão.
5. Uma equipe treinada e autorizada deverá executar todo o serviço de manutenção dos sistemas de laser, RF ou LIP. A manutenção preventiva deve ser realizada de acordo com as recomendações do fabricante. Os registros devem ser armazenados.
6. Quando o aparelho não estiver em uso, o operador deverá colocar a unidade em espera. Os dispositivos, quando ativados, não serão deixados sozinhos ou com portas abertas.
7. A OSHA e o Ansi aprovaram placas de advertência de laser que deverão ser afixadas nas portas antes de sua utilização. A placa deverá informar o tipo de sistema de laser ou LIP, a proteção para os olhos e a classificação do laser utilizado. Os óculos de segurança para o laser designado deverão estar pendurados na porta de entrada da sala de tratamento.
8. Os olhos dos clientes deverão ser protegidos com óculos apropriados para o comprimento de onda do laser e a DO, de acordo com o fabricante, ou com uma proteção ocular oclusiva, aprovada para laser ou LIP. Óculos oclusivos deverão ser usados para todos os procedimentos que envolvam o rosto e o pescoço. Para procedimentos realizados sobre as pálpebras ou no interior do cume ocular, uma proteção intraocular deverá ser utilizada.
9. Todo o pessoal que trabalha em áreas com potencial de exposição ao feixe direto, indireto ou disperso deverá usar óculos de proteção apropriados, marcados com o comprimento de onda do laser e DO adequado. Óculos de proteção designados pelo fabricante deverão ser empregados durante tratamentos com LIP.
10. Os registros do procedimento serão utilizados para documentar a seleção do cliente, os parâmetros do tratamento e as medidas de segurança a serem usadas durante o tratamento.
11. Apenas o pessoal treinado e qualificado terá acesso às chaves do laser, as quais deverão ser retiradas e armazenadas de forma segura quando o laser não estiver em uso.

12. Um extintor de incêndio estará disponível na clínica, nas salas de tratamento, durante os procedimentos.
13. Uma fonte de água estará disponível nas salas durante os tratamentos.
14. Nenhuma solução inflamável será utilizada antes dos tratamentos.
15. Joias brilhantes e reflexivas deverão ser removidas antes dos tratamentos, se localizadas na área de tratamento. Espelhos reflexivos também não deverão estar localizados perto da cama de tratamento.
16. Medidas de segurança elétrica durante os tratamentos com laser, LIP e RF incluem: pedais e utilização de equipamento em um ambiente seco; não utilização de cabos de extensão durante os tratamentos; cabos elétricos serão rotineiramente inspecionados e os que estiverem desgastados serão reparados. Os eletrodos de aterramento serão utilizados como indicado, durante os procedimentos de RF monopolar.
17. Durante os procedimentos em que uma pluma de laser for gerada, um sistema de evacuação de fumaça com um filtro ULPA deve ser usado, juntamente com máscaras de segurança. Todos os tubos, filtros, adaptadores e bastões devem ser utilizados de forma adequada e descartados, de acordo com as recomendações do fabricante e conforme o risco biológico. A coleta da pluma não deve ocorrer a uma distância maior que 2 cm da fonte do tecido/pluma do laser.
18. Durante a remoção de pelos, sistemas de ventilação do ambiente e de evacuação da fumaça, além de máscaras de laser, devem estar disponíveis para reduzir o odor nocivo.
19. Oxigênio ou gases anestésicos inflamáveis não serão utilizados durante os tratamentos com laser, LIP ou RF.
20. Revisões das medidas de segurança e atualizações serão realizadas anualmente pelos funcionários.
21. As auditorias de segurança do laser serão conduzidas pelo LSO anual ou semestralmente, conforme apropriado.

FIGURA 11–13 Exemplo de processo e política de segurança para laser, RF e LIP. Cortesia de Olympic Dermatology and Laser Clinic.

Exemplo de política e procedimento para a realização de tratamentos dermatológicos com laser, RF e LIP por não médicos [45]

Durante um procedimento estético, o profissional treinado irá coletar o histórico, avaliá-lo adequadamente e recomendar opções de tratamento; testemunhar o consentimento informado; fornecer as devidas instruções de pré e pós-procedimento ao paciente; e assegurar a segurança física do paciente sob a supervisão do médico ou do médico assistente. O médico supervisor é responsável pela segurança do paciente; ele deve ter uma consulta com cada paciente antes ou durante o procedimento estético inicial, responsabilizando-se globalmente por ele e estando disponível para supervisão do paciente. Durante as breves ausências desse médico supervisor, os pacientes que já estiverem em tratamento poderão dar continuidade porque no local deve haver um médico assistente ou um substituto para tratar complicações e/ou resolver problemas.

PROPÓSITO – Permitir que médicos assistentes e profissionais da área estética proporcionem tratamentos dermatológicos com laser, RF ou LIP de qualidade sob orientação e supervisão médica. O médico irá rever periodicamente o desempenho dos profissionais em relação a competência na operação do dispositivo, segurança e eficácia de tratamentos. Também avaliará os resultados dos pacientes para garantir a qualidade do atendimento. Auditorias e monitoramento da garantia de qualidade, discussões com a equipe e auditorias do laser são realizadas anualmente. Os funcionários serão incentivados a participar de programas regionais e nacionais e a compartilhar informações.

PROCEDIMENTO – O profissional licenciado e qualificado, a quem os procedimentos de laser, LIP e RF forem delegados, realizará os seguintes procedimentos:

1. Na consulta inicial: avaliar o paciente e seu histórico, discutir as opções de tratamento, analisar os resultados previstos e discutir os cuidados pré e pós-tratamento.
2. Revisar e testemunhar o consentimento informado do médico para o tratamento a laser, LIP ou RF selecionado para o paciente.
3. Cuidar para que o paciente esteja na posição correta e confortável para a realização do tratamento.
4. Fornecer óculos de segurança, óculos de proteção ou proteção ocular apropriados, específicos a cada laser/LIP, ao paciente antes do tratamento.
5. Realizar tratamentos dermatológicos de rotina com laser, RF ou LIP a partir de ordens verbais médicas ou de parâmetros predefinidos, indicados nas políticas da clínica.
6. Colocar compressas de gelo, curativos e medicamentos de uso tópico na pele antes e/ou depois do tratamento para o conforto do paciente.
7. Fornecer instruções orais e escritas apropriadas para emergências e cuidados no acompanhamento do paciente.
8. Auxiliar nas consultas de acompanhamento ou tratamentos, conforme indicado pelo médico.
9. Reportar e documentar quaisquer eventos não usuais ou circunstâncias que foram observadas antes, ao longo do ou depois do tratamento. O médico, médico substituto ou assistente estarão disponíveis para responder a qualquer evento indesejado que possa ocorrer.

10. Documentar no registro médico e registro do procedimento as etapas, os parâmetros e as medidas de segurança realizadas durante o tratamento.

FIGURA 11–14 Exemplo de política e procedimento para a realização de tratamentos dermatológicos com laser, RF e LIP por não médicos. Cortesia de Olympic Dermatology and Laser Clinic.

Garantia da qualidade (GQ) e auditorias

Nos Estados Unidos, o Ansi e a OSHA determinam que, em relação a todos os dispositivos das Classes 3B e 4, seja feita uma auditoria da segurança do laser nas instalações e nos equipamentos de segurança dos funcionários, com documentação anual sob a supervisão do LSO.[46] As auditorias da **garantia da qualidade** (**GQ**) avaliam o nível da prática em uma instalação, a qualidade do atendimento, quaisquer incidentes ou acidentes que possam ter ocorrido e medidas corretivas aplicadas. Recentemente, os órgãos de regulamentação/habilitação médica de vários estados têm exigido a implementação de um programa de garantia da qualidade/gestão de riscos. Um programa de garantia de qualidade é essencial para documentar os esforços da sua clínica em manter os mais altos padrões de cuidados em caso de acidente ou qualquer outra ocorrência. Como profissional envolvido em procedimentos com lasers, você participará cada vez mais desse processo de garantia da qualidade. A Figura 11.15 ilustra como é possível implementar um programa de garantia de qualidade.

SEGURANÇA DOS DISPOSITIVOS DE LIP, DE LUZ E DE RADIOFREQUÊNCIA

Embora este capítulo tenha abordado todos os aspectos de segurança do laser, outros dispositivos também podem originar riscos potenciais para o cliente, a equipe e o médico. Esses dispositivos não possuem feixe de energia térmica intensa, colimada, monocromática e coerente; no entanto, eles têm propriedades térmicas inerentes que podem causar queimaduras, danos oculares e alterações permanentes na textura da pele. A utilização de dispositivos cosméticos pode resultar na formação de cicatrizes, hipopigmentação e hiperpigmentação. Nos Estados Unidos, tanto em nível estadual quanto nacional, órgãos reguladores, agências estatais e conselhos de classe profissionais estão abordando todos esses dispositivos com igual importância e considerando-os igualmente perigosos. Portanto, ao adquirir um novo equipamento, sempre leia as recomendações do fabricante, procure treinamento profissional ou realizado pelo fabricante e trabalhe de acordo com o seu órgão profissional para estabelecer padrões de prática.

Mandato do Estado de Washington para a utilização de dispositivos com laser e luz, com sugestões

- *Mecanismo para avaliar a aderência dos profissionais supervisionados aos protocolos escritos*
  - Criar e atualizar as políticas/protocolos/procedimentos para avaliar se eles são atuais, cumpridos, aplicados, aplicáveis e praticados;
  - Capacitar um oficial de segurança do laser;
  - Realizar uma auditoria na clínica;
  - Entrevistar os funcionários;
  - Observar as práticas e as informações dos documentos.
- *Mecanismo para monitorar a qualidade dos tratamentos*
  - Questionários de satisfação do paciente;
  - Registro da auditória do laser/informações em tabelas, gráficos;
  - Revisão aos pares dos resultados;
  - Observar consultas e procedimentos dos pacientes.
- *Mecanismo para identificar complicações e efeitos adversos do tratamento e para determinar a causa destes*
  - Analisar os registros de tratamento;
  - Avaliar os relatórios de incidentes;
  - Examinar as queixas dos pacientes.
- *Mecanismo pelo qual os resultados do programa de garantia de qualidade ser*ão analisados e incorporados em protocolos futuros
  - Reuniões obrigatórias com os funcionários;
  - Analisar e rever as políticas e os procedimentos de segurança do laser;
  - Encomendar equipamentos de segurança, se necessário;
  - Obter materiais de referência adicionais;
  - Alocar recursos adicionais;
  - Treinamento de segurança adicional.
- *Formação contínua para manter e melhorar a qualidade do tratamento e o desempenho de tratamento pelos profissionais*
  - Seminários e *workshops*;
  - Conferências profissionais;
  - Treinamento de novos equipamentos;
  - Atualizações e instruções durante a reunião da equipe;
  - Webinários;
  - Revistas profissionais;
  - Sociedades profissionais.

FIGURA 11–15 Modelo de programa de garantia da qualidade.

CONCLUSÃO

Os meios de comunicação nacionais, as organizações médicas profissionais e os grupos de defesa dos consumidores estão aumentando a consciência do público sobre a taxa de lesões e complicações que podem ocorrer se procedimentos estéticos e/ou cosméticos forem realizados sem treinamento ou supervisão médica. Você precisa ser vigilante a respeito do seu entendimento da física do dispositivo, dos efeitos bioteciduais, dos riscos potenciais e das medidas de segurança que precisam ser cumpridas. Certifique-se de que o seu local de trabalho satisfaz as necessidades de seus consumidores para um ambiente de procedimentos estéticos seguro.

10 DICAS IMPORTANTES

1. A maioria dos equipamentos de laser, LIP e RF é classificada como dispositivos médicos pelo FDA.
2. O Ansi Z136.3 é o padrão de prática aceito para propiciar um ambiente seguro para a utilização dos sistemas a laser.
3. Os dispositivos de laser estético são predominantemente classificados como laser Classe 4; são mais perigosos, de acordo com os padrões Ansi, e com potencial de lesões ocular e cutânea.
4. O LSO é parte essencial de um programa de segurança do laser, com conhecimento dos riscos potenciais. O LSO reforça todas as normas de segurança e procedimentos.
5. Lasers que estiverem no espectro visível e infravermelho, infravermelho próximo (400 nm a 1.400 nm), podem causar danos na retina.
6. Todos os óculos para laser e de proteção precisam ser rotulados com a densidade óptica (DO) e o comprimento de onda corretos.
7. De acordo com a OSHA, o Ansi Z136.3 e inúmeras entidades de classe profissionais estaduais norte-americanos, auditorias anuais de garantia da qualidade dos equipamentos de laser são necessárias.
8. Controles administrativos, de procedimentos e de engenharia são necessários para um programa de laser seguro.
9. Embora os dispositivos de LIP, de RF e de luz difusa não sejam lasers, as propriedades térmicas que lhes são inerentes podem causar incêndio, queimaduras, danos oculares e mudanças permanentes na textura da pele.
10. O profissional deve consultar o seu conselho profissional para determinar o âmbito de sua atuação e o tipo de supervisão a que está habilitado a realizar.

PERGUNTAS DE REVISÃO DO CAPÍTULO

1. Qual órgão regulador norte-americano classifica os dispositivos durante os processos de teste e de marketing?
2. Relacione duas lesões oculares diferentes que podem ocorrer em razão da exposição indesejável ao laser.
3. O que é LGAC?
4. Que tipos de reflexões podem ocorrer a partir de um feixe de laser?
5. Como é possível reduzir um risco de incêndio?
6. Quais são os deveres de um LSO?
7. Descreva uma NHZ.
8. Relacione três procedimentos que ajudam a controlar a possibilidade de uma queimadura acidental.

REFERÊNCIAS

1. AMERICAN SOCIETY FOR DERMATOLOGIC SURGERY. (2006). Keeping patients safe: A guide to combating the practice of medicine by unqualified, unsupervised individuals. [Online]. Disponível em: http://www.ASDS.net. Acesso em: 2006.
2. DENNIS, V.; CROWGEY, S.; GRIMES, B. (1996). *Laser series*. Manuscrito não publicado.
3. BRAHMAVAR, S.; HETZEL, F. (2001). Medical lasers: Quality control, safety standards, and regulations. [Online]. Disponível em: http://www.aapm.org. Acesso em: 2006.
4. U.S. Food and Drug Administration. Veja: http://www.fda.gov.
5. IDAHO BOARD OF MEDICINE. Intense pulsed light and/or laser devices. [Online]. Disponível em: http://www.bom.state.id.us. Acesso em: 2006.
6. FDA CLASSIFICATION SYSTEM. [Online]. Disponível em: http://www.qrasupport.com. Acesso em: 2006.
7. AMERICAN NATIONAL Standard Institute for Safe Use of Lasers in Health Care Facilities. (2005). Ansi Z136.3. Orlando, FL: Laser Institute of America.
8. U.S. Food and Drug Administration. Veja: http://www.fda.gov.
9. International engineering consortium. Veja: http://www.iec.org.
10. AMERICAN NATIONAL... (2005). *Op. cit.*
11. United States Department of Labor. Veja: http://www.osha.gov.
12. ALLEN, C. J. (jan.-fev. 2008). Societies issue consumer alerts. *Aesthetic Dermatology News*, v. 3(1), p. 1, 16.
13. American Society of Plastic Surgeons. Veja: http://www.plasticsurgery.org.
14. ALAM, M.; DOVER, J.; ARNDT, K. (jun. 2007). Use of cutaneous lasers and light sources: Appropriate training and delegation. *Skin Therapy Lett.*, 12(5), p. 5-9.
15. AMERICAN NATIONAL... (2005). *Op. cit.*
16. U.S. DEPARTMENT OF LABOR, Occupational Safety & Health Administration. (1991). STD 01--05-001 – PUB 8-1.7 – Guidelines for laser safety and hazard assessment. [Online]. Disponível em: http://www.osha.gov. Acesso em: 2006.
17. AMERICAN NATIONAL... (2005). *Op. cit.*

18. ROCKWELL, J.; CHAMBERLAIN, J. (2000). *Medical user's guide for laser safety*. Cincinnati, OH: Rockwell Laser Institute.
19. RAO, J.; SMALLEY, P.; DEVANI, A.; GOLDMAN, M. (2006). Laser safety: Risks and hazards: Management and control measures. In: M. P. Goldman (Ed.). *Cutaneous and Cosmetic Laser Surgery* (p. 293-310). Philadelphia, PA: Mosby Elsevier Health Sciences.
20. AMERICAN NATIONAL... (2005). *Op. cit.*
21. AMERICAN NATIONAL... (2005). *Op. cit.*
22. AMERICAN NATIONAL... (2005). *Op. cit.*
23. AMERICAN NATIONAL... (2005). *Op. cit.*
24. ROCKWELL, J.; CHAMBERLAIN, J. *Op. cit.*
25. ROCKWELL, J.; CHAMBERLAIN, J. Op. cit.
26. ROCKWELL, J.; CHAMBERLAIN, J. Op. cit.
27. RAO, J.; SMALLEY, P.; DEVANI, A.; GOLDMAN, M. (2006). Laser safety: Risks and hazards: Management and control measures. In: GOLDMAN, M. P. (Ed.). *Cutaneous and Cosmetic Laser Surgery* (pp. 293–310). Philadelphia, PA: Mosby Elsevier Health Sciences.
28. AMERICAN NATIONAL Institute for Safe Laser Use in Health Care Facilities. Orlando, FL: Laser Institute of America.
29. http://www.osha.gov.
30. AMERICAN NATIONAL... (2005). *Op. cit.*
31. ROCKWELL, J.; CHAMBERLAIN, J. Op. cit.
32. AMERICAN NATIONAL... (2005). *Op. cit.*
33. ROCKWELL, J.; CHAMBERLAIN, J. *Op. cit.*
34. BRAHMAVAR, S.; HETZEL, F. (2001). Medical lasers: Quality control, safety standards, and regulations. [Online]. Disponível em: http://www.aapm.org. Acesso em: 2006.
35. AMERICAN NATIONAL... (2005). *Op. cit.*
36. Buffalo Filter. Filtration Group®. Veja em: http://www.buffalofilter.com.
37. AMERICAN NATIONAL... (2005). *Op. cit.*
38. Buffalo Filter. Filtration Group®. Veja em: http://www.buffalofilter.com.
39. Idem.
40. U.S. DEPARTMENT OF LABOR, Occupational Safety & Health Administration. Bloodborne pathogens standards – 29 CFR 1910.1030. [Online]. Disponível em: http://www.osha.gov. Acesso em: 2006.
41. http://www.osha.gov.
42. AMERICAN NATIONAL Standard Institute For Safe Use Of Lasers In Health Care Facilities. (2005). *Op. cit.*
43. AMERICAN NATIONAL... (2005). *Op. cit.*
44. Olympic Dermatology & Laser Clinic. Veja: http://www.olympicdermatology.com.
45. Olympic Dermatology & Laser Clinic. Veja: http://www.olympicdermatology.com.
46. AMERICAN NATIONAL... (2005). *Op. cit.*

CAPÍTULO 12

O negócio na terapia com laser e luz

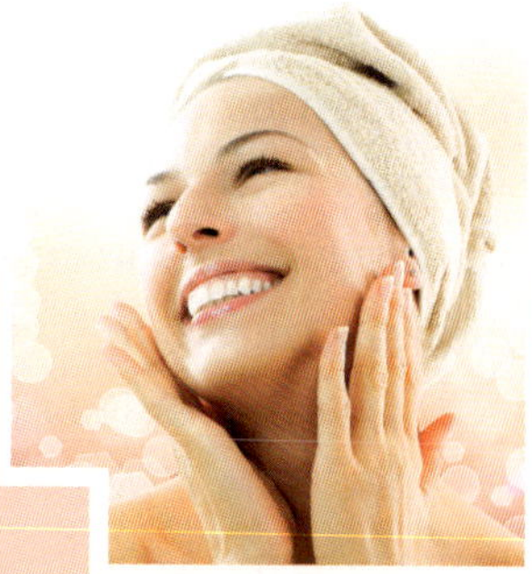

TERMOS-CHAVE

Ativos financeiros
Banco de dados
Custos diretos
Custos indiretos
Estratégias de preços
HIPAA
Manutenção preventiva (MP)
Marketing externo
Marketing interno
Passivos financeiros
Plano anual de negócios
Política de preços padrão
Preço de pacote de serviços
Preços de penetração
Preços econômicos
Preços premium

OBJETIVOS DE APRENDIZAGEM

Depois de terminar a leitura deste capítulo, você estará apto a:

1. Descrever os passos para a compra de um sistema de laser ou luz.
2. Conhecer as diferenças entre financiamento e *leasing* de um dispositivo.
3. Discutir as vantagens e desvantagens de fazer uma franquia médica.
4. Iniciar um negócio de terapias com laser e luz.
5. Compreender a projeção do ROI (retorno sobre o investimento).
6. Projetar um plano de marketing eficaz.

INTRODUÇÃO

Antes de passar para o negócio com laser e terapia de luz, você, primeiramente, precisa dar um passo para trás e analisar seus objetivos pessoais e experiências, as necessidades da sua clínica e os seus recursos financeiros. Numerosos elementos do desenvolvimento de negócios precisam ser explorados antes de você se esforçar para fazer qualquer movimento estratégico. Caso deseje realizar todo o start-up de uma empresa de cosméticos, expandir o seu negócio presente ou iniciar a compra de um único dispositivo cosmético, você deve desenvolver um plano de negócios. Na análise de um negócio com laser e luz, é preciso compreender os mitos e as realidades do mundo da medicina estética. O mercado está saturado de anúncios chamativos e de receitas sedutoras que incentivam a entrada no negócio de cosméticos. É fácil ser seduzido pela promessa de riqueza e fama. No entanto, a realidade é que, sem planejamento adequado, mais de 80% de todas as novas pequenas empresas deixam de existir após cinco a sete anos.[1]

Se, de fato, você decidir entrar de cabeça nesse campo, terá de empenhar-se na avaliação das suas fontes financeiras, das despesas projetadas e das questões legais dentro do estado ou país em que estiver atuando. Inúmeras questões devem ser abordadas quando se está começando a empreender. Quais serviços estão atualmente sendo oferecidos em sua comunidade? Que tipos de serviços ou de práticas você quer desenvolver? Qual é a sua filosofia de atendimento ao cliente? O seu ambiente de trabalho é salão de beleza, spa, spa médico ou clínica? Que profissionais você disponibilizará aos seus clientes? As respostas a essas perguntas determinarão a complexidade dos procedimentos a serem oferecidos em sua clínica e também definirão que tipos de dispositivos serão comprados.

A COMPRA DE UM DISPOSITIVO A LASER OU LUZ

Por que comprar um dispositivo de estética? Há numerosas razões pelas quais os clínicos entram nesse campo – você se animou com os resultados, dispõe de um espaço em sua clínica para oferecer serviços adicionais ou se satisfaz pessoalmente com a constante evolução dos dispositivos e terapias de estética. Há muitos aspectos a considerar nesse empreendimento. Primeiro, é preciso decidir qual procedimento, ou quais deles, você gostaria de introduzir em seu negócio. Um médico astuto examinaria os números relativamente às escolhas do consumidor e às tendências dos cosméticos e da tecnologia futura. A remoção de pelos com laser, por exemplo, é o procedimento número um na preferência dos consumidores; estimou-se que até 2010 a realização desse procedimento seria da ordem de 4 a 6 milhões por ano.[2]

Você quer selecionar o procedimento mais popular, capaz de fornecer uma renda confiável, mas que também o colocará em concorrência direta com as demais empresas da cidade, ou quer ser o primeiro com tecnologia totalmente nova, que irá diferenciá-lo da concorrência? Tendo estabelecido a segunda opção como estratégia, podemos dizer-lhe que ela pode ser excitante e estimulante; porém, no desenvolvimento de uma nova tecnologia, sempre é preciso fazer ajustes no sistema. O dispositivo, em geral, necessita de solução de problemas e desenvolvimento, pois parâmetros ainda estão sendo desenvolvidos e recomendações estão ainda sendo investigadas. Portanto, uma tecnologia nova é trabalhosa! Resumindo, tudo depende de onde você trabalha – você tem profissionais com conhecimento avançado, que compartilharão com você o desenvolvimento inicial da tecnologia, ou você é um profissional independente, que não está disposto a assumir riscos e quer garantia de rendimento?

Opções de tecnologia

Antes de comprar um equipamento, é preciso decidir com quais parceiros de tecnologia irá trabalhar. Uma vez decidido o procedimento que irá oferecer, então é necessário avaliar qual fabricante oferece o melhor dispositivo para alcançar esse objetivo. No campo de laser, luz, RF e dispositivos de plasma, existem mais de 90 empresas à sua escolha, e reuniões com representantes de diferentes fabricantes são essenciais. Mas, além disso, também é útil examinar estudos documentados, livros, fontes da internet, revistas especializadas e revisões aos pares. Para cada empresa, você deve consultar a saída de energia de cada dispositivo, a configuração do feixe, a seleção dos parâmetros, os tipos de acessórios, a capacidade de atualização e a facilidade de uso. Um praticante astuto precisa entender as variáveis no tratamento, bem como os parâmetros, as indicações clínicas e as contraindicações, antes de selecionar um dispositivo. Independentemente do que a empresa informar, um dispositivo não trata de tudo nem de todos.

Além de rever quais acessórios são necessários, você precisa considerar o custo. E o custo dos acessórios pode ajudar a expandir um negócio como pode arruiná-lo. Você pode gastar a maior parte de sua renda gerada em acessórios que tornam os procedimentos pouco rentáveis, e isso não contribui para o retorno pretendido. Alguns dispositivos têm acessórios descartáveis para cada procedimento, o que pode exceder o custo mensal do pagamento do *leasing*. Essa questão é um componente essencial no processo de negociação com diferentes fornecedores. Um dispositivo pode ser 50 mil dólares mais barato que o equipamento de outro fabricante; contudo, quantos pulsos podem ser gerados na peça de mão antes que vença a sua validade? A substituição de peças de mão dos dispositivos de LIP podem custar entre 3 mil dólares e 12 mil dólares. No entanto, as contagens de pulso podem variar entre 15 mil e 100 mil pulsos por peça de mão. É essencial reunir todas essas informações no processo de avaliação antes de comprar uma peça de um dispositivo de laser ou luz. Quais são os custos das ponteiras, do fluido condutor e das cabeças de tratamento? Há ponteiras que podem ser usadas apenas uma vez ou podem ser reutilizadas entre os clientes? O ponto de partida que você deve considerar é: quantos clientes se pode tratar antes de ser obrigado a rejeitar o item descartável? Investigue o custo total de todos os acessórios antes de realizar uma compra final.

Aproveite o tempo para pesquisar o histórico e a situação financeira da empresa e sua reputação no mercado antes de comprar uma peça onerosa. Solicite uma lista de referências e entre em contato com outras empresas que tenham adquirido os dispositivos. Certifique-se de que eles não estão indo à falência e não têm ações judiciais pendentes por violação de patentes em seus aparelhos. Ao longo de todos os anos, várias empresas foram compradas e vendidas, o que pode fazer com que um novo dispositivo a laser ou luz fique obsoleto muito rapidamente.

Você sabia? Antes de comprar um dispositivo, você deve sempre rever o tipo de pele predominante e as informações demográficas da sua clientela. Isso é essencial porque alguns dispositivos são seguros somente para um seleto tipo de pele. Investigue a lista de referências desses dispositivos para determinar o seu sucesso do uso em peles dos tipos IV a VI.

Comprar ou realizar leasing do seu dispositivo

Essa pergunta é sempre um dilema. Você deve comprar um equipamento novo direto do fabricante ou um dispositivo usado a partir de um terceiro fornecedor? As decisões precisam ser tomadas com base nos objetivos do negócio, nas oportunidades financeiras e na tecnologia que você pode oferecer à sua clientela. Há vantagens para ambas as estratégias. Comprando o equipamento novo direto do fabricante, você tem a certeza de que seus clientes reconhecerão o nome do seu novo dispositivo e dos procedimentos a ele associados graças aos esforços de marketing do fabricante. Você também tem a garantia de dispor da tecnologia mais recente, de um treinamento excelente e de acesso a materiais de consumo. Além disso, você se beneficiará das ferramentas de marketing e atualizações do sistema desse fabricante.

Já a aquisição de equipamentos usados a partir de um terceiro fornecedor é, obviamente, mais barata, mas é preciso perceber que toda a tecnologia se torna antiquada em um prazo de três a cinco anos, e se você optar por não oferecer a tecnologia mais recente seus clientes podem selecionar outro estabelecimento. Além disso, esteja ciente de que a compra de equipamentos usados de um terceiro fornecedor invalida a garantia da empresa. Você deve investigar o histórico do dispositivo, mas como? Não há nenhuma maneira de saber se o equipamento foi utilizado de forma adequada ou como ele foi operado no passado. Então, essa opção pode ser uma furada! Se você for comprar um dispositivo usado, negocie uma manutenção e um contrato de serviço de uma empresa bem-conceituada, juntamente com acessórios adequados, equipamento de segurança e manuais de operação.

Peças novas de um equipamento custam mais, mas têm garantia. Se você comprar uma nova peça para um equipamento, há geralmente uma garantia de serviço de um ano, com tudo incluído. Isso implica custos de viagens, tempo e despesa do serviço técnico, juntamente com peças e software, caso o dispositivo falhe. Como forma de economizar, tente negociar uma garantia estendida por mais um ano antes de fechar a compra. Os contratos de serviço podem ultrapassar 10 mil dólares por ano para dispositivos sofisticados de LIP, laser e RF; portanto, certifique-se de que incluem peças completas, mão de obra e duas **manutenções preventivas (MP)** por ano.

Opções de financiamento

O *leasing* ou financiamento é outro ponto de decisão. As opções de *leasing* podem parecer tentadoras em um negócio carente de dinheiro: é um processo mais fácil, tem tempo de aprovação mais rápido, pagamentos dedutíveis de impostos e taxa mensal mais baixa. Além disso, você terá a vantagem de não ser sobrecarregado por uma tecnologia obsoleta. No entanto, esteja ciente dos termos. Quais são os pagamentos mensais? Qual a quantia de depósito inicial? Você pode recusar o equipamento se ele estiver com defeito? Existe uma penalidade caso você queira cancelar o contrato antes da sua finalização? E, mais importante: quais são os termos de compra? Você terá de pagar milhares de dólares no final de um contrato de *leasing* de cinco anos para descobrir que a peça do equipamento não vale nada no mercado? Se decidir devolver a peça à empresa de *leasing*, você terá de pagar transporte, manuseio e seguro? Esses contratos de *leasing* são apresentados ao comprador como uma estratégia de financiamento rápido e simples, mas é preciso ter ciência de que ele pode se tornar mais oneroso do que comprar o dispositivo.

Ao adquirir um dispositivo diretamente do fabricante, o investimento inicial, as taxas de empréstimo, os juros e os pagamentos mensais podem ser difíceis para um novo negócio. Na preparação, você terá de fazer a lição de casa e elaborar um portfólio de suas declarações financeiras e um plano de negócios. Na busca de um empréstimo para pequenas empresas, descobrirá que as taxas de juros podem variar de acordo com a sua notação de crédito, o balanço financeiro das suas receitas e despesas, bem como o comprometimento financeiro de parceiros e investidores. Você tem a liberdade para saldar o pagamento do equipamento a qualquer momento, se negociar pela existência de não penalidades no pagamento adiantado, ou pode vender a unidade e atualizar quando for o momento correto.

Regulamentações governamentais

Sempre que estiver buscando expandir ou iniciar um novo negócio, é essencial obter informações do fabricante em relação à classificação dada ao laser pelo FDA e pela Ansi, dependendo do tipo de sistema que será comprado. Isso determinará a quantidade de profissionais diferentes para a sua equipe e se a supervisão terá de ser feita por um médico ou outro profissional habilitado. Não confie exclusivamente no fabricante e sempre conduza uma investigação independente quanto a quem pode operar um dispositivo legalmente no seu país. Deve haver uma análise das regulamentações descritas nos conselhos profissionais de medicina, de cosmetologia* e outros profissionais (fisioterapeutas, farmacêuticos, biomédicos). Essas leis devem informar quais serviços podem ser oferecidos, quem poderá desempenhá-los e com que frequência poderá fazê-lo. Esteja sempre ciente do âmbito prático da sua atuação.

Nos Estados Unidos, há variações entre estados, dispositivos e fabricantes. Alguns estados, como Nova Jersey, estabelecem que apenas um médico pode realizar procedimentos estéticos. Outros, como Califórnia, determinam que apenas um médico ou enfermeiro podem executar procedimentos estéticos com laser. Por outro lado, há estados, como em Washington, em que um médico com autoridade para prescrever medicamentos deve estar no local durante os procedimentos. E há aqueles que ainda não têm regulamentos e, portanto, qualquer um pode realizar procedimentos estéticos. Na Flórida, em 2006, uma lei estadual entrou em vigor, determinando que apenas dermatologistas e cirurgiões plásticos são qualificados para supervisionar spas médicos; até 2011, esses profissionais podiam responder por apenas um spa médico, e, atualmente, conquistaram o direito de responder por dois spas médicos.

Os regulamentos relativos aos spas médicos continuam. Por exemplo, alguns estados exigem registro do sistema laser no Departamento de Radiologia, como no Arizona, e outros exigem que o clínico tenha um número de horas específico de ensino como no Arizona (40 horas) e no Texas (24 horas). Como os tempos mudam e os estados estão se tornando mais proativos na segurança do consumidor, continuaremos a ver uma tendência de uso mais restrito dos dispositivos de laser e luz por uma equipe mais qualificada de profissionais licenciados.

INICIANDO UM NEGÓCIO COM LASER OU LUZ

De 2000 a 2005, os spas médicos cresceram mais de 200%, tornando-se o negócio emergente mais quente no campo estético.[3] Há numerosas razões clínicas para iniciar seu próprio negócio de laser ou luz. Talvez você tenha paixão ou interesse financeiro

* A regulamentação da profissão de tecnólogo em cosmetologia ainda tramita no Brasil. (N.T.T.)

em ter seu próprio negócio de estética. Talvez esteja cansado de trabalhar para alguém. Talvez queira crescer a partir de um ambiente médico mais tradicional para um ambiente mais rejuvenescedor de spa relaxante. Quaisquer que sejam as suas razões, você tem um dever de casa pela frente.

Entendendo a competição

A competição está em toda parte, mesmo fora do seu setor de negócios. Quer você goste, quer não, o ideal é estabelecer um indicador em relação ao qual o comum é comparado. A sua área de espera será comparada com os móveis mais requintados, próprios para a realeza. O serviço ao cliente será sustentado até que padrões praticamente inatingíveis sejam atingidos. E, sim, será esperado que seus programas de tratamento superem as habilidades dos cirurgiões plásticos. Essa é exatamente a forma como o consumidor ou cliente pensa, o que não sugere que o seu negócio com laser ou luz deva se contentar com a mediocridade. Pelo contrário, é preciso focar na frase: "Manter-se igual a clínicas e spas concorrentes ou ultrapassar as suas próprias metas de negócios". O sucesso do negócio servirá como motivação interna para satisfazer os seus próprios clientes. Outras clínicas da sua cidade e os conglomerados da *Fortune 500* em todo o mundo são a sua concorrência. Porém, você deve definir o seu grau de competição em um nível mais baixo, mediante uma lista de informações que podem facilitar seus objetivos de negócio individuais.

A competição pode ser uma distração. Você quer saber o que os concorrentes estão fazendo, quem são seus clientes e quais tratamentos realizam. Isso é importante, mas não a ponto de ficar obcecado com a ideia. Os poucos pontos-chave que você deve saber sobre a sua concorrência são os preços, os procedimentos comuns, o alvo demográfico e as promoções. Uma vez que tenha informações sobre seus concorrentes, faça do seu spa médico ou serviço algo único. Ofereça ao consumidor algo que está faltando em sua comunidade. Para ser bem-sucedido, tenha locais alternativos, ofereça um serviço excepcional e concentre-se no crescimento de seu próprio negócio, sem prestar atenção a outras empresas.

A competição em todo o país é importante porque lhe dá uma ideia da direção industrial. Procure conhecer algumas empresas bem-sucedidas do seu país e fique atento em relação ao que estiverem fazendo, incluindo preços, procedimentos, promoções, materiais de literatura, promoções no website. Isso o ajudará a conhecer as tendências em desenvolvimento e lhe permitirá ajustar o seu negócio, se desejar.

Análise de custo

A realização de uma análise de custo abrangente é uma questão importante tanto para o médico como para o proprietário da empresa, quer você esteja adicionando um serviço ao menu de serviços existentes, quer esteja envolvido na criação de um novo negócio. Para obter dinheiro, você tem de entender qual será o custo para fornecer um procedimento específico aos seus clientes. A análise de custos tem dois componentes separados: **custos diretos** e **custos indiretos**. Os primeiros, os custos diretos, são uma discriminação de todos os custos diretamente relacionados com a implementação de um procedimento com laser e/ou luz. Em outras palavras, são todos os custos relacionados exclusivamente ao tratamento estético, e são compensados apenas pelo pagamento dos clientes que recebem esse tratamento. Isso pode ser confuso, então vamos tentar simplificar com alguns exemplos.

Custos diretos

Como dissemos, *custos diretos* são aqueles associados diretamente com o procedimento. Por exemplo, o custo da compra regular de gel de alta viscosidade (ou qualquer outro produto de resfriamento, como gás criogênico), lâminas de barbear, fibras ou quaisquer ponteiras descartáveis ou filtros. Além disso, podem ser incluídos pagamento mensal de equipamentos, contratos de serviços, despesas de manutenção, anúncios, folhetos de marketing ou cartazes da clínica, custos de treinamento e de seguro e remuneração dos empregados. Em outras palavras, custos diretos são aqueles que ocorrem unicamente em razão dos tratamentos com laser.

Os custos estão sempre mudando e, em geral, aumentando. Será preciso avaliá-los a cada seis meses, pelo menos, para garantir que não têm aumentado. Por exemplo, o gel pode ser mais caro agora do que na última vez que você comprou. Você, provavelmente, pesquisou algumas informações de custos quando comprou o equipamento e montou o contrato; se não fez na ocasião, agora é o momento de usar lápis e papel e descobrir a sua rentabilidade.

Estratégias de preços

As **estratégias de preços**, por vezes, podem parecer ser parte do plano de comercialização; no entanto, o preço é bem diferente e deve ser avaliado independente do marketing. As teorias e estratégias de implementação de preços podem ser sofisticadas. Para os nossos propósitos, vamo-nos concentrar em quatro estratégias de preços distintas: preços e custos, preços e concorrentes, preços e os clientes, e preço e objetivos do negócio. Essas estratégias conduzirão os objetivos do negócio, em oposição a preços promocionais, que constituem uma ruptura do preço ocasional com o intuito de movimentar o excesso de estoque, por exemplo.

Preços e custos

Uma empresa que oferece remoção de pelos com laser tem de garantir que os rendimentos cobrirão os custos, ou seja, produzir lucro. Diferentes táticas de preços cobrem os custos e devem ser avaliadas com base em diferentes modelos de negócios.

No setor do spa médico ou do *day* spa, normalmente se pensa primeiro nos **preços premium**, uma estratégia que utiliza preços elevados para comunicar a singularidade do produto ou serviço.

Outra estratégia de preço que pode ser utilizada no spa médico é o **preço de penetração**: o preço é fixado para baixo para permitir o acesso ao mercado. Os custos, nessa estratégia, estão em um ponto de equilíbrio ou de perda.

Em seguida, temos os **preços econômicos**. Nesse caso, todos os custos são mantidos baixos para proporcionar o menor custo ao cliente; uma estratégia muito popular, que ficou famosa pela Walmart.

O **preço de pacote de serviços** é uma tática comumente usada em *day* spas, e o spa médico também está seguindo esse caminho, que envolve o conceito de *pacotes*, mas é muito mais sofisticado que isso por combinar múltiplos serviços. Por exemplo, remoção facial de pelos com laser juntamente com algum outro serviço facial e um pacote de produtos. Nesse pacote, você pode avaliar os custos e determinar quanto de desconto tem condições de oferecer mediante pagamento antecipado. Pacotes também ajudam a clínica a melhorar sua programação e aumentar sua utilização, por saber o número de clientes com pacotes contratados. Além disso, podem ser previstas visitas de clientes. Embora haja muitos outros tipos diferentes de preços, esses quatro são os mais familiares e os mais comumente utilizados nessa área.

Avalie os objetivos do seu negócio para o ano antes de escolher uma estratégia de preços. Seus objetivos podem incluir maximizar os lucros, atrair novos clientes, conquistar uma meta de rendimento, evitar ainda mais a concorrência ou manter seu espaço no mercado. Uma empresa pode usar cada um desses modelos de definição de preços em diferentes épocas do ano para executar seu plano.

Preço e concorrência

O fato de você ter uma grande ideia, um financiamento e um plano de negócios muito bem pensado não é garantia de sucesso. Empreendedorismo e competitividade são muitas vezes sinônimos, e para a competição transformar-se em sucesso o proprietário de um spa médico precisa saber negociar entre a linha tênue do interesse ativo da sua instituição e um estabelecimento intrometido. Pela coleta de pequenas quantidades de informação, você pode vislumbrar o que a concorrência está fazendo com relação a preços, ofertas e compensação. A habilidade de coletar informações e transformá-las com precisão em informação operacional útil é uma valiosa habilidade para dimensionar a sua prática. Os processos pelos quais você optar para "obter algo bom" obviamente não precisam ser extremos nem invasivos; no entanto, ser vigilante a respeito da publicidade, das informações orais ou de apresentações públicas deve dar uma perspectiva de um quadro bastante completo para tirar suas conclusões. Além disso, avalie a página da sua concorrência, olhe a quantidade de funcionários com diferentes formações e faça extensos, mas discretos, telefonemas. Para ser bem-sucedido, você deverá buscar o seu próprio nicho exclusivo, que atrairá a clientela de mercados inexplorados.[4]

Preço e consumidor

No comércio varejista, diz-se que o preço de um item corresponde ao preço que o cliente irá pagar,[5] como indicativo de que ele é voltado ao consumidor. Isso também é verdadeiro em relação a spa e spa médico. Um primeiro passo importante na definição dos preços de remoção de pelos com laser é compreender o seu cliente. Como esse procedimento está se tornando muito popular em todo o país, e pode ser competitivo, seus clientes já podem estar realizando o tratamento em outra clínica. Essa é uma das poucas áreas em que uma pesquisa do consumidor é recomendada, mas não precisa ser uma coleta de dados elaborada. Pesquisas de preços devem focar na sensibilidade dos preços sobre os procedimentos e os produtos, assim como no valor percebido. Em nosso meio, as faixas de valor percebido observadas acompanham o preço que o cliente irá pagar.

Realizar pesquisas pode ser complicado. Preparar as perguntas de modo a não influenciar as respostas às vezes pode ser difícil. Portanto, as pesquisas que impactam em decisões significativas, como preços, devem ser preparadas por um profissional; caso contrário, a informação que você obterá será exatamente a que pensou que teria, porque terá feito perguntas para obter respostas previstas.

Grupos *Ad hoc* ou a navegação na internet também podem ser usados para determinar as necessidades da sua clientela e as taxas que serão permitidas pelo mercado.

Preço e objetivos do negócio

Precificar procedimentos de remoção de pelos com laser para facilitar o crescimento e a rentabilidade do seu negócio é uma tática inteligente. Mas, quando as empresas reduzem drasticamente os preços em um esforço para atrair clientes, o resultado final pode ser desastroso. Para evitar as decisões desesperadas da última opção de atribuição de preços (e não ter de sofrer as consequências financeiras), considere a implementação de uma **política de preços padrão**. Trata-se de um documento controlado pelo gerente ou diretor da clínica ou do spa que nada mais é que uma lista com todos os preços, em que os valores iniciais são calculados por uma fórmula matemática baseada no custo e uma porcentagem de lucro específica. Quando os valores são aumentados, há um aumento na fórmula do preço padrão. Isso é muito mais eficaz do que dizer "Quanto o spa ABC está cobrando pelo serviço? Ok, vamos cobrar 50 centavos menos".

As políticas de preços padrão ajudam a empresa a definir os objetivos iniciais do negócio. Já os objetivos anuais são parte do **plano anual de negócios**, um documento complexo no qual se incluem orçamento, plano de marketing e plano de crescimento (inclui planos de desenvolvimento isolados para serviços específicos) que dá foco e profundidade ao crescimento do negócio.

Quando um spa acrescenta um serviço, como depilação a laser, é a criação de um plano de negócios para o crescimento desse procedimento dentro da clínica que ajudará a garantir o sucesso. Quando usa um modelo de negócio fornecido por um fabricante, você vai querer garantir que a informação seja bastante detalhada e reflita a sua própria situação individual. Você pode pedir ajuda do fabricante ou do contador para obter a informação adequada e determinar onde a sua margem de lucro estará. No entanto, lembre-se: se no segundo ano da sua empresa você não aumentar os procedimentos a cada mês e tiver de fazer um contrato de serviços de 5 mil dólares, então seus lucros brutos cairão drasticamente!

Obter lucro é a razão número um para estar no negócio. Do contrário, ou você é uma organização sem fins lucrativos ou está fora do ambiente de negócio. Por vezes, descobrir como manter os custos baixos, cumprir as metas, pagar as contas, manter os funcionários felizes e fornecer um excelente serviço ao cliente pode ser angustiante. Há uma estratégia importante para manter um negócio avançando, que é a estratégia da receita, ou seja, como você fixa o preço. Compreender as estratégias de determinação de preços, como a concorrência estabelece seu preço e o que o mercado fará com as informações demográficas de seus clientes exige visão, habilidade e intuição.

PLANO DE NEGÓCIOS PARA O PROPRIETÁRIO INDEPENDENTE

Então você decidiu começar seu próprio negócio com laser e luz. Você quer ser um empreendedor com ambiente próprio e serviços de spa médico exclusivos; portanto, um plano de negócios detalhado precisa ser escrito para garantir o seu sucesso. Há inúmeros consultores de negócios, planejadores financeiros, advogados, consultores, DVDs de instrução e livros capazes de ajudá-lo no processo. Use-os. O plano de negócios será a sua salvação durante a fase de iniciação. Quando estiver se submetendo a empréstimos de negócio ou locações, leve o plano com você para revisão e consideração.

Componentes do plano de negócios para terapias de lasers e luz

1. Página de rosto
2. Sumário

3. Sumário executivo
   - Descrição da empresa, incluindo proprietário, filosofia, serviços a serem oferecidos e intenção de rentabilidade.
4. Descrição da empresa
   - Descrição do tipo de empresa (entidade jurídica) que você quer constituir. É recomendável contratar um escritório de contabilidade quando tiver estabelecido o tipo de empresa e, também, certificar-se de ter solicitado o alvará de funcionamento e número de identificação fiscal.*
   - **Corporação C** – Grande *status* de corporação. Vários proprietários ou parceiros são protegidos, pois têm responsabilidade limitada. Boa escolha para um novo negócio em grande escala. Você pode emitir ações que são tributadas duas vezes: uma em nível corporativo e outra nos dividendos.
   - **Corporação S** – Empresa regular, mas a renda é repassada aos acionistas. Boa entidade para empresa de tamanho moderado, em que os acionistas pagam impostos sobre sua porção da renda corporativa.
   - **Unipessoal** – A empresa tem apenas um proprietário, que é você, a quem cabem o controle total e também os lucros totais. No entanto, a responsabilidade por qualquer dívida ou ação judicial contra a empresa recai sobre você, pessoalmente (seus bens pessoais podem se tornar um alvo para os seus inimigos).
   - **Parceria** – Dois ou mais parceiros estabelecem um negócio com um contrato legal, em que cada um divide lucros e dívidas e é pessoalmente responsável por todas as obrigações e despesas.
   - **LLC (Corporação de responsabilidade limitada)** – Deve ser legalmente estabelecida sobre as regras e regulamentos de LLC do local em que a empresa for constituída. Ótimo para novas e pequenas empresas, e não há responsabilidades diretas ou risco pessoal sobre o patrimônio.
5. Demonstrações financeiras (tenha um contador para ajudá-lo)
   - Tenha um relatório detalhado dos **ativos financeiros** e dos **passivos financeiros** próprios e de seus parceiros antes de ir a uma instituição financeira para obter um pequeno empréstimo. Leve extratos bancários, declaração do imposto de renda do ano anterior e outras informações relacionadas à viabilidade do negócio e sua saúde financeira.
   - Uma vez que o seu negócio esteja instalado e funcionando, um programa de contabilidade é essencial para gerir as receitas e despesas e também para realizar relatórios financeiros. Alguns exemplos de softwares disponíveis no mercado: QuickBooks, Quicken Cashbooks Completo, Linux.

* No Brasil, o Cadastro Nacional de Pessoa Jurídica (CNPJ). (N.T.T.)

- Os relatórios a serem preparados incluem:
  - **Balanços** – Relatórios que mostram ativos e receitas, passivos e despesas.
  - **Análise de igualdade** – Relatório que oferece uma projeção de quando a sua empresa começará a ser rentável.
  - **Declaração de rendimentos** – Relatório que traz uma projeção do lucro líquido em um período de três anos.
  - **Projeção do fluxo do caixa** – Relatório que projeta quanto dinheiro você terá dia a dia e mês a mês.
  - **Orçamento operacional** – Relatório que mostra como o dinheiro flui para dentro e para fora do caixa e o que precisa ser orçado.

6. Descrição do produto ou serviço
   - Descrição detalhada dos serviços a serem oferecidos, dos produtos a serem vendidos, das tecnologias de laser e luz a serem compradas e das opções de tratamentos que poderão ser executados. Análise de quais dispositivos serão submetidos a *leasing*, aluguel ou compra. Avalie quem será o fornecedor de seus suprimentos e equipamentos. Faça uma lista detalhada dos suprimentos que serão necessários, das linhas de cosmecêuticos que serão disponibilizadas e também dos móveis e equipamentos necessários para cada sala e para o *hall* de entrada.
7. Análise de mercado
   - Análise demográfica da área em que o serviço será executado, com resumo de idade média, raça, sexo, escolaridade, tipo de residência e renda. Analise as tendências do mercado e os tipos de serviços especiais a serem oferecidos, como serviço de estacionamento, cafeteria, estacionamento coberto. Aborde a competitividade mediante avaliação da localização de outros spas médicos, seus serviços, seus preços, suas taxas e tipos de instalações.
8. Localização do spa médico
   - Se você está refazendo a sua instalação atual ou realizando o *leasing* de um novo local, a localização é importante! Descreva a metragem em metros quadrados, especificando estacionamento e *layout* da sala com *lobby*, área de negócios da clínica e as diversas salas, como salas de tratamento, de preparação, de consulta, de aplicação de produtos, de descanso e de limpeza. Aborde cores, padrões e decoração geral. Lembre-se: a sua clínica precisa ter uma área de mimos para o cliente, mas também deve ter salas para tratamento estético que lhe ofereça segurança.
   - Discussão sobre os termos do contrato: zoneamento da propriedade; custos projetados de água, eletricidade, serviços de limpeza, segurança, seguros, esgoto e manutenção. Inclua também uma cópia das plantas, juntamente

com os valores projetados para a remodelação ou reparos necessários antes de abrir as portas do seu estabelecimento.

9. Planos de infraestrutura
   - Discussão dos sistemas de telefonia e de software de computador. Sistemas de computadores com vários programas precisam ser avaliados, incluindo componentes a respeito de consultas e agendamento, faturamento e cobranças, recursos humanos, relatórios de inventário, vendas, rastreamento de comissão, sistemas de gestão do cliente. É preciso decidir de quantos computadores você necessita e em que locais da clínica serão instalados.
   - Além disso, todas as redes precisam ser seguras para evitar o acesso à informação por pessoas externas ao estabelecimento. O uso de programas de segurança do computador é obrigatório, devendo ser compatível com a **HIPAA**, e ter garantia quanto à segurança das informações do cliente.
10. Políticas e procedimentos (um advogado ou consultor serão úteis nesse aspecto)
    - Nos Estados Unidos, há numerosas leis estaduais e federais para proteger o consumidor.* Estas, juntamente com o manual da OSHA e políticas da HIPAA, precisam ser incluídas em seu manual de negócios. As políticas também precisam incluir o agendamento do cliente e políticas de cancelamento, políticas de laser e luz, políticas de esterilização, política para medicamentos, políticas cirúrgicas e protocolos de segurança.
    - Devem ser projetados modelos de agendamento, formulários de procedimentos, tabelas de honorários, formulários de pré-tratamento, formulários de avaliação de admissão e instruções de alta do paciente.
    - O manual do funcionário deve incluir uma variedade de políticas, incluindo políticas de não discriminação e de assédio sexual, benefícios de aposentadoria, ações disciplinares, férias/doença/tempo de férias, pagamento de horas extras, horas de trabalho, política de uso particular de e-mail e internet, política de segurança dos funcionários, contratação de pessoal terceirizado, contrato de não concorrência, descrições de funções e avaliação do desempenho no trabalho.
11. Funcionários
    - Os recursos humanos da empresa precisam ser definidos quanto ao horário de trabalho (tempo parcial *versus* tempo integral) e tipo de equipe (profissional que realiza o procedimento estético, setor administrativo e recepcionista).
    - Você pode contratar uma empresa que forneça profissionais para atuar em tempo parcial nos procedimentos com laser e luz, utilizar uma agência de emprego ou contratar sua própria equipe. O pessoal deve ser qualificado, ex-

* No Brasil, há o Código de Defesa do Consumidor. (N.T.T.)

periente e treinado no atendimento ao cliente. Certifique-se de entrevistar cada membro da equipe, de conferir as referências e de fazer uma experiência de três meses, com avaliações frequentes para determinar se o profissional se encaixa no ambiente de sua clínica.

- Dois meses antes da abertura da empresa, contrate novos funcionários e coordene o treinamento com vários fabricantes. Use a equipe para ajudar a construir o seu novo negócio. A educação continuada é essencial, juntamente com avaliações anuais.

12. Apêndices
    - Qualquer informação suplementar, incluindo planos de marketing e planos de benefício, entre outros.

Cumprimento da HIPAA

A HIPAA, lei promulgada em 1996, foi desenvolvida para melhorar a continuidade da cobertura do seguro-saúde dos indivíduos, para combater o desperdício e a fraude, para melhorar o acesso aos cuidados de longo prazo e para garantir a privacidade e a segurança individual dos clientes. Portanto, em suas instalações, os clientes devem ser notificados sobre os seus direitos de privacidade e de que maneira suas informações serão utilizadas. Você precisa ter políticas de privacidade e treinar a sua equipe para garantir que todos compreendam os procedimentos. Medidas devem ser tomadas para que arquivos e registros dos clientes não estejam disponíveis para aqueles que não precisam deles.

FRANQUIA MÉDICA

Em vez de iniciar o seu próprio plano de negócios, com uma boa franquia de spa médico o seu negócio pode estar instalado e funcionando dentro de 6 a 12 meses. Quando compra uma franquia de spa médico, você está comprando uma operação completa com negócios, finanças, jurídico, tecnologia e consultores para ajudá-lo em seu empreendimento. Basicamente, você compra o pacote inteiro com *expertise* operacional para ajudá-lo a partir da fase inicial até o momento de abrir as portas do estabelecimento.[6]

Franquias têm inúmeras vantagens:

- Especialistas para auxiliar na obtenção de empréstimos comerciais, *leasing* de tecnologia e localização das instalações.
- Desenvolvimento do seu plano de negócios.

- Assistência na contratação e treinamento da sua equipe.
- Desenvolvimento do seu plano de marketing.
- Assessoria jurídica.
- Auxílio no planejamento da planta.
- Disponibilização de uma distribuidora de equipamentos e tecnologia.
- Fornecimento de uma rede com outros proprietários de franquia.

No entanto, pode haver inúmeras desvantagens com essas empresas:[7]

- Para ser qualificado como proprietário de uma franquia, seus ativos líquidos têm de ser da ordem de 150 mil dólares, e seu patrimônio líquido, de 500 mil dólares.
- Os custos de franquia podem acabar com seus lucros; as taxas de inscrição, por exemplo, podem ficar entre 35 mil dólares e 95 mil dólares por local.
- As taxas iniciais para a instalação do spa médico (independente da franquia) podem ficar entre 250 mil dólares e 700 mil dólares no primeiro ano de operações.
- Franquias também recolhem *royalties* calculados em 4% a 10% ao mês; então, se a sua receita mensal for de 50 mil dólares, você terá de pagar ao franqueador de 2 mil dólares a 5 mil dólares por mês.

Antes de estabelecer parcerias de negócios e investir em uma franquia médica, dedique um tempo para analisar a história financeira da empresa, o contrato completo, as referências, os custos iniciais, as cláusulas de saída da franquia, as restrições sobre produtos e dispositivos que você deseja comprar e seu histórico legal.

A VENDA DE TRATAMENTOS COM LUZ E LASER

Criar a sua própria imagem é tudo. No mundo do aperfeiçoamento cosmético e do rejuvenescimento, a atenção a minúcias é essencial. O cliente está em busca de paz, relaxamento e serviço do mais alto nível de excelência. A filosofia do negócio deve exceder as expectativas dos clientes, proporcionando procedimentos estéticos com laser e luz eficientes e de qualidade. A qualidade excepcional da experiência criará lealdade e gerará o boca a boca.

Clientes de spas médicos são bem-educados e proativos, buscando apenas o destino correto para seus procedimentos cosméticos e de spa.[8] Uma vez estabelecida a confiança, eles contarão com a sua *expertise* e seguirão as suas orientações na recomendação dos tratamentos adequados para que atinjam seus objetivos. Ao anunciar a introdução de um novo serviço de laser ou luz ou iniciar um novo negócio, é necessário um esforço de marketing especial; afinal, você acabou de realizar um grande investimento financeiro e a comunidade precisa saber do seu novo empreendimento. Um plano de marketing deve ser desenvolvido para transmitir os atributos da sua clínica e, ao mesmo tempo, rastrear fontes de referência.

Desenvolvendo um plano de marketing

Ao projetar um plano de marketing, é essencial compreender a sua carteira de clientes. A maioria dos princípios de marketing são gerais e considerados uma norma porque alteram ou modificam o comportamento do consumidor. No entanto, com uma interpretação cuidadosa de seus clientes potenciais, você estará apto a adaptar a sua campanha de acordo com a sua carteira de clientes.

É imperativo conhecer os dados demográficos de seus clientes e conceber um plano de marketing que aborde não só a variedade de serviços, mas também a qualidade destes. Uma coleta de dados cuidadosa e sua competente análise ajudarão a refinar a campanha, da concepção à execução.

A análise dos clientes que você já tem lhe dará um retrato falado do seu mercado-alvo. As informações a serem coletadas incluem preferências de serviços, idade, renda familiar, endereço e sexo. Em um estabelecimento pequeno, rever manualmente os registros dos clientes é adequado, mas demorado; no entanto, há no mercado vários softwares de bancos de dados que facilitam a tarefa de gestão de clientes e rastreamento de informações. A escolha de um **banco de dados** lhe permitirá otimizar seus esforços para estabelecer o marketing interno.

Marketing interno

Se estiver expandindo um negócio ou acrescentando um novo serviço ao negócio já existente, utilize as estratégias de **marketing interno** – esse tipo de marketing tem como alvo a clientela existente, que é leal à sua empresa. Estatisticamente, 70% dos clientes que procuram procedimentos cosméticos já são clientes e responderam a esforços de marketing interno. Com base na análise demográfica de seus clientes, relacione aqueles em seu banco de dados atual que possam interessar-se por remoção de pelos a laser. Isso pode ser feito apenas por meio de um levantamento; e se você estiver fazendo uso dele, o processo é simples. Monte um questionário que os clientes possam preencher enquanto esperam pelo tratamento e, como contrapartida, ofereça uma depilação a laser com preço promocional de lançamento. Faça perguntas sobre o tipo de serviço que estão procurando, a sensibilidade a preço e o interesse em aprender mais sobre novos procedimentos. Isso fornecerá à equipe um guia para abordar a sua nova tecnologia de laser e de luz, além de outros serviços complementares.

Com essas informações em mãos, crie uma campanha interna para atrair essas pessoas. Seus consumidores atuais serão os primeiros a experimentar o tratamento e a desfrutar da sua nova tecnologia a laser ou luz. Oferecer-lhes uma oferta introdutória de 10% a 15% de desconto nos primeiros três meses garante um rendimento estável. E, para aumentar ainda mais o número de clientes que realizam a depilação a laser, crie uma oferta de recomendação para aqueles que realizarem o tratamento e o indicarem a um amigo.

Materiais informativos

A apresentação de materiais na sala de espera é uma peça-chave para vender seus novos serviços e/ou o seu novo negócio de spa médico. Os fabricantes de laser e de luz costumam ter uma grande variedade de materiais de marketing, como cartazes, suportes de mesa e folhetos, que descrevem o processo e a tecnologia empregada. Acrescente a esses o seu próprio folheto de negócios, desenvolvido para descrever a nova tecnologia, e que descreva também a sua filosofia de atendimento ao cliente, a gama de serviços que você oferece e a sua lista dos funcionários e respectivas qualificações, com ênfase para o seu mercado-alvo. Faça um folheto colorido, impresso em papel de alta qualidade, que se destaque na apresentação, mas tenha uma aparência profissional e de alto nível. Você também pode comprar um monitor de TV com saída para vídeo para transmitir seus serviços promocionais. Enquanto os clientes estiverem esperando, eles poderão relaxar em uma atmosfera serena e aprender sobre o seu mais recente tratamento com laser e luz.

Os boletins informativos também podem ser uma ferramenta de marketing eficaz. Uma vez que tenha coletado os dados demográficos no banco de dados, formate o seu boletim utilizando um dos muitos programas de editoração eletrônica disponíveis ou contrate um designer gráfico e uma gráfica. Esses boletins podem ser uma grande ferramenta para abordar a mais recente tecnologia, os serviços, os novos funcionários, as atividades promocionais e a distribuição de cupons de desconto aos leitores. Faça o seu boletim colorido e interessante, com informações que causem impacto e textos curtos.[9]

A mala direta ainda é a forma mais barata de publicidade e deve ser realizada pelo menos trimestralmente.[10] Ofertas promocionais, dias de desconto na remoção de pelos com laser e cupons de desconto podem ser fundamentais para aumentar a sua produtividade. Inúmeras empresas têm cartões pré-formatados, que podem ser fácil e economicamente modificados para anunciar a nova tecnologia à sua clientela.

Espaços promocionais

Outra ferramenta de marketing eficaz é oferecer uma tarde de beleza promocional à sua clientela fiel. Essa pode ser uma oportunidade divertida que inclua bebidas saudáveis, decoração diferente e tratamentos de spa, ou apenas constitua uma oportunidade para seus clientes experimentarem novas maquiagens ou produtos de cuidados da pele. Uma palestra informal pode ser realizada para discutir novas tecnologias ou tratamentos existentes, e a empresa de laser ou luz pode patrocinar o evento, encaixando-o em seu orçamento de marketing. A tarde de beleza pode ser realizada em seu spa médico ou em uma instalação alugada ou um restaurante, dependendo do tamanho do evento. O convite formal costuma ser acompanhado de sacolinhas com presentes e descontos para os participantes e seus amigos.

Marketing externo

O marketing externo é excelente para reter clientes que já são fiéis aos seus serviços. No entanto, quem está começando um novo negócio ou tem um negócio em crescimento deve atrair novos clientes por meio do **marketing externo**. Há inúmeras maneiras de aumentar a visibilidade dentro da comunidade. Uma pesquisa mostrou que é preciso uma média de dez exposições na mídia antes que ocorram o reconhecimento do nome e o contato potencial do cliente com a empresa. Como criar um nicho para um negócio em um mercado já saturado? Existem numerosos métodos de marketing externo que variam em relação a custos e retornos sobre os investimentos. Antes de utilizá-los, certifique-se de ter estabelecido um sistema de rastreamento que lhe permita identificar de onde virão os seus novos clientes; caso contrário, você não terá como saber se o seu investimento em marketing foi bem aproveitado.

Website

Uma das ferramentas mais poderosas para promover seus negócios e serviços é a internet. Sites inteligentemente projetados podem fazer seu número de novos clientes crescer na faixa de 20% a 50%. Os benefícios associados à criação da sua própria página na web incluem acesso gratuito a informações atualizadas, a descontos especiais, a ofertas promocionais e a eventos. Seu site também pode conter depoimentos de clientes e informações sobre seus serviços e tratamentos. Além disso, há numerosos programas de monitoramento de acessos por dia, semana e mês para informá-lo sobre a eficácia de seu website. Você pode atualizar o site dentro de uma rotina básica, a fim de que boletins de notícias e promoções possam ser facilmente acessados. Comparado com outras mídias, como a impressa, o rádio e a TV, o marketing de negócios e serviços na internet é o tipo de marketing que mais tem prosperado.

Depois de ter desenvolvido o seu site, o próximo passo é a manutenção, e um web designer pode ajudar a sua empresa nessa tarefa. Quase 85% dos usuários de internet confiam em mecanismos de busca, como Google, MSN e Yahoo!, entre outros, e em diretórios para localizar sites específicos. Se quiser, consultores podem ser contratados para gerenciar o seu site, a fim de que todos os seus esforços não sejam enterrados na última página de uma pesquisa na web.

Você sabia? Páginas da web podem ser dedicadas às suas linhas de produtos, juntamente com seus benefícios e pedidos on-line (se desejado). O efeito na própria indústria da propaganda tem sido profundo. Em 2007, o marketing on-line movimentou mais de 21,2 bilhões de dólares, excedendo a *performance* de 2006 em 26%.[11]

Anúncio impresso

Se desejar fazer um anúncio, escolha uma única mensagem que resuma a essência do seu negócio e publique-o de forma consistente, seja nas páginas amarelas, em jornais e revistas locais, anúncios ou periódicos de faculdade. O reconhecimento do nome é importante, e a exposição repetida da sua imagem acabará atraindo nova clientela. Anúncios formais na grande imprensa, dependendo do tamanho e da cor, podem ser onerosos. Em geral, os jornais oferecem um desconto especial pela quantidade de vezes que o anúncio for repetido dentro da mesma semana.

Comerciais em rádio e TV

Esse tipo de exposição na mídia é dispendioso, mas o seu nome pode chegar a centenas de milhares de pessoas. Em determinada área demográfica, a exposição do seu negócio pode atingir de 100 mil a 500 mil pessoas. Para programar a veiculação do anúncio de modo a atingir o público-alvo correto, é importante obter informações demográficas dos clientes por meio da empresa de publicidade para a programação ou para as faixas de horário da emissora escolhida. Essas informações incluem o *status* socioeconômico dos ouvintes ou dos telespectadores de cada programa ou faixa horária, bem como sexo, idade, faixa de renda e ocupação. Com essas informações, então, você decide a faixa de horário em que o seu anúncio será transmitido, e quantas vezes por dia e em que dias o será. Esse tipo de exposição na mídia pode ser eficaz, mas pode custar mil dólares a 5 mil dólares por mês.

Networking

Esse tipo de marketing externo pode ser eficaz, consumir menor quantidade de dinheiro e ser o mais trabalhoso. O trabalho em rede com academias locais e clubes esportivos é uma ferramenta eficaz para aumentar a exposição do seu novo negócio e serviços. Ofereça-se para falar em clubes de mulheres e organizações de saúde e envolva-se em programas beneficentes e em eventos de associações comerciais. Seja persistente, apresente a mesma mensagem de qualidade e excelência e divirta-se – todos esses esforços devem aumentar seus resultados e seus lucros.

CONCLUSÃO

Começar um novo negócio ou expandir um negócio atual para incluir laser e luz é a onda do futuro. O desenvolvimento do seu novo spa médico ou serviço é um momento emocionante. No entanto, certifique-se de que a preparação e o planejamento sejam cuidadosos. Use os recursos ao seu redor e, se necessário, contrate especialistas. Com a lição de casa devidamente cumprida, apoio financeiro e dedicação, o resultado será financeira e pessoalmente estimulante e recompensador.[12]

10 DICAS IMPORTANTES

1. Antes de entrar para o negócio da terapia com laser e luz, dê um passo para trás e analise seus objetivos pessoais e experiência, as necessidades da clínica e seus recursos financeiros.
2. Antes de comprar alguma peça de equipamento, decida quem serão os parceiros tecnológicos e, em seguida, pratique. Uma vez tomada a decisão sobre qual procedimento oferecer, pesquise qual fabricante oferece o melhor dispositivo para realizar esse objetivo.
3. Antes de comprar um dispositivo, reveja o tipo de pele predominante e informações demográficas de sua clientela. Esse é um passo essencial, pois alguns dispositivos são seguros apenas para um seleto tipo de pele.
4. A competição está em toda parte, mesmo fora do setor do seu negócio. Quer você goste, quer não, o ideal é estabelecer um indicador em relação ao qual o comum é comparado.
5. Realizar uma análise de custo abrangente é importante tanto para o profissional quanto para o proprietário da empresa, quer você esteja adicionando um serviço ao menu de negócios, quer esteja envolvido na criação de um novo negócio.
6. No negócio varejista, diz-se que o preço de um item corresponde ao preço que o cliente irá pagar, [13] indicando que ele é voltado ao consumidor. Isso também é verdade em relação a spa e spa médico.
7. Precificar procedimentos de remoção de pelos com laser para facilitar o crescimento e a rentabilidade do seu negócio é uma tática inteligente. Mas, quando as empresas reduzem drasticamente os preços em um esforço para atrair clientes, o resultado final pode ser desastroso. Para evitar as decisões desesperadas da última opção de atribuição de preços (e não ter de sofrer as consequências financeiras), considere a implementação de uma política de preços padrão.
8. Antes de estabelecer parcerias de negócios e investir em uma franquia médica, dedique um tempo para analisar a história financeira da empresa, o contrato completo, as referências, os custos iniciais, as cláusulas de saída da franquia, as restrições sobre produtos e dispositivos que você deseje comprar e seu histórico legal.

9. Criar a sua própria imagem é tudo. No mundo do aperfeiçoamento cosmético e do rejuvenescimento, a atenção a minúcias é essencial.
10. É imperativo conhecer os dados demográficos de seus clientes e conceber um plano de marketing que aborde não só a variedade de serviços, mas também a qualidade destes.

PERGUNTAS DE REVISÃO DO CAPÍTULO

1. Quais são as etapas da compra de um sistema a laser ou luz?
2. Quais são as desvantagens do *leasing* de um dispositivo em comparação à compra?
3. Quais são as quatro vantagens da aquisição de uma franquia de um spa médico?
4. Quais são os 12 passos de um plano de negócios?
5. Como se obtém o custo de um tratamento com laser ou luz?
6. Quais são as quatro ferramentas do marketing externo?

REFERÊNCIAS

1. US Small Business Administration. Veja: https://business.usa.gov/.
2. Cynosure Product Information. Veja: http://www.cynosure.com/products/.
3. WHITMAN, C. (set.-out. 2005). Medical spa investing. *Aesthetic Trends & Technologies*, v. 4, n. 5, p. 57-59.
4. WHITMAN, C. (maio.-jun. 2007). 10 key business elements to ensure successful medical spa development. *Aesthetic Buyers Guide*, p. 58-73.
5. Canada Business Service Centre. (15 fev. 2004). Setting the right price. [Online]. Disponível em: http://www.cbsc.org. Acesso em: 2006.
6. PHAM, M. (maio.-jun. 2005). Medspa franchises: Is this the right business for you? *Aesthetics Trends & Technologies*, v. 4, n. 3, p. 51-57.
7. PHAM, M. (maio.-jun. 2005). *Op. cit*.
8. WHITMAN, C. (maio.-jun. 2007). *Op. cit*.
9. SUNILA, J. (set.-out. 2005). The 5 deadly sins of information marketing. *Aesthetics Trends & Technologies*, v. 4, n. 5, p. 61-64.
10. MALEY, C. (inverno 2005). Marketing your practice in 2006. *Aesthetics Trends & Technologies*, v. 4, n. 6.
11. PRICEWATERHOUSECOOPERS. Veja: http://www.pwc.com.br/.
12. WHITMAN, C. (maio.-jun. 2007). *Op. cit*.
13. Canada Business Service Centre. *Op. cit*.

Apêndice A

Laser/Luz Intensa Pulsada (LIP)

DEPILAÇÃO

TERMO DE INFORMAÇÃO E CONSENTIMENTO

Cliente: ______________________________ Data: __________

Sua equipe, médico e/ou médico assistente podem fornecer-lhe as informações e recomendações necessárias, mas você deve participar no processo de tomada de decisão. Ao assinar este formulário, você assume que recebeu informações e orientações sobre o tratamento com laser, LIP, fonte de luz e/ou dispositivo de radiofrequência e aceita a sua realização.

Como os dispositivos de laser e LIP funcionam?

O laser usado no tratamento emite um feixe de luz com um único comprimento de onda, altamente concentrado e invisível. Já o sistema de luz intensa pulsada (LIP) emite uma luz branca brilhante na qual os parâmetros e comprimentos de onda filtrados pela luz podem ser escolhidos seletivamente e individualizados para cada tratamento. Ambos os sistemas utilizam um espectro de luz que é seletivamente absorvido pelo pigmento (melanina) no folículo piloso. O pulso de luz é liberado apenas pelo tempo suficiente para aquecer o pigmento e inativar o folículo piloso a fim de eliminar ou impedir o crescimento do pelo de forma significativa. Pelos mais escuros respondem de forma mais eficaz do que pelos mais claros, com pouco ou nenhum pigmento.

De quantas sessões eu preciso?

Em determinado momento, certa porcentagem do seu pelo estará na fase de "repouso". A remoção do pelo com qualquer sistema de laser ou LIP não será eficaz em pelos que estiverem na fase dormente. Dada a variação do número de pelos na fase de repouso, certas partes do corpo reagirão mais rapidamente do que outras. Para a eliminação desejada, podem ser necessárias várias sessões, de quatro a oito, em média. Alguns clientes, em razão de influências hormonais ou genéticas, necessitam de manutenção periódica, com sessões em intervalos regulares para manter o progresso da remoção dos pelos.

Há desconforto durante o tratamento?

Pode haver algum desconforto; no entanto, a maioria dos clientes tolera os procedimentos com bastante facilidade. Um creme anestésico tópico e/ou gelo podem ser utilizados antes do tratamento, se desejado.

Há alguma contraindicação com o dispositivo de laser e/ou LIP?

Contraindicações podem incluir uso de medicamentos e/ou doenças que aumentam sua fotossensibilidade à luz, histórico de câncer de pele, infecção ativa, diabetes, uso de Accutane no período de um ano, gravidez, amamentação, histórico de queloide, bronzeamento ativo, uso de anticoagulantes e histórico de distúrbios hemorrágicos.

Como vou ficar logo após o tratamento?

Após o tratamento com laser e/ou LIP, você observará um pouco de vermelhidão e terá uma sensação de queimadura de sol no local tratado. Pode haver inchaço em torno dos folículos pilosos, o que é normal e pode ser aliviado pela aplicação local de gel tópico de *aloe* ou de uma bolsa de gelo. A vermelhidão costuma desaparecer em poucas horas ou no dia seguinte. A maquiagem pode ser aplicada suavemente no local quatro horas após o tratamento.

Preciso fazer algo em especial antes do tratamento?

Bronzeamento de qualquer tipo altera os parâmetros do laser e/ou LIP e pode resultar no cancelamento do seu tratamento ou causar efeitos colaterais na sua pele. Quatro semanas antes e depois das sessões de tratamento, não se exponha ao sol e use protetor solar com FPS 30 ou superior, que tenha proteção contra os raios UVA e UVB. Produtos de bronzeamento artificial não devem ser usados duas semanas antes do tratamento, e nenhum procedimento de remoção ou clareamento de pelos, seja por eletrólise, utilização de ceras, giletes ou cremes depilatórios deve ser realizado por, pelo menos, quatro a seis semanas antes do tratamento. Para ser tratado de forma eficaz, o pelo deve estar na sua cor natural. Os pelos do local devem ser removidos superficialmente (sem a remoção da raiz) 24 horas antes da sessão de tratamento com laser e/ou LIP.

Quais são os possíveis efeitos colaterais de um tratamento com laser e/ou LIP?

Embora seja impossível listar todos os potenciais riscos e complicações, eles incluem, mas não estão limitados a:

1. **Dor.** Algumas pessoas sentem desconforto durante o tratamento. Pode haver uma sensação de queimação, que pode permanecer por uma a duas horas.
2. **Queimadura.** Há sempre uma pequena possibilidade de desenvolver uma crosta, bolha ou escara superficial, que será tratada como queimadura solar. Essas lesões, caso se desenvolvam, podem levar de um a seis meses para cicatrizar.
3. **Alterações pigmentares.** Há a possibilidade de hiper ou de hipopigmentação da pele. Essas alterações costumam ser temporárias e devem solucionar-se dentro de três a seis meses. Se uma mancha mais escura ocorrer, evite a exposição ao sol, porque isso pode intensificar a hiperpigmentação.
4. A ocorrência de **cicatriz** é muito rara, mas o cumprimento das recomendações pós-tratamento é crucial tanto para a cicatrização quanto para a prevenção de cicatrizes e de problemas de pigmentação.
5. Pode ocorrer **inchaço** em torno dos folículos pilosos e logo após o tratamento, especialmente na face. Isso é temporário e não prejudicial.
6. **Pele frágil.** A pele que foi tratada deve ser cuidada suavemente por vários dias. Ela não deve ser esfregada.
7. **Hematomas raramente ocorrem** e, quando ocorrem, costumam desaparecer ao fim de quatro a dez dias. Pode surgir um hematoma roxo ou, eventualmente, uma mancha acastanhada, mas, em geral, desaparece dentro de três meses.

Uma vez que cada cliente é único, não podemos garantir que você vai responder exatamente da mesma maneira que outros pacientes. Nós também não podemos garantir que você vai ficar feliz com os efeitos do tratamento. Há variações na resposta.

Declaração

Declaro que li o conteúdo deste formulário, entendi os riscos potenciais e as complicações envolvidas com qualquer procedimento a laser e/ou LIP e que decidi prosseguir depois de considerar a possibilidade de riscos conhecidos, desconhecidos e complicações. Declaro que tive a oportunidade de fazer perguntas e que todas me foram respondidas satisfatoriamente. Declaro ainda que esta clínica, o médico e/ou funcionários estão isentos de qualquer responsabilidade associada com o procedimento a laser. Assim sendo, solicito e autorizo a realização de um tratamento a laser e/ou LIP.

O procedimento previsto para o tratamento da minha condição me foi explicado. Eu compreendo que ele seja: ______________________________

____

____

____

O valor do procedimento é $______
A realização está agendada para: ___/___/____ às _____ horas.

____

Assinatura do paciente ou de seu representante legal

____

Testemunha

Informações adaptadas de Madison Skin and Laser (http://www.madisonskin.com) e Olympic Dermatology and Laser Clinic (http://www.olympicdermatology.com).

Apêndice B

LIP/Laser/Procedimentos de radiofrequência para lesões vasculares/ Lesões pigmentadas/Remoção de pelos

Nome do cliente:		Procedimento:	
Médico supervisor: ____________________ Operador do dispositivo: ____________________	Textura do pelo: Fino/Grosso Cor do pelo	Tipo de pele (I a VI): Localização do tratamento: Medicações pré-procedimento:	
TRATAMENTOS	Tratamento 1 Data:	Tratamento 2 Data:	Tratamento 3 Data:
Filtro/Comprimento de onda			
Fluência (J/cm^2) (mJ/cm^2)			
Número de pulsos			
Duração do pulso (ms)			
Intervalo entre os pulsos			
Pós-procedimento ou tratamento			
Anestesia: local/tópica/oral			
Reação imediata/Comentários			

SEGURANÇA DO LASER/ RF/LIP	ACOMPANHAMENTO	
Datas: ☐ ☐ ☐ Teste do dispositivo/calibração ☐ ☐ ☐ Revisão das precauções de segurança ☐ ☐ ☐ Proteção dos olhos do cliente ☐ ☐ ☐ Óculos de proteção de ____ nm e DO de____ ☐ ☐ ☐ Obediência do cliente e tolerância ao procedimento ☐ ☐ ☐ Portas fechadas ☐ ☐ ☐ Sinais na porta com óculos pendurados ☐ ☐ ☐ Uso de luvas pelo operador ☐ ☐ ☐ Uso de máscara, ventilação do ambiente e evacuação de fumaça ☐ ☐ ☐ Remoção de joias ☐ ☐ ☐ Medidas de resfriamento ________________ ☐ ☐ ☐ Outro Comentários: ______________________	Acompanhamento 1: Data: Comentários: ______________ ______________ ______________ ______________ ______________ ______________ ______________ ______________	Acompanhamento 2: Data: Comentários: ______________ ______________ ______________ ______________ ______________ ______________ ______________ ______________
	X:______________________ Assinatura do operador do dispositivo	

Informação adaptada de Olympic Dermatology and Laser Clinic (www.olympicdermatology.com).

Apêndice C

Remoção de pelos com laser/luz intensa pulsada

INSTRUÇÕES DE PÓS-TRATAMENTO

Siga as instruções pós-procedimento relacionadas a seguir. Caso tenha dúvidas ou encontre qualquer problema, por favor, entre em contato conosco. **Obrigado!**

1. Aplique uma bolsa de gelo enrolada ou gel de *aloe* no local para reduzir o desconforto ou o inchaço, conforme necessário.
2. Limpe a pele suavemente. Loções hidratantes podem ser utilizadas se a área ficar seca. Nos primeiros dias, evitar coçar a pele, utilizar roupas apertadas ou esfregar a área tratada.
3. No caso de desenvolvimento de crosta, escara ou bolha, aplique uma fina camada de vaselina ou pomada contendo antibiótico no local. Reaplique a pomada conforme necessário, para evitar que a área seque (pelo menos, quatro vezes ao dia). Por favor, notifique-nos se ocorrer alguma bolha. As lesões podem levar de três a seis meses para cicatrizar.
4. Use protetor solar de FPS 30 com proteção UVA e UVB. Evite a exposição solar direta prolongada e o bronzeamento por, pelo menos, um mês antes e um a dois meses depois das sessões de tratamento. Evite agentes autobronzeadores durante duas semanas antes de seu próximo procedimento agendado. Os tratamentos podem ser cancelados se a sua pele for submetida a bronzeamento.
5. Pode usar maquiagem após o primeiro dia, desde que não existam problemas aparentes.
6. Para um tratamento mais eficaz, apenas corte os pelos ou use um barbeador elétrico entre os tratamentos. Não faça remoção com cera nem use cremes depilatórios entre os tratamentos.

Lembre-se de que o local de tratamento é delicado e deve ser tratado com cuidado. Em geral, qualquer desconforto desaparece em um dia. A área pode ficar quente, inchada e avermelhada. Às vezes, pode ocorrer a formação de uma bolha ou de crostas, mas cicatrizará dentro de uma ou duas semanas. Lembre-se: pode demorar pelo menos duas semanas até que você note a remoção de pelo no local tratado.

As seguintes instruções foram revistas, entendidas e acordadas em relação ao seu total cumprimento.

______________________________	__________________
Paciente/Assinatura do cuidador/Data	Testemunha/Data

Informação adaptada de Olympic Dermatology and Laser Clinic (www.olympicdermatology.com).

Glossário

Ablação - Remoção do material de superfície do organismo, geralmente associada à presença de uma ferida.

Absorção - Captação de uma substância por outra.

Accutane - Isotretinoína, retinoide de uso oral mediante prescrição, usada para tratamento da acne.

Ácido - Qualquer substância que tenha pH menor que 7,0.

Ácido 5-aminolevulínico (ALA) - Solução tópica usada em conjunto com LIP. Contém sal hidrocloreto de ácido aminolevulínico (ALA), uma aminocetona endógena.

Ácido azelaico - Agente antibacteriano normalmente utilizado para o tratamento da acne. Ele tem se mostrado promissor na minimização de discromias. Mata as bactérias que infectam os poros.

Ácido fenilbenzimidazol sulfônico - Agente químico encontrado em protetores solares.

Ácido glicólico - Alfa-hidróxiacido derivado do açúcar da cana que, por seu pequeno tamanho molecular, penetra mais facilmente na pele.

Ácido hialurônico - Ácido presente no meio intercelular da substância fundamental do tecido conjuntivo, que desempenha importante papel no controle da permeação tecidual, da invasão bacteriana e do transporte intracelular.

Ácido kójico - Agente branqueador derivado de bactérias de um cogumelo japonês, normalmente utilizado em conjunto com a hidroquinona.

Ácido L-ascórbico - Encontrado naturalmente em frutas cítricas e em muitos vegetais. O ácido L-ascórbico é a forma ativa da vitamina C.

Ácidos graxos - Uma de várias moléculas lipídicas constituídas de longas cadeias de ácido carboxílico. São encontrados em gorduras e óleos. São importantes para a manutenção de uma pele saudável e excelentes como emolientes.

Acne vulgar - Condição de etiologia desconhecida caracterizada por comedões e pápulas. A "acne comum" é caracterizada por cravos e espinhas, encontrada mais comumente em adolescentes e jovens adultos.

Adipócitos - Células que contêm lipídios.

Agente de segurança do laser (LSO – *laser safety officer*) - Responsável pelas tarefas descritas na seção 1.3 da norma Z136.3 da Ansi.

Agressão - Lesão ou trauma que causa inconsistência tecidual.

Agudo - Início rápido com uma evolução veloz e severa.

Albinismo - Discromia hereditária da pele caracterizada por uma falta de pigmento.

Alcalino - Qualquer substancia que tenha pH maior que 7,0.

Alterações globais - Alterações totais na pele facial.

American National Standard Institute (Ansi) - Organização não regulamentadora, sem fins lucrativos, composta por especialistas nos campos da física do laser, engenharia, medicina, enfermagem e profissionais da saúde, governo, indústria, organizações profissionais e grupos de consumidores. Sua missão é estabelecer um consenso de padrões seguros de cuidados relacionados ao laser em nível nacional.

Amplitude do pulso - Veja Duração do pulso.

Anestesia tumescente - Lidocaína ou epinefrina altamente diluída, geralmente usada antes da lipoaspiração .

Antimicrobianos - Agentes que bloqueiam ou previnem o desenvolvimento de microrganismos.

Antranilatos - Filtros UVB fracos, que absorvem principalmente na região do espectro próximo ao UVA.

Apêndices - Qualquer estrutura anatômica associada com uma estrutura maior. Os apêndices cutâneos incluem: folículos pilosos, glândulas sebáceas e unhas.

Apoptose - Retardo na morte celular.

Aprovação pré-comercialização (PMA – *pre-market approval*) - Aprovação antes do lançamento do produto.

Área controlada de tratamento com laser (LTCA – *laser treatment controlled area*) - Sala em que o laser está sendo usado; compreende a zona de perigo nominal (NHZ).

Ascorbil fosfato de magnésio - Éster que se converte em vitamina C na pele.

Atenuação - Diminuição ou redução da energia do laser, à medida que este passa pelo material do filtro contido nos óculos de proteção.

Ativos financeiros - Segurança, declaração de saldo ou saldo bancário.

Atrofia - Deterioração em andamento.

Autólogo - Aquele que deriva da mesma espécie onde será implantado.

Aviário - Pertencente aos pássaros.

Banco de dados - Compilação eletrônica extensa de informações categorizadas relevantes para os processos do negócio, como marketing ou inventário.

Bandas plastimais - Bandas ao redor do pescoço que resultam do movimento dinâmico do pescoço e da mandíbula.

Benzofenonas - Filtro químico que responde à luz UV, gerando um radical livre capaz de rápida polimerização.

Candidíase - Infecção cutânea caracterizada pela presença de leveduras, que se reproduzem por meio de brotação.

Cânforas - Usadas como agentes anestésicos, anti-inflamatórios, antissépticos e úteis como tônico, com propriedades adstringentes e refrescantes. Deriva de goma extraída de uma planta perene da China e do Japão.

Carcinoma de células escamosas (CCE) - Tipo de câncer das células epiteliais.

Células de langerhans - Células possuindo processos (dendritos) que detectam patógenos. Estão envolvidas no sistema imune. Tipo de macrófago comum na epiderme.

Células pós-mitóticas - Células que completaram o estágio de mitose.

Células-tronco - Células não especializadas que originam células especializadas e específicas.

Celulite - Infecção potencialmente grave da pele que se apresenta como uma pequena área vermelha em torno de uma lesão da pele. As pessoas com risco de desenvolvimento são os idosos e aquelas com o sistema imunológico comprometido.

Center for Devices and Radiologic Health (CDRH) - Agência reguladora dentro do FDA com a responsabilidade específica de padronizar e fazer cumprir a regulamentação quanto ao design, investigação, fabricação e distribuição dos dispositivos médicos.

Ceramidas - Classe de lipídios que não contém glicerol.

Cicatriz - Marcas deixadas na pele ou órgão interno em função de um trauma tecidual profundo. As cicatrizes são um resultado de lesão, doença ou procedimento médico.

Cicatriz atrófica - Cicatriz achatada, pequena, arredondada e geralmente invertida. Costuma ser vista em acne ou cicatrizes de varicela.

Cicatriz hipertrófica - Tecido cicatricial superdesenvolvido que se eleva acima do nível da pele e é geralmente superalimentado por abundancia de vasos capilares. Ele geralmente regride com o tempo.

Cicatrização de feridas - Restauração da continuidade do tecido após lesão ou trauma.

Cinamatos - Derivados do ácido cinâmico, úteis na proteção UVB. Também são adequados para protetores solares à prova d'água.

Classificação de pele de Fitzpatrick - Método de classificação do tipo de pele que considera a aparência da pele, a cor do cabelo, a cor dos olhos, a etnia e a reação do indivíduo à exposição solar sem proteção.

Cocoamidopropil betaína - Agente espumante usado em xampus e produtos de limpeza.

Codificação - Parte da comunicação que trata da tradução de ideias em símbolos, como palavras ou letras, para permitir uma melhor compreensão do receptor.

Coeficiente de absorção - Medida logarítmica que descreve como um comprimento de onda em particular será absorvido e em qual profundidade.

Colesterol - Precursor da maioria dos hormônios esteroides. Tem como função orgânica o álcool.

Comprimento de onda - Distância entre dois picos consecutivos ou vales em uma onda.

Comunicação - Transmissão de informação pelo uso de símbolos.

Comunicação não verbal - Tipo de comunicaçao interpessoal, em que o envio de uma mensagem é realizado sem sinal verbal. Esta ação costuma ser realizada com sinais das mãos, gestos, postura e movimentos oculares.

Condição da pele - Classificação fundamental da pele, na qual esta é classificada de acordo com o grau de retenção de umidade e a sua reação a produtos e/ou ao ambiente.

Conservantes - Agente adicionado em alimento, fármaco ou cosmético para evitar o desenvolvimento de bactérias, prevenindo a deterioração.

Consulta - Visita inicial com um profissional durante a qual tanto o cliente como o profissional investigam se um tratamento ou serviço específico é necessário ou realizável.

Contraindicações - Qualquer sinal ou sintoma indicando que um determinado tratamento é inapropriado.

Corneócitos - Agem como uma cola na epiderme, mantendo as células unidas.

Cornificação - Enrijecimento ou espessamento da pele.

Cristas interpapilares - Estrutura anatômica que mantém a derme e a epiderme unidas.

Cromóforo - Molécula que apresenta cor quando manipulada de maneira apropriada. Os elementos para os quais o laser é atraído incluem: pigmento do sangue e do cabelo.

Crônico - Doença ou ocorrência mostrando pouca ou nenhuma mudança em um período longo de tempo.

Custos diretos - Custos que são diretos e exclusivamente atribuíveis a um produto específico ou serviço.

Custos indiretos - Custos necessários para o funcionamento da organização como um todo, que não pode ser atribuído diretamente a um serviço ou produto.

***d*-alfa-tocoferol** - Veja vitamina E.

Demodex folliculorum - Ácaro microscópico ligada à rosácea.

Densidade de potência - Taxa de energia que está sendo liberada ao tecido por uma fonte de laser; unidade comum de medida com lasers contínuos (W/cm^2).

Densidade óptica (DO) - É o material do filtro que reduz a energia radiante do laser à medida que ela passa através dos óculos de proteção.

Dermatite atópica - Irritação ou erupção cutânea de origem desconhecida.

Derme - Segunda camada da pele responsável pela fixação da pele ao corpo.

Derme reticular - Subcamada da derme que a conecta à epiderme e abriga os apêndices cutâneos (unhas, pelo e glândulas).

Descamação - Descamação das células, tal como ocorre no estrato córneo.

Desmossomos - Estruturas da camada espinhosa (estrato espinhoso) da epiderme que lembram o cabelo.

Detergentes - Agentes de limpeza sintéticos que atuam como emulsionantes e molhantes.

Diabetes - Existem muitos tipos. O mais comum é aquele associado ao aumento e queda da glicemia, e complicações relacionadas. Caracterizado por micção frequente.

Diâmetro do feixe laser - Amplitude do feixe do laser.

Dibenzoilmetano - Absorvedor de raios UV.

Diferenciar - Fazer com que algo se destaque ou seja único comparado com algo que em qualquer outra situação seria semelhante.

Diodos emissores de luz (Dispositivos LED) - Diodo semicondutor que emite luz quando uma corrente elétrica é aplicada no dispositivo.

Dióxido de titânio - Filtro solar físico, que espalha a luz.

Discromia generalizada pós-traumática - Hiperpigmentação causada por uma agressão na pele.

Dispositivos de prescrição - Dispositivos que requerem autorização médica e que podem penetrar na pele e alterar o tecido humano.

Duração do pulso - Duração do pulso individual do laser, usualmente medida em milissegundos. Também conhecida como *amplitude do pulso*.

Elastina - Proteína do tecido conjuntivo.

Eletrodo dispersivo - Uma almofada de aterramento usualmente colocada nas coxas ou costas do cliente em um ponto distante da área de tratamento.

Emoliente - Preparação cosmética de uso tópico, que auxilia a promover a maciez e a flexibilidade da pele.

Empatia - Uso de pensamentos, palavras e ações como meio de transmitir um nível profundo de compreensão.

Energia de radiofrequência bipolar - Se os eletrodos positivo e negativo forem colocados em posições opostas na peça de mão, fórceps, ou cabeçote de tratamento, o fluxo da corrente percorre o caminho de menor resistência de um eletrodo para outro.

Envelhecimento - Experiência universal de mudança associada à passagem do tempo.

Eosinófilos - Tipo de glóbulo branco granulócito.

Epiderme - Camada protetora da pele, mais externa e avascular.

Epitélio - Tecido membranoso que cobre órgãos internos e reveste os anexos cutâneos.

Epitelização - Crescimento de uma nova pele em cima de uma ferida.

Eritema - Mancha na pele, demonstrando vermelhidão difusa causada por congestão capilar e dilatação.

Escleroterapia - Procedimento para minimizar varicosidades mediante a injeção de agentes químicos nas veias afetadas.

Escuta ativa - Processo pelo qual o receptor da informação presta atenção aos sinais verbais e não verbais, a fim de compreender plenamente a mensagem que o remetente pretende passar.

Escutar - Processo ativo de compreensão do que o remetente está querendo dizer, tanto verbal quanto não verbalmente. Escutar envolve a tradução de sinais verbais e não verbais para extrapolar um significado.

Espectro eletromagnético da radiação - Constituído de todas as formas de energia, cujo espectro se estende de ondas de rádio longas até ondas gama ultracurtas.

Estratégia *bottom-up* - Estratégia de audição na qual o ouvinte usa a gramática e a escolha da palavra para entender a mensagem enviada pelo remetente.

Estratégia de audição - Utilização de diferentes tipos de audição para manter o foco e, ao mesmo tempo, extrair as informações que se pretende obter.

Estratégia de preços - Processo pelo qual uma empresa determina a melhor forma de fixar os preços de seus produtos ou serviços para atrair os clientes e, ao mesmo tempo, permitir o lucro.

Estratégia metacognitiva - Estratégia de audição que emprega tanto a estratégia *top-down* como a *bottom-up*, simultaneamente, para obter as mensagens de forma mais eficaz. As pessoas que usam essa estratégia o fazem em uma situação particular, monitorando a compreensão e mudam de uma estratégia para outra se acreditarem que as metas de compreensão não estão sendo atendidas.

Estratégia *top-down* - Estratégia de audição na qual o ouvinte usa o conhecimento de base sobre o objeto ou a pessoa a fim de ouvir as ideias principais, prevendo, tirando conclusões e resumindo.

Estrato basal - Camada mais interna da epiderme (ou camada basal). Abriga células germinativas e regenerativas de todas as camadas da epiderme.

Estrato espinhoso - Subcamada da epiderme entrelaçada com desmossomos.

Expectativas irrealistas - Crença de que um certo resultado é possível, independentemente do mérito ou da circunstância.

Exposição direta - Exposição plena a toda energia.

Exposição máxima permitida (MPE – *maximum permissible exposure*) - A maior quantidade de energia de um laser que uma pessoa pode receber sem efeitos perigosos para os olhos ou a pele.

Exposição solar acidental - Exposição ao sol não intencional.

Fase anágena - Fase de crescimento do folículo piloso.

Fase catágena - Estágio intermediário do crescimento do pelo.

Fase de remodelação - Fase de cicatrização de ferida durante a qual o colágeno é depositado para substituir a pele.

Fase inflamatória - Fase inicial da cicatrização de feridas durante a qual há acúmulo de sangue e fluidos, substâncias que começam a lutar contra a infecção e promover a cicatrização.

Fase proliferativa - Fase da cicatrização de feridas durante a qual há a substituição do antigo local da ferida por tecido epitelial protetor.

Fase telógena - Fase de crescimento caracterizada por um estágio de repouso do folículo piloso.

Fator de hidratação natural (NMF) - Composto encontrado somente na parte mais superior da pele e que possibilita às células terem a capacidade de se ligar à água.

Ferida - Perturbação do tecido normal em consequência de processo patológico com início interno ou externo ao órgão afetado.

Feridas de espessura total - Feridas que penetram em uma profundidade específica na derme papilar e derme reticular. Estão associadas ao processo lento de cicatrização, no qual cicatrizes geralmente se desenvolvem.

Filagrina - Sintetiza lipídios que vão servir para formar "o cimento intracelular", um importante componente do fator de hidratação natural (NMF).

Filtro HEPA (*high efficiency particulate air*, filtro de ar particulado de alta eficiência) - Filtro eficaz para partículas de até 0,3 mícron, comumente utilizado em evacuadores de fumaça.

Filtro ULPA (*ultra-low particulate air*, filtro de ar de ultrabaixa penetração) - Filtro que obstrui partículas de até 0,1 mícron.

Filtros solares - Qualquer agente que protege a pele da luz prejudicial ultravioleta A e B (UVA, UVB) e, em consequência, protege a pele de fotodano, incluindo câncer de pele, discromias etc. Os protetores solares bloqueiam os raios através de mecanismos físicos ou químicos.

Finacea™ - Ácido azelaico.

Fluência (energia radiante) - Nível de energia de um laser; medido em Joules.

Foliculite - Infecção e inflamação do folículo piloso, como pelos encravados.

Fotoacústico - Medida do som em diferentes comprimentos de onda.

Fotoativo -Sensível à luz.

Fotomodulação - Estimulação celular não ablativa e não térmica.

Fotomologia - Atividade celular modificada causada por um laser, luz, vácuo e por meio mecânico para obter uma pele mais firme, com aspecto mais suave.

Fótons - Minúsculas unidades da radiação eletromagnética ou luz.

Fotorrejuvenescimento - Rejuvenescimento facial usando terapia de luz.

Fotossensibilidade - Condição caracterizada pelo aumento da sensibilidade à luz e aos seus efeitos, particularmente a luz solar, na pele.

Fototermólise seletiva - Direcionamento seletivo a uma área usando um comprimento de onda específico para evitar danos à área circundante.

Garantia da qualidade (GQ) - Requer auditorias que analisam o nível da prática em uma instalação, a qualidade do atendimento e quaisquer incidentes ou acidentes que possam ter ocorrido, bem como as respectivas medidas corretivas.

Glândulas sebáceas – Pequenas glândulas geralmente localizadas ao lado do folículo piloso na derme e que liberam lipídios nesse folículo para amaciar o cabelo e a pele.

Glicerina – Umectante, um subproduto natural no processo de fabricação de sabonetes. Usado em hidratantes, atrai água.

Glicosaminoglicanos (GAG's) – Cadeia de polissacarídeos mais proeminentes na derme. Ligam-se à água, provocando uma suavização da superfície desde a derme. O GAG mais abundante é o ácido hialurônico.

Granulócitos – Glóbulos brancos envolvidos na resposta imune. Incluem neutrófilos, eosinófilos e basófilos. Contêm grânulos.

Grânulos lamelares – Controlam os lipídios que produzem o NMF.

Hemocromatose – Discromia caracterizada por um acúmulo de pigmentos e também conhecida como hemossiderose.

Herpes zóster – Vírus responsável pelo herpes zóster e catapora. O herpes zóster é caracterizado por erupções herpéticas agudas na pele.

Hidratantes – Agentes que repõem a hidratação da pele.

Hidroquinona – Agente despigmentante tópico, seguro, que inibe a produção de tirosina dentro de melanócitos; agente tópico utilizado para diminuir a hiperpigmentação da pele.

Hiperpigmentação – Superpodução e superdepósito de melanina

Hiperpigmentação pós-inflamatória (HPI) – Hiperpigmentação que ocorre após uma lesão da pele.

Hiperqueratinização – Espessamento da camada córnea da pele, particularmente nas áreas palmares e plantares.

Hipertricose – Crescimento excessivo do pelo.

Hipoderme – Camada de tecido subcutâneo conjuntivo localizada abaixo da epiderme.

Hipopigmentação – Falta de produção de melanina nos melanócitos.

HIPAA – *Health Insurance Portability and Accountability Act* (Lei de Portabilidade e Responsabilidade de Seguros de Saúde).

Hirsutismo – Condição caracterizada pelo crescimento excessivo de pelos em regiões não usuais.

Ictiose lamelar – Desordem de pele hereditária caracterizada por manchas de pele seca e escamosa; também conhecida como doença de escama de peixe.

Imagem do negócio – Tipo de negócio no qual a forma como o público vê a empresa baseia-se em grande parte em como os fatos parecem e são percebidos. Isso é mais importante do que o verdadeiro desempenho da empresa.

Impedância – Resistência ao fluxo de elétrons.

Impetigo – Infecção cutânea causada por estafilococos ou estreptococos.

Impressões – Opinião duradoura ou julgamento sobre algo.

Indicações clínicas – Condições adequadas para um determinado tratamento ou procedimento com base em indicadores específicos.

Indicações ou aplicação – Qualquer sinal ou circunstância indicando que um tratamento em particular é apropriado ou justificado.

Infravermelho – Luz invisível.

International Electrotechnical Commission (IEC) – Organização que estabelece regulamentações internacionais para o uso do laser

Irradiância – Densidade de potência, medida em watts por centímetro quadrado (W/cm^2).

Isquemia – Restrição localizada de fluxo sanguíneo geralmente causada por obstrução na circulação normal.

Joules – Unidade de energia ou de trabalho.

Junção dermoepidérmica (JDE) – Região superficial da derme que fica conectada à epiderme pelo tecido subcutâneo.

Laser – Dispositivo que emite energia radiante a frequências variadas para propósitos terapêuticos.

Lauril isetionato de sódio – Similar ao lauril sulfato de sódio, embora não tão irritante quanto este; menos efetivo como emulsionate.

Lauril sulfato de sódio – Ingrediente comum em detergentes e sabonetes, mais comumente usado como emulsionante.
Lesões – Áreas de tecido lesionado.
Leucócitos – Glóbulos brancos sem grânulos envolvidos na resposta imune. Incluem os linfócitos e monócitos.
LGAC (*laser-generated air contaminates*, contaminantes gerados pelo laser no ar) – Fumaça do laser.
Linfedema – Edema (inchaço) do sistema linfático.
Linfócito – Glóbulos brancos envolvidos no sistema imune, apresentam-se em número maior quando ocorrem infecções.
Lipídios – Substâncias oleosas/gordurosas, ou semelhantes a elas, que são descritivas e insolúveis em água.
Lipólise – Lise (quebra) do lipídio.
Líquen simples crônico – Pápulas pruriginosas. É também conhecido como doença de Vidal.
Luz intensa pulsada (LIP) – Máquina que usa uma variedade de filtros para diminuir as áreas da pele de cor vermelha e marrom (também chamado FotoFacial®).
Macrófagos – Parte do sistema imune da pele. São responsáveis por captar os detritos do tecido lesionado.
Maligno – Resistente a tratamento, canceroso ou nocivo para a saúde do indivíduo.
Manto ácido – Fino revestimento do estrato córneo, cujo pH é de 4 a 6,5 e cuja finalidade é proteger a pele de infecções. O uso frequente de produtos muito alcalinos oferece risco de a pele desenvolver infecções.
Manutenções preventivas – Zelo pelos equipamentos, a fim de manter a sua conservação.
Marketing externo – Qualquer mecanismo de marketing ou de publicidade que seja realizado externamente aos limites do próprio negócio.
Marketing interno – Tem por alvo a clientela existente, que já são consumidores da clínica e são leais ao seu negócio.
Maser – Amplificação de micro-ondas por emissão estimulada de radiação.
Meio ativo – A parte do laser que absorve e armazena energia.
Melanina – Pigmento da pele, cabelos e olhos. Atua protegendo a pele da radiação ultravioleta.
Melanócito – Tipo de célula (da epiderme) que produz o pigmento melanina.
Melanoma – Sinal ou tumor maligno da pele, pigmentado. É o tipo de câncer de pele mais agressivo, que se origina nos melanócitos.
Melasma – Nome geral para a descoloração da pele, uma superprodução de melanina.
Melasma gravídico – Aumento da produção de melanina, ocasionado pela gestação, também conhecido como máscara da gestação.
Metoxicinamato de octila – Filtro solar químico encontrado em protetores solares.
Micro – Um milionésimo de um metro, ou 10^{-6}.
Micro® – Sistema de liberação para a vitamina A tópica.
Modo TEM – Terminologia comum que indica a qualidade do feixe ou o perfil do feixe.
Modular – Ativar o metabolismo celular.
Monocromático – Luz de um único comprimento de onda e que, portanto, aparece como uma única cor.
Monopolares – Esses sistemas usam corrente elétrica alternada rápida, que cria resistência na epiderme e se converte em calor.
Músculo piloeretor – Localizado no folículo piloso, o músculo piloeretor se contrai quando estamos com frio e cria a piloereção (arrepios).
Nanometro – Um bilionésimo de um metro, ou 10^{-9}.
NASHA – Ácido hialurônico estabilizado de fonte não animal.
Necrose – Morte celular quando o tecido é privado de suprimento sanguíneo.
Neutro – pH que é exatamente igual a 7,0, ou seja, não é ácido nem básico.
Neutrófilo – Tipo mais comum de leucócito que mata as bactérias e desencoraja a ocorrência de infecção.
Nicotinamida – Vitamina do complexo B que tem demonstrado ação na redução da perda de água transepidérmica (TEWL).
Occupational Safety and Health Aministration (OSHA) – Agência federal responsável

pela definição e regulação da segurança no ambiente de trabalho.

Off-label - Uso clínico de um dispositivo para um tratamento que não tenha sido aprovado oficialmente.

Óxido de zinco - Apresenta ação antimicrobiana, conservante e de resistência à água; uso popular em protetores solares.

Oxihemoglobina - Sangue oxigenado.

PABA - Ácido hidrossolúvel do complexo B, empregado como filtro solar; pode causar irritação.

Palmitato de ascorbila - Forma lipossolúvel do ácido ascórbico.

Palmitato de retinol - Derivado da vitamina A, que deve ser convertido em ácido retinoico antes de ser utilizado pela pele. Ele também tem mostrado ser útil na síntese do colágeno.

Papila - Projeções de qualquer tipo. Na pele, a papila mantém a derme e a epiderme unidas.

Papilomavírus humano (HPV) - Vírus responsável por verrugas e suspeito de causar alguns tipos de câncer.

Parsol 1789® - Filtro solar preferido, que protege contra o fotoenvelhecimento e o envelhecimento prematuro da pele causado pela radiação UVA.

Passivos financeiros - Situações que causam risco potencial ao paciente, aos funcionários ou ao ambiente.

Pelo terminal - Pelo encontrado no couro cabeludo, braços, pernas, axilas e região pubiana (pós-puberdade).

Percepção - Processo pelo qual indivíduos usam os seus sentidos para tomar decisões ou reunir informações.

Perda de água transepidérmica (TEWL) - Processo pelo qual nosso organismo está constantemente perdendo água por evaporação.

Pés de galinha - Rítides (rugas) dinâmicas próximas aos olhos, causadas pelo movimento muscular repetido.

Petrolato - Mistura semissólida de hidrocarbonetos obtidos do petróleo, usado em pomadas medicinais e para lubrificação.

pH - (potencial de hidrogênio) A escala pela qual um material é caracterizado como ácido (pH menor que 7,0), alcalino (maior que 7,0) ou neutro (7,0).

Plano anual de negócios - Plano de crescimento que descreve os objetivos do negócio, os planos de marketing e os orçamentos para o período de um ano fiscal.

Poiquilodermia de civatte - Pigmentação vermelha e marrom do pescoço.

Policromática - Consiste de luz de múltiplos comprimentos de onda aparecendo com diferentes cores.

Política de preços padrão - Documento do negócio que define a faixa de preço específica de um determinado produto ou serviço, a estratégia de preços preferencial e as circunstâncias em que pode haver mudanças.

POP (procedimentos operacionais padrão) - Modo usual pelo qual os processos são realizados.

Porfiria - Condição genética caracterizada por uma interrupção no metabolismo normal das porfirinas.

Porfirina - Composto que forma muitas substâncias importantes no organismo, incluindo a hemoglobina.

Preço de pacotes de produtos - Estratégia de preços em que mais de um produto ou serviço são oferecidos com um desconto quando comprados em conjunto.

Preços de penetração - Estratégia de preços em que o preço é fixado em um valor mais baixo para permitir a introdução de um produto ou serviço em um mercado existente.

Preços econômicos - Redução do preço de um produto ou serviço como maneira para atrair clientes.

Preços premium - Estratégia de preços em que o preço é fixado em um valor mais alto, para compensar uma alta qualidade do produto que, em geral, também tem alto custo de produção.

Pré-tratamento - Qualquer processo destinado a auxiliar ou facilitar um procedimento futuro.

Programa terapêutico - Programa completo para uso domiciliar, com as prescrições necessárias, as vitaminas tópicas e o protetor solar.

Proteína – Classe de compostos complexos sintetizados em todos os seres vivos. As proteínas são clivadas em aminoácidos para a sua utilização, incluindo a reconstrução tecidual.
Protoporfirina IX (PpIX) – Fotossensibilizante formado naturalmente ou uma porfirina.
Protuberância (Bulge) – Porção do istmo que produz as células-tronco foliculares.
Pseudofoliculite da barba – Pelos encravados na barba.
Queloide – Formação de cicatriz na qual a resposta tecidual é excessiva em comparação ao reparo de um tecido normal.
Queratina – Proteína de células encontrada na pele, cabelo e unhas. Insolúvel em água, ácidos fracos, ou álcalis. Ajuda a proteger contra a invasão de agentes estranhos.
Queratinização – Processo pelo qual os queratinócitos passam enquanto estão se movendo em direção ao estrato córneo. Células vivas movem-se para cima e transformam-se em células mortas.
Queratinócito – Qualquer célula na pele, cabelo ou unhas que produz queratina.
Queratose actínica (QA) –Crescimento anormal das células do estrato córneo ou lesão pré-cancerosa da pele. Em geral ocorre por exposição repetida ao sol.
Queratose seborreica – Tumor benigno da pele comum em idosos. Acredita-se que se desenvolva a partir de células epidérmicas abundantes.
Radicais livres – Átomos ou grupos de átomos que têm um elétron despareado, resultando uma molécula altamente instável. Os radicais livres desempenham um papel importante na isquemia e no dano tecidual.
Reepitelização – Substituição do tecido epitelial protetor.
Reflexão especular – Reflexo de uma superfície brilhante como a de um espelho.
Refluxo venoso – O refluxo venoso ou insuficiência venosa desenvolve-se quando válvulas das veias das pernas tornam-se enfermas, desenvolvendo varizes.
Renova® – Tretinoína destinada especificamente para o envelhecimento; recomendada para pacientes com pele seca.
Ressonador óptico – Parte do laser que contém o meio ativo.
Reticulares – Fibras proteicas com formação ou estrutura parecendo uma rede.
Retin A® – Agente queratolítico usado para tratar a acne e reverter o fotodano.
Retinol – Derivado da vitamina A que deve ser convertido em ácido retinoico antes de ser utilizado pela pele.
Rítides dinâmicas – Rugas que ocorrem como resultado do movimento facial.
Rítides estáticas – Rugas que aparecem sem ter relação com o movimento.
Rosac® – Contém 100 mg de sulfacetamida de sódio e 50 mg de enxofre e avobenzona.
Rosácea – Forma adulta da acne que provoca vermelhidão, edema e telangiectasias. É caracterizada por pápulas, pústulas e hiperplasia na face dos indivíduos afetados.
Ruídos externos – Quaisquer distrações externas que interfiram na compreensão da mensagem enviada pelo emissor.
Ruídos internos – Qualquer distração interna, como ficar se interrogando ou mantendo a mente fechada, que iniba a compreensão de uma mensagem enviada.
Salicilatos – Sais derivado do ácido salicílico, usados como filtros químicos em protetores solares.
Selênio – Agente químico semelhante ao enxofre; ajuda a proteger a pele de câncer de pele induzido pelo sol.
Senescência – Processo de envelhecer; envelhecimento.
Sistema de liberação – Hardware físico necessário para transferir a energia da cabeça do laser para o local do tratamento.
Sistema tegumentar – Pele e seus apêndices (unhas, cabelo, glândulas sebáceas e sudoríparas); algumas vezes referido como tegumento.
Subcutâneo – Tecido localizado abaixo da pele.
Superfície de reflexão difusa – Exposição quando o feixe do laser é dispersado para fora de uma superfície que é rugosa ou opaca.
Tecido avascular – Tecido carente de vasos sanguíneos, tendo assim um fornecimento pobre de sangue.

Tempo de relaxamento térmico (TRT) - Quantidade de tempo que leva para que uma substância (ex.: derme), após aquecimento, retorne à sua temperatura normal.

Tensoativos - Agentes que reduzem a tensão superficial de um produto, permitindo que este funcione melhor.

Terapia fotodinâmica ou fotoquímica - Reação química ativada por luz que destrói seletivamente o tecido.

Tinea manuum - Infecções fúngicas que afetam as mãos.

***Tinea* versicolor** - Infecção fúngica comum da pele que se origina em função do crescimento excessivo de um fungo que faz parte da flora normal da pele.

Tipo de pele - Classificação detalhada da pele que fornece indicações de como certo tipo de pele reagirá às várias condições de tratamento.

Tirosina - Enzima que produz melanina nos melanócitos; mais conhecida por sua associação com hiperpigmentação.

Transtorno dismórfico corporal (TDC) - Doença psicossocial em que os indivíduos estão, inadequadamente, preocupados com a sua aparência. Pessoas com TDC são contraindicadas para a maioria dos procedimentos estéticos.

Turgor da pele - Flexibilidade da pele.

U. S. Food and Drug Administration (FDA) - Agência reguladora do governo federal norte-americano que controla os testes, o nível de operação e os padrões de segurança dos produtos a laser e com luz.

Ubiquinona ($Co\text{-}Q_{10}$) - Antioxidante celular presente em praticamente todas as células do organismo.

Ultravioleta - Radiação que não podemos ver. Parte do espectro eletromagnético.

Umectantes - Agentes que retêm a umidade.

Unidade pilossebácea - Folículo piloso e glândula sebácea anexa a este, e o músculo piloeretor.

Unidades eletrocirúrgicas (ESUs, *electrosurgical units*) - Dispositivo de cauterização usado para controlar perda de sangue durante cirurgias.

Varizes - Veias anormais.

Vasoconstrição - Estreitamento dos vasos sanguíneos.

Velus - Pelo curto sem nenhum pigmento, encontrado principalmente no rosto das mulheres. Também é referido como "penugem".

Ventilação de exaustão local (LEVs, *local exhaust ventilation systems*) - Sistema de evacuação da fumaça.

Vírus da varicela - Vírus que é responsável pela catapora e pelo herpes zóster.

Vírus herpes simples (HSV) - Doença de pele infecciosa caracterizada pela ocorrência de vesículas com paredes finas que tendem a ocorrer repetidamente no mesmo local, na superfície da pele.

Vitamina B - Veja nicotinamida.

Vitamina C - (ácido ascórbico) Antioxidante, fator necessário para a formação de colágeno no tecido conjuntivo e para a manutenção da integridade do cimento intercelular.

Vitamina E - Antioxidante *d*-alfa-tocoferol, que tem mostrado ação na inativação de radicais livres; seu mecanismo de ação ainda é desconhecido.

Vitiligo - Desordem de pele caracterizada por manchas brancas circundadas por pele pigmentada normalmente. É mais comum em pessoas de pele escura de regiões tropicais.

Watt - Unidade de energia produzida por uma corrente de 1 ampere agindo através de uma diferença de potencial de 1 volt.

Zona de perigo nominal (NHZ – *nominal hazard zone*) - A área de tratamento ou sala de procedimento em que o laser é usado. Espaço no qual o nível de laser direto, refletido ou disperso excede a exposição máxima permitida (MPE) para aquele laser.

Zonas microtérmicas (MTZ) - Colunas de tecido coagulado. Causado pelo dispositivo de laser fracionado.

Índice remissivo

A

E

F

G

H

I

U

V

W

Z